U0409848

# 风湿病疑难问题解析

郭雨凡　武　剑　主编

苏州大学出版社

图书在版编目(CIP)数据

风湿病疑难问题解析／郭雨凡，武剑主编．—苏州：苏州大学出版社，2017．8
ISBN 978-7-5672-2163-5

Ⅰ．①风… Ⅱ．①郭… ②武… Ⅲ．①风湿性疾病－问题解答 Ⅳ．①R593．21－44

中国版本图书馆 CIP 数据核字(2017)第 160869 号

风湿病疑难问题解析
郭雨凡　武　剑　主编
责任编辑　倪　青

苏州大学出版社出版发行
(地址：苏州市十梓街 1 号　邮编：215006)
江苏扬中印刷有限公司印装
(地址：江苏省扬中市科技园区东进大道 6 号　邮编：212212)

开本 880 mm×1 230 mm　1/32　印张 10．375　彩插 6　字数 267 千
2017 年 8 月第 1 版　2017 年 8 月第 1 次印刷
ISBN 978-7-5672-2163-5　定价：32．00 元

苏州大学版图书若有印装错误，本社负责调换
苏州大学出版社营销部　电话：0512-65225020
苏州大学出版社网址　http：//www．sudapress．com

# 《风湿病疑难问题解析》编委会


**主　编：**郭雨凡　武剑（苏州大学附属第一医院）

**副主编：**姜玉章（淮安市南京医科大学附属第一医院）

**编　委：**龙现明（苏州大学附属第一医院风湿科）

朱虹（苏州大学医学部公共卫生学院）

任田（苏州大学附属第一医院风湿科）

朱雪菲（苏州大学附属第一医院眼科）

张凤云（牡丹江医学院附属第二医院血液风湿科）

杨子良（苏州大学附属第一医院皮肤科）

庞爱明（中国医学科学院血液病医院）

武剑（苏州大学附属第一医院风湿科）

周欣（苏州大学附属第一医院风湿科）

周乃慧（苏州大学附属第一医院皮肤科）

姜玉章（淮安市南京医科大学附属第一医院检验科）

郭凌川（苏州大学附属第一医院病理科）

郭雨凡（苏州大学附属第一医院风湿科）

章斌（苏州大学附属第一医院核医学科）

常新（苏州大学附属第一医院风湿科）

崔宇杰（天津医科大学医学检验学院）

曾克勤（苏州大学附属第一医院风湿科）

雷署丰（苏州大学医学部公共卫生学院）

蔡晓峰（苏州大学附属第一医院超声科）

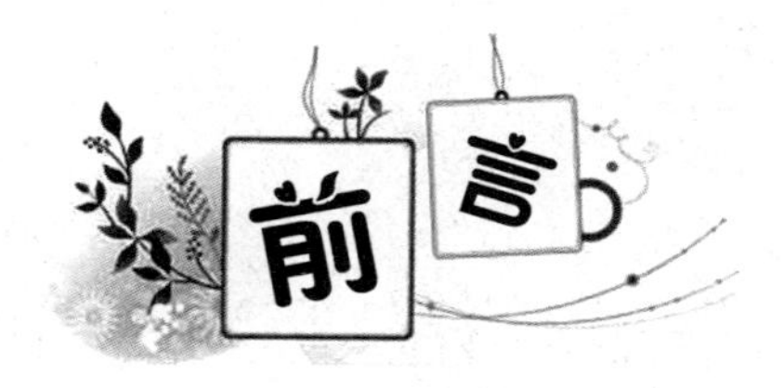


风湿免疫性疾病包含很多自身免疫性疾病以及退行性代谢性疾病，其诊断和治疗均较困难。因其累及多系统，表现多样，涉及各个临床专科的协作，所以在本书中我们除了邀请风湿免疫领域专家就风湿病的诊疗难点予以专题讨论外，还邀请了相关临床专科、实验辅助科室（如皮肤科、眼科、病理科、血液科、检验科、超声及核医学科等）的专家从相关辅助诊疗风湿病的角度予以探讨，并尽可能地追踪近年的研究进展。期待本书对风湿科专科医生及相关学科研究生均有所裨益。

编　者

2017.4

# 目 录

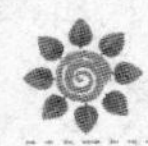

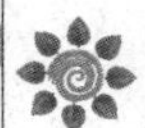

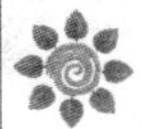

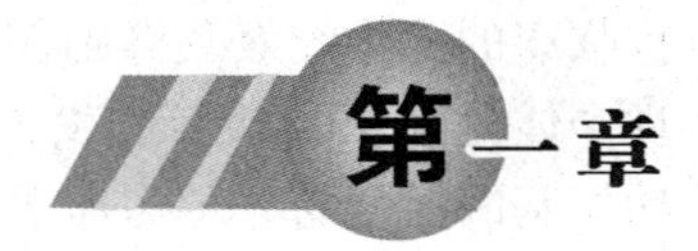


# 药物基因组学在风湿病中的研究进展与应用

## 第一节 药物基因组学的概念和意义

药物是目前治疗风湿病的主要手段。但众所周知,在临床上即使统一按照规范的治疗方案给药,患相同疾病的不同患者对同种药物产生的反应也可能有明显的不同,如风湿性疾病药物治疗的有效率仅为40% ~70%。这主要是由个体差异导致的,其中遗传因素起重要作用。1959 年,Friedrich Vogel 首先提出了“药物遗传学(pharmacogenetics)”的概念,主要从单个基因的角度研究 DNA 序列的变异尤其是单核苷酸多态性(single nucleotide polymorphism, SNP)对药物代谢和药物反应的影响。到目前为止,药物遗传学已经积累了大量研究成果,鉴定了一大批与药物个体疗效差异有关联的药物代谢酶、药物转运蛋白、药物作用靶点基因序列的变异位点。

随着后基因组时代的到来,现代生物技术的日趋成熟以及对风湿病认识的不断深入,人们开始意识到药物治疗反应不是单独依赖于某一基因,而是相互作用的多个基因[1]。因此,药物基因组学(pharmacogenomics)在近十年来悄然兴起,成为备受关注的研究领域。与药物遗传学不同的是,药物基因组学不仅同时聚焦多个基因甚至整个基因组,而且还研究基因特性、基因表达及基因功能在药物效应个体差异中的作用,其主要目标是提高药物疗效及安全性。药物基因组学的研究有望解决一直困扰临床的药物疗效及毒副作用的个体差异这一重大问题，为实现个体化医疗及新药研发方面提供帮助[2]。药物基因组学是功能基因组学与分子药理学的交叉融合发展而形成的一门新兴学科[3]。在实际工作中，药物基因组学与药物遗传学的定义并不十分清晰，通常交替使用，没有严格的区分，但是目前看来，药物基因组学的研究内容更广，研究手段和方法更新，已经包含药物遗传学。药物基因组学的研究方法和技术主要包括表型和基因型分析、连锁分析和关联分析、药物效应图谱、单核苷酸多态性研究、芯片技术、基因表达水平多态性分析等。

## 第二节　药物基因组学在风湿病中的研究进展

### 一、非甾体类抗炎药(non-steroidal anti-inflammatory drugs, NSAIDs)

细胞色素 P450 酶是催化药物代谢反应的最重要的酶系，与 NSAIDs 的代谢密切相关。由于其很容易发生基因多态，可造成人类对药物反应的显著个体差异。比如，最具代表性的 CYP2D6(编码细胞色素 P450 2D6 的基因)至少含有 70 个不同的基因多态性，其中的某些变异可导致 NSAIDs 代谢减慢，使血药浓度异常增加[4]。另一方面，酶促反应形成活性化合物的过程也会因这些变异而受到干扰，从而降低药物疗效[5]。该基因包含一些功能性的多态性，在双氯芬酸、吡罗昔康、塞来昔布的代谢中起关键作用，可改变这些药物的疗效[6]。根据药物代谢酶的遗传多态形式，可将 CYP2D6 等位基因编码的 CYP450 分为纯合子广泛(快)代谢型药酶(homozygous extensive metabolizers, homozygous EM)、杂合子快代谢型药酶、中间型代谢药酶(intermediate metabolizers, IM)、纯合子慢代谢型药酶(poor me-

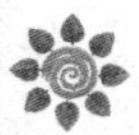

tabolizers, PM)和超速代谢型药酶(ultrarapid metabolizers, UM)。其中,EM 和杂合子快代谢药酶简称为快代谢型药酶,为正常人所具有,占人群的 75% ~85%,这类人群在标准剂量时即有较好的反应;IM 在人群中占 30% ~50%,这类人群在略低于平均标准剂量下即可获得最佳疗效;PM 占人群的5% ~10%,这类人群因代谢受阻,药物易在体内蓄积而中毒;UM 在人群中占 5% ~10%,对这类人群给予标准剂量则通常不能获得应有的效果。

## 二、皮质类固醇

转运蛋白影响许多药物的吸收、分布和清除。对于那些作用靶点在胞内的药物来说,跨膜转运显得尤其重要。P-糖蛋白(P-gp)是一种在体细胞上广泛表达的膜转运蛋白,由 ABCB1 基因(又称为多药耐药基因 MDR1)编码。Pgp-1 参与多种皮质类固醇(如可的松)、他克莫司、环孢素 A、秋水仙碱等的跨膜转运。ABCB1 基因多态性可导致转运酶的活性降低。比如,研究发现,在类风湿性关节炎(rheumatoid arthritis, RA)及其他自身免疫性风湿病中,ABCB1 C3435T、G2677T 和 C1236T 多态性与受损的转运蛋白活性及减慢的皮质类固醇效应有关联[7]。

## 三、缓解病情抗风湿药(disease-modifying antirheumatic drugs, DMARDs)

### (一)甲氨蝶呤(methotrexate, MTX)

缓解病情抗风湿药从根源上干扰炎性通路而控制病情的发展,甲氨蝶呤是其中最常使用的核心药物,用于治疗 RA、系统性红斑狼疮(SLE)、脊柱性关节炎和干燥综合征(SS)等多种风湿病。临床上有 45% ~65% 的患者对该药有良好的反应,但也有 10% ~30% 的患者因无法耐受其副作用而中断使用。作为被研究最多的抗风湿药,MTX 的药物基因组学研究主要集中在药物转运蛋白基因、叶酸代谢通路基因、核苷酸合成的相关基因上面。

MTX是叶酸的结构性类似物,可抑制二氢叶酸还原酶(dihydrofolate reductase, DHFR),参与细胞内的叶酸代谢,并可抑制亚甲基四氢叶酸还原酶(methylene tetrahydrofolate reductase, MTHFR)。MTHFR催化合成5-甲基四氢叶酸,后者是同型半胱氨酸转化成蛋氨酸过程中的甲基供体。MTHFR基因的突变可能干扰这些生理反应,并引发MTX的毒副反应。其中,研究最多的是C677T和A1298C两个亚型。C677T多态性导致该酶活性降低以及高同型半胱氨酸血症。虽然研究结果尚不统一,但一些研究显示,C667T与MTX毒性反应的增加有关,而与疗效无关。尤其在RA中,CT或TT基因型患者比CC基因型患者更容易产生MTX毒性反应(以肝毒性为主)。近年来,几项大型的Meta分析显示,在白人及亚洲人中,C677T和A1298C这两个亚型与MTX的疗效及毒性均无关联[8-10]。

MTX主要通过溶质转运体超家族(solute carriers, SLCs)进入靶细胞,通过结合盒转运载体蛋白家族(ATP-binding cassette, ABC)流出细胞。对这些转运蛋白基因的研究发现,还原性叶酸一型载体(reduced folate carrier, RFC-1,也称为SLC19A1)的一个SNP(G80A)与MTX的疗效有关。相比80A/A纯合子患者,MTX治疗对携带G等位基因的RA患者疗效较差[11]。而ABCB1 C3435T多态性则显示出与RA的临床进展以及MTX疗效有关。携带3435T等位基因的RA患者通常疾病进程比较轻微,而MTX的治疗效果也比较好[12]。

MTX进入细胞后转化为多聚谷氨酸化MTX,这种衍生物可抑制胸苷酸合成酶(thymidylate synthetase, TYMS),从而使dUMP到dTMP的合成受阻,加剧尿嘧啶与DNA的结合,最后导致DNA受损、细胞死亡。TYMS 5′端非翻译区(5′-UTR)的串联序列(TSER *3/*3)变异可使TYMS mRNA表达水平增加,携带这种基因型的RA病人因此需要更高的MTX剂量来达到预定的治疗效果[13,14]。而在该基因3′-UTR的一种6bp缺失/插

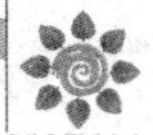

入多态性则能使 TYMS mRNA 的稳定性下降,常规剂量的 MTX 可对此类 RA 患者产生较好的疗效[15]。

6-氨基咪唑-4 氨甲酰核糖核苷酸甲酰基转移酶(ATIC)是 MTX 代谢通路中另一个重要的酶,催化 5-氨基咪唑-4-核苷酸酰胺(AICAR)转变成 10-甲酰基-AICAR。MTX 抑制该酶,导致内源性腺苷浓度和 AICAR 水平增高。很多研究发现,ATIC 基因的一个 SNP(C347G)既可增加 MTX 的疗效,同时也可以使 MTX 的毒性反应增多[16]。近年来又发现,ATIC 基因的三个 SNPs(rs3821353、rs7563206 和 rs16853834)与 MTX 疗效有关[17]。这些研究结果提示,ATIC 基因多态性是影响 MTX 疗效的重要指标。

(二)柳氮磺胺吡啶(sulfasalazine, SASP)

SASP 是水杨酸与磺胺吡啶的偶氮化合物,大约 30% 在上消化道被吸收,其余的在肠道内被分解为磺胺吡啶和氨基水杨酸,从而发挥抗菌、消炎和免疫抑制作用。影响 SASP 代谢的一个关键酶是 N-乙酰基转移酶(NAT),该酶有两种亚型,即 NAT 1和 NAT 2。NAT 的活性直接影响 SASP 的乙酰化过程,而慢乙酰化个体会更多地出现药物副作用,如恶心、呕吐、头痛、贫血等。研究表明,NAT 2 基因的多个 SNPs 可导致酶活性的降低。在白种人和非洲人群中,慢乙酰化的个体约占 60%,这个比例在亚洲人群中则只有 20% 左右。值得注意的是,慢乙酰化可使盘状红斑狼疮患者产生更多的 SASP 副作用[18],但常规剂量的 SASP 似乎能使慢乙酰化的 RA 患者获得较好的疗效[19]。

(三)来氟米特(leflunomide)

来氟米特是异恶唑的衍生物,用于治疗 RA、SLE 等自身免疫性疾病。该药主要通过其活性代谢物 A771726 发挥免疫抑制和抗炎作用。A771726 可以浓度依赖的方式抑制二氢乳清酸脱氢酶(dihydroorotate dehydrogenase, DHODH)的活性,阻断 DNA 的合成,使淋巴免疫细胞增殖受阻,从而降低自身免疫反

应。有研究显示,DHODH C19A 多态性能增加来氟米特的疗效,但也可能增加药物的毒副作用[13]。据报道,A771726 还有多种活性,比如它能激活抑制核因子 κ-B 和 κ-B 依赖报告基因的表达,能抑制免疫球蛋白 IgG 和 IgM 的生成,能降低白细胞介素 1b 和白细胞介素 2 的水平等。这些活性作用是否导致了来氟米特的个体反应差异尚待进一步研究。

(四) 咪唑硫嘌呤(azathioprine,AZA)

AZA 和其代谢产物 6-巯基嘌呤(6-MP)被广泛用于治疗自身免疫性疾病,如狼疮、克罗恩病、脉管炎、自身免疫性肝病等,而在 RA 中用得相对较少。AZA 的应用常带来严重的副作用,包括胃肠道反应、肝功能损害、骨髓抑制、血细胞减少等。AZA 是不活跃的,进入体内后经过一系列反应(尤其是在谷胱甘肽-S-转移酶的作用下)转变成有活性的 6-MP。6-MP 可抑制转氨酶类,从而抑制嘌呤合成。在 6-MP 的代谢过程中,硫嘌呤-S-甲基转移酶(thiopurine S-methyltransferase, TPMT)和黄嘌呤氧化酶(xanthine-oxydase, XO)是两个重要的酶。这些酶基因的遗传多态性会导致毒性产物的积累以及产生药物副作用。AZA 最严重的毒副作用是造血危象,其在很大程度上与干扰嘌呤代谢的 TPMT 的基因多态性以及 TMPT 酶活性降低有关。目前至少发现有 8 种等位基因突变可导致 TPMT 活性降低,即 TPMT *2、*3A、*3B、*3C、*3D、*4、*5、*6。TPMT 酶活性水平为常染色体共显性遗传。约 90% 的白种人为 $TPMT^H/TPMT^H$ 纯合子基因型,酶活性最强;而 0.3% 的白种人为 $TPMT^L/TPMT^L$ 纯合子基因型,其 TPMT 酶活性低;约 10% 的人则为 $TPMT^H/TPMT^L$ 杂合子,TPMT 酶具有中等活性[20]。因此,临床上对遗传性 TPMT 酶活性低或无活性的患者应减小硫嘌呤的用药量,以降低治疗费用及减少药物毒性反应的发生。而对于高 TPMT 活性患者,常规剂量的硫嘌呤治疗可能疗效不明显,需要加大用药量。红细胞中 TPMT 活性可很好地反映体内其他组织的 TPMT

活性,便于临床检测。如能预先分析患者的基因型再用药,将有助于预测 AZA 的用药反应。

## 四、生物制剂

严格控制和治疗达标(treat-to-target)是欧洲抗风湿病联盟/美国风湿病学会(EULAR/ACR)推荐的风湿病治疗策略,即利用多种手段对疾病活动度进行严格的监测,快速调整治疗方案,以尽快达到缓解或至少是低疾病活动度的治疗目标。由于疗效明显,生物制剂治疗风湿病在近年来受到极大的关注。目前临床上可用于治疗风湿病的生物制剂主要包括肿瘤坏死因子 α(TNF-α)抑制剂、白细胞介素-1(IL-1)拮抗剂、白细胞介素-6(IL-6)拮抗剂、T 细胞共刺激分子抑制剂等。虽然生物制剂能使近 60% 的患者产生较好的疗效,但因为其价格昂贵,不良反应大且需要反复注射,所以该类药物的应用受到一定限制,通常用于治疗难治性风湿病。

### (一) TNF-α 抑制剂

常用的 TNF-α 抑制剂有依那西普(国产商品名:益赛普)、英夫利昔单抗、阿达木单抗等。美国食品药品监督管理局(FDA)在 2009 年新批准了戈里木单抗和妥珠单抗作为皮下注射剂治疗 RA。临床试验证明,对那些缓解病情抗风湿药(DMARDs)治疗无效的 RA 患者,使用 TNF-α 抑制剂拮抗剂可抑制关节损伤,持续改善症状和体征,药物的耐受性也较好。但该类药物会增加感染的风险,如上呼吸道感染,以及诱发结核等。大多数对于 TNF-α 抑制剂的药物遗传学和药物基因组学研究集中在 HLA-DRB1 等位基因、TNF 基因(-308,-238,-857)和 TNF 受体基因(-676,-196)、TNF 信号通路上的基因、Fc 受体基因以及一些细胞因子(如 IL-10)基因上。

TNF 基因的-308 多态性是最受关注的。很多研究报道其与 RA 患者对依那西普、英夫利昔单抗、阿达木单抗的反应有关联,携带 GG 基因型的患者疗效较好,而 AA 基因型的患者则疗

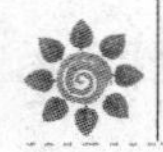


效较差[21]。但也有一些研究认为,该基因多态性与TNF-α抑制剂的反应之间没有显著关联性[22]。一项在墨西哥RA患者中展开的研究发现,病情严重的RA患者有更高的TNF-308 T2(A)等位基因频率[23]。还有研究认为,该基因多态性与放射学损伤存在一定的关联性[24]。因此,或许可以通过筛选风湿病患者的-308多态性来帮助评估风湿病患者的病情结局。

表达在单个核细胞上的Fcγ受体(FcγR)参与多种细胞免疫反应,包括细胞介导的和补体依赖的细胞毒性反应、细胞凋亡和清除免疫复合物等。FcγR的结构变化可改变细胞间相互作用及其功能。编码FcγRⅢA的FCGR3A基因158位点上的一种SNP(V158F)可使缬氨酸被苯丙氨酸所替换,导致生物制剂与其结合力下降,从而影响疗效。有研究发现,F/F基因型的患者对英夫利昔单抗、阿达木单抗和依那西普表现出更佳的疗效[25]。

此外,在RA患者中,细胞因子基因(IL10、TGFB1、IL1RN、IL8、IL1B)、细胞因子受体基因(TNFRSF1A、TNFRSF1B)、Fc受体基因(FCGR2A、FCGR3A、FCGR3B)、CCL4、TNFAIP3的SNPs与依那西普的疗效有关[26]。而HLADRB3、HALDPB1、PTPN12、CCL4、CX3CR1等基因多态性则在不同的研究中被报道与英夫利昔单抗的药物反应有关。一项包含566个RA患者的大型全基因组关联分析(genome-wide association study, GWAS)研究用460000个SNPs来评估英夫利昔单抗、阿达木单抗或依那西普的药物反应,其中有两个位点(PDZD2和EYA4)的多态性显示出最强的联系[13]。然而,这两个基因与RA之间的联系目前还不清楚。

(二)其他生物制剂

利妥昔单抗(B细胞靶向治疗药物)是直接针对B细胞特异性抗原CD20的单克隆抗体,可迅速降低外周血B细胞而不影响浆细胞。临床试验结果显示,该药可改善RA临床症状和

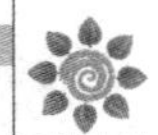

体征,减缓疾病的影像学进展。输液相关反应(如发热、寒战、皮疹以及低血压)是该药常见的不良反应。与利妥昔单抗药物反应有关的 SNPs 包括编码 FCGR3A 基因上的 V158P、IL-6 基因以及编码 B 淋巴细胞刺激因子的基因上的 SNPs[13]。

妥珠单抗(白细胞介素-6 拮抗剂)是 2010 年 1 月被 FDA 批准使用的新的 RA 治疗药物,它是一种与可溶型及膜结合型 IL-6 受体有高度亲和力的人单克隆抗体。妥珠单抗通过结合到 IL-6 受体上阻止信号的传递。几个大型的安慰剂-对照、随机的Ⅲ期临床试验显示,先前治疗失败的 RA 病人可从妥珠单抗治疗中获益。而且有研究表明,单一使用妥珠单抗在未接受 MTX 或其他生物制剂治疗的病人中一样有效,甚至比使用 MTX 疗效更好。无论是单一用药还是与 DMARDs 联合用药,病人的耐受性都是良好的,其常见的不良反应有高血压、头痛、眩晕、疲劳及感染率增加、肝酶的一过性升高、血脂水平升高等。一项在 RA 病人中展开的药物基因组学研究发现,59 个基因的表达水平在妥珠单抗用药 4 周前后有明显的不同,其中 4 个基因 DHFR、CCDC32、EPHA 和 TRAV8 与良好的药物反应有关[27]。

阿那白滞素(anakinra)是通过基因重组技术所产生的人 IL-1受体拮抗剂。临床试验证明,该药能减少中重度 RA 病人的症状和体征,减缓结构性破坏。但由于阿那白滞素的半衰期较短,需要每天注射,加上剂量依赖的注射部位刺激反应以及药物有效率低于 TNF-α 抑制剂,该药很少在成人中使用。T 细胞共刺激信号抑制剂阿巴西普是一种可溶性人类蛋白,通过与抗原呈递细胞共刺激分子(CD80 和 CD86)相结合,阻止它们与 T 细胞受体 CD28 的相互作用。该药 2005 年被 FDA 批准应用到成人 RA 的治疗中,又于 2008 年被批准在 6 岁及以上 RA 儿童中使用,主要用于治疗病情严重或应用 TNF-α 抑制剂疗效欠佳的患者。这两种生物制剂的药物基因组学研究相对较少。

**五、植物药制剂**

雷公藤是治疗 RA 最常用的植物药制剂。该药最常见的副作用是性腺抑制,导致男性不育和女性闭经。有研究认为,雷公藤与甲氨蝶呤联合治疗 RA 是有效并相对安全的,但同时该研究也报道有 72.7% 的绝经前女性发生了月经失调,提示雷公藤应用于生育期女性应极其谨慎[28]。

目前没有任何一种药物对所有 RA 病人都产生良好的效果,因此在上述药物的基础上治疗 RA 的新药还在不断研发中。Ocrelizumab 是一种可能替代妥珠单抗进行 B 细胞定向治疗的人抗 CD20 单克隆抗体,对 MTX 反应不良的 RA 病人有较好的疗效[29]。另一种有希望的药物是酪氨酸激酶 3 口服免疫抑制剂托法替尼(tofacitinib),它可抑制关节炎模型鼠关节组织中炎症介质的产生和 STAT1(转录因子中信号转导子和转录激活子家族成员)依赖性基因,迅速改善病情,Ⅲ期临床试验对其单独使用及与 MTX 联合使用的安全性和有效性进行了测试,证明该药对 RA 的治疗有良好的应用前景[30]。相对而言,这些药物的基因组学研究只在较小范围的人群中开展,相关的研究结论有待进一步验证。

## 第三节　药物基因组学在风湿病中的应用

**一、药物基因组学与个体化治疗**

个体化医学被认为是 21 世纪医学的一大特点,也是医学发展所追求的目标。个体化医学是指根据个人的遗传信息,对疾病实行早期筛查和诊断,并终生量体裁衣地预防和治疗疾病的一种医疗保健模式。个体化用药是个体化医学的重要组成部分,是指在充分考虑个体病人的遗传因素、性别、年龄、体重、生理病理特征及现有的用药情况等因素的基础上选择安全、合理、有效、经济

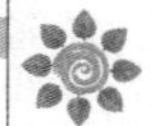

的药物，用适合的剂量并在适合的时间治疗病人。个体化用药的目的是提高药物的疗效，减少药物的毒副作用，降低医疗成本，让病人在最短的时间内、用最少的费用达到最好的治疗效果。

临床上，相同的药物对不同的病人所产生的作用不同，这通常会迫使医生采取试探性治疗或保守性治疗方法，用药以及剂量很难做到个性化和有针对性。目前，缓解或低活动度是包括RA在内的风湿病的主要治疗目标。虽然现有的风湿病药物治疗已取得突破性进展，但无论是传统的改善病情抗风湿药还是生物制剂，都存在明显的个体化差异，即这些药物的治疗对某些病人无效或疗效很差，同时病人还将承受药物治疗带来的毒副作用的风险。所以，如果不加批判地使用“缓解”作为治疗目标很可能导致过度治疗。为减小治疗失败的风险以及降低成本，临床医生需要根据预后特征鉴别那些最有可能产生疗效的病人，决定个体化的治疗方案。

药物基因组学是实现个体化给药的核心支柱。体内外许多因素可使基因表达变异或失活，直接影响到人体的生理病理、药物的药理或治疗效果，尤其是药物的代谢显示出巨大的个体差异，而检测和评价这些差异的最佳指标就是一系列生物标记物。基因组学在这方面的贡献就是可以提供基因组生物标记物(一种用于测定DNA或RNA特征以显示正常生理过程、病理过程及/或对治疗或其他干预反应的指示物)。早在2003年11月3日，美国食品与药品管理局(FDA)就预见到药物基因组学的重要性，要求将药物基因组学的论据作为指导临床合理用药的指南，并成立专门机构研究指导基因与用药的相关政策。据统计，美国FDA从2005年开始批准用于个体化用药指导的基因检测产品上市，到目前为止已批准了16个相关产品(包括CYP2C19、CYP2C9、CYP2D6等)。个体化治疗也成为美国医疗改革的重要内容。2007年，我国卫生部已明确将个体化用药基因检测项目(包括CYP2C19项目和ALDH2项目)列入临床检测目录,国家食品药品监督管理局也明确将基因检测诊断试剂产品归为Ⅲ类体外诊断试剂管理。科技部还成立了药物基因组学创新技术服务平台,从事重大疾病关联分析与药物基因组学研究、临床前药物代谢动力学技术研究、新药临床研究与遗传变异相关药物安全性评价关键技术研究、个体化药物治疗基因检测试剂盒研发与临床应用技术研究等。

药物安全性是病人从个体化用药中首先获益的领域。当前,虽然不是所有的药物都能实行基因导向的个体化治疗,但基于现有的对风湿病的药物基因组学研究结果,一些有助于临床医生预测药物疗效的生物指标体系也在逐步构建。目前已经证实某些生物标志和基因表达谱与英夫利昔单抗[31]和依那西普[32]的疗效有关,阳性预测值在68% ~90%之间。从2009年以来已经开发出针对RA的MTX单独用药或联合用药疗效、24个月缓解、快速影像学进程、MTX无效等一系列模型[33]。这些利用基因组生物标志物形成的模型无疑会帮助临床上个体水平的疗效预测,从某种程度上弥补了只根据血药浓度测定结果进行个体化给药的不足,为临床个体化给药开辟了新的途径。

**二、药物基因组学与新药研发**

1997年6月28日,Abbott和Geneset实验室成立了世界上第一个独特的基因与制药公司,研究基因变异所致的不同病人对药物的不同反应,并在此基础上研制新药或新的用药方法。美国国立卫生研究所(NIH)于1998年计划建立一个药物基因组学资料库,收集“个体”基因及其功能的资料,以便用于药物开发。2005年3月22日,美国FDA颁布了面向药厂的“药物基因组学资料呈递”指南,敦促药厂在申报新药时提供相关资料。目前,药物基因组学已全面介入新药研发的全过程,大的制药公司在新药临床试验中也已常规收集药物基因组学样本(DNA或RNA)。其主要开发策略包括:① 根据生物学信息首先从基因组、转录组、蛋白组学三个层次进行基因组学研究,发现潜在的、

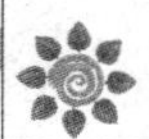

有价值的候选基因；② 通过定位克隆、功能克隆和表达克隆研究，进一步筛选和确定候选基因；③ 通过表达谱、比较基因组学和基因敲除动物模型的研究确定基因的功能；④ 先导化合物的发现和优化；⑤ 药物基因组学验证；⑥ 前临床试验；⑦ 临床研究；⑧ 投入市场。

在新药开发方面，药物基因组学的主要贡献有：① 加速新药发现。通过基因分型并借助药物筛选芯片，可获得成千上万的新的潜在药靶。② 降低新药研发费用和开发周期。③ 可根据病人的遗传变异（基因型）分层，研究病人药代动力学、治疗效应和安全性，大大降低新药的临床毒性和市场召回。④ 重新评估过去未通过的新药，寻找药代动力学极端值、毒性、有效和无效受试者的遗传差异，对严重的和不能解释的不良反应寻求遗传方面的解释。⑤ 使药物临床试验获得更多预见性信息。以药物基因组学为基础的临床试验可在较小样本量的受试者中获得更有针对性的结果；在任何一期临床试验中获得的药物基因组学信息可用以改善受试化合物，或改变进一步的临床试验，还可指导新一代更有效的化合物的开发。

**三、药物基因组学与药物经济学**

药物经济学是一门新兴的学科，它不仅注重药物治疗的成本，同时也关注药物治疗的结果。药物基因组学的产品具有节约医疗保险费用、增加首剂处方的有效性、减少病人就诊次数、减少无效处方的可能性、降低毒副反应带来额外的治疗费用等竞争优势。因此，药物基因组学不仅是研制高效、特效药物的重要途径，而且对增强制药公司的商业竞争能力，降低个人、家庭、社会的医疗经济负担及促进医药市场稳定持续发展都有重要作用。

## 结语

风湿病多为复杂疾病，由多基因、基因－基因相互作用、基因－环境因素相互作用而引起，其发生、发展受到由遗传、表观遗传和环境等多因素构成的复杂生物网络的调控。目前，在风湿病的药物治疗方面存在的种种难题归根结底是对复杂生物网络的了解不深。当今已进入后基因组时代，现代生物技术日趋成熟。基于大规模SNP基因分型数据的全基因组关联分析成为多基因复杂疾病遗传易感性关系和基因定位研究的主要方法。蛋白质组分析可对组织或体液中的几千个蛋白进行表征分析及量化分析，快速、敏感地发现并描述目标蛋白。统计遗传学和系统生物学的发展使海量生物信息得以有效利用。技术的不断革新将使我们从更高的层次深入研究风湿病的发生机制、疾病防治策略和新药开发，提升综合防治能力。尽管药物基因组学的发展与其他学科一样面临着诸多问题和挑战，但总的来说，药物基因组学是一门正在迅速发展并充满希望的新兴学科，随着它的不断深入研究和发展，将极大地提高风湿病的诊疗效率，减少临床治疗的失败和药物毒副作用。

## 参考文献

[1] Bridges SL Jr. Genetic markers of treatment response in rheumatoid arthritis[J]. Arthritis Rheum, 2004,50:1019－1922.

[2] Evans WE, Relling MV. Pharmacogenomics: translating functional genomics into rational therapeutics[J]. Science, 1999, 286(5439): 487－491.

[3] Emilien G, Ponchon M, Caldas C. Impact of genomics

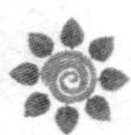

on drug discovery and clinical medicine[J]. QJM, 2000, 93(7):391-423.

[4] Stamer UM, Zhang L, Stuber F. Personalized therapy in pain management: where do we stand[J]. Pharmacogenomics, 2010,11(6):843-864.

[5] Bradford LD. CYP2D6 allele frequency in European Caucasians, Asians, Africans and their descendants[J]. Pharmacogenomics,2002,3(2):229-243.

[6] Xie HG, Prasad HC, Kim RB, et al. CYP2C9 allelic variants: ethnic distribution and functional significance[J]. Adv Drug Deliv Rev,2002,54(10):1257-1270.

[7] Wasilewska A, Zalewski G,Chyczewski L, et al. MDR-1 gene polymorphisms and clinical course of steroid-responsive nephritic syndrome in children[J]. Pediatr Nephrol, 2007,22(1):44-51.

[8] Owen SA, Lunt M, Bowes J, et al. MTHFR gene polymorphisms and outcome of methotrexate treatment in patients with rheumatoid arthritis: analysis of key polymorphisms and meta-analysis of C677T and A1298C polymorphisms[J]. Pharmacogenomics J, 2013,13(2):137-147.

[9] Lee YH, Song GG. Associations between the C677T and A1298C polymorphisms of MTHFR and the efficacy and toxicity of methotrexate in rheumatoid arthritis: a meta-analysis[J]. Clin Drug Invest, 2010,30(2):101-108.

[10] Fisher MC, Cronstein BN. Meta-analysis of methylenetetrahydrofolate reductase (MTHFR) polymorphisms affecting methotrexate toxicity[J]. J Rheumatol,2009,36(3):539-545.

[11] Hayashi H, Tazoe Y, Tsuboi S, et al. A single nucleotide polymorphism of reduced folate carrier 1 predicts methotrexate

efficacy in Japanese patients with rheumatoid arthritis[J]. Drug Metab Pharmacokinet, 2013,28(2):164-168.

[12] Kato T, Hamada A, Mori S, et al. Genetic polymorphisms in metabolic and cellular transport pathway of methotrexate impact clinical outcome of methotrexate monotherapy in Japanese patients with rheumatoid arthritis[J]. Drug Metab Pharmacokinet, 2012,27(2):192-199.

[13] Davila L, Ranganathan P. Pharmacogenetics: implications for therapy in rheumatic diseases[J]. Nat Rev Rheumatol, 2011,7(9):537-550.

[14] Ranganathan P, Culverhouse R, Marsh S, et al. Methotrexate(MTX) pathway gene polymorphisms and their effects on MTX toxicity in Caucasian and African American patients with rheumatoid arthritis[J]. J Rheumatol, 2008,35(4):572-579.

[15] James HM, Gillis D, Hissaria P, et al. Common polymorphisms in the folate pathway predict efficacy of combination regimens containing methotrexate and sulfasalazine in early rheumatoid arthritis[J]. J Rheumatol, 2008,35(4): 562-571.

[16] Dervieux T, Furst D, Lein DO, et al. Pharmacogenetic and metabolite measurements are associated with clinical status in patients with rheumatoid arthritis treated with methotrexate: results of a multicentre cross-sectional observational study[J]. Ann Rheum Dis, 2005,64(8):1180-1185.

[17] Owen SA, Hider SL, Martin P, et al. Genetic polymorphisms in key methotrexate pathway genes are associated with response to treatment in rheumatoid arthritis patients[J]. Pharmacogenomics J, 2013,13(3):227-234.

[18] Kuhn UD, Anschutz M, Schmucker K, et al. Phenotyping with sulfasalazine-time dependence and relation to NAT2 pharmaco-

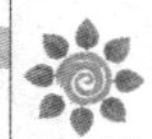

genetics[J]. Int J Clin Pharmacol Ther,2010,48(1): 1 - 10.

[19] Kumagai S, Komada F, Kita T, et al. N-acetyltransferase 2 genotype-related efficacy of sulfasalazine in patients with rheumatoid arthritis[J]. Pharm Res, 2004,21(2):324 - 329.

[20] Clunie GP, Lennard L. Relevance of thiopurine methyltransferase status in rheumatology patients receiving azathioprine [J]. Rheumatology,2004,43(1):13 - 18.

[21] O'Rielly DD, Roslin NM, Beyene J, et al. TNF-alpha-308 G/A polymorphism and responsiveness to TNF-alpha blockade therapy in moderate to severe rheumatoid arthritis: a systematic review and meta-analysis[J]. Pharmacogenomics J, 2009, 9(3): 161 - 167.

[22] Pavy S, Toonen EJ, Miceli-Richard C, et al. Tumour necrosis factor alpha -308G -> A polymorphism is not associated with response to TNF alpha blockers in Caucasian patients with rheumatoid arthritis: systematic review and meta-analysis[J]. Ann Rheum Dis, 2010,69:1022 - 1028.

[23] Rodr guez-Carren AA, Zúñiga J, Hern ndez-Pacheco G, et al. Tumor necrosis factor-alpha -308 promoter polymorphism contributes independently to HLA alleles in the severity of rheumatoid arthritis in Mexicans[J]. J Autoimmun,2005,24:63 - 68.

[24] Rezaieyazdi Z, Afshari JT, Sandooghi M, et al. Tumour necrosis factor α-308 promoter polymorphism in patients with rheumatoid arthritis[J]. Rheumatol Int,2007,28:189 - 191.

[25] Tutuncu Z, Kavanaugh A, Zvaifler N,et al. Fc gamma receptor type ⅢA polymorphisms influence treatment outcomes in patients with inflammatory arthritis treated with tumor necrosis factor alpha-blocking agents [J]. Arthritis Rheum, 2005, 52 (9): 2693 - 2696.

[26] Danila MI, Hughes LB, Bridges SL. Pharmacogenetics of etanercept in rheumatoid arthritis[J]. Pharmacogenomics, 2008,9(8):1011-1015.

[27] Mesko B, Poliska S, Szamosi S, et al. Peripheral blood gene expression and IgG glycosylation profiles as markers of tocilizumab treatment in rheumatoid arthritis[J]. J Rheumatol, 2012,39(5):916-928.

[28] Zhang Wen, Shi Qun, Zhao Li-dan, et al. The safety and effectiveness of a chloroform/methanol extract of tripterygium wilfordii hook F (T2) plus methotrexate in treating rheumatoid arthritis[J]. J Clin Rheumatol,2010,16: 375-378.

[29] Genovese MC, Kaine JL, Lowenstien MB, et al. Ocrelizumab, a humanized anti-CD20 monoclonal antibody, in the treatment of patients with rheumatoid arthritis: a phase Ⅰ/Ⅱ randomized, blinded, placebo-controlled, dose-ranging study[J]. Arthritis Rheum,2008,58:2652-2661.

[30] van der Heijde D, Tanaka Y, Fleischmann R, et al. Tofacitinib (CP-690 550), an oral Janus kinase inhibitor, in combination with methotrexate reduced the progression of structural damage in patients with rheumatoid arthritis: a 24-month phase 3 study[J]. Arthritis Rheum,2011,63:S1017.

[31] Tsuzaka K, Itami Y, Takeuchi T, et al. ADAMTS5 is a biomarker for prediction of response to infliximab in patients with rheumatoid arthritis[J]. J Rheumatol,2010,37:1454-1460.

[32] Hueber W, Tomooka BH, Batliwalla F, et al. Blood autoantibody and cytokine profiles predict response to antitumor necrosis factor therapy in rheumatoid arthritis[J]. Arthritis Res Ther, 2009,11:R76.

[33] Zhu H, Deng FY, Mo XB, et al. Pharmacogenetics and

pharmacogenomics for rheumatoid arthritis responsiveness to methotrexate treatment: the 2013 update[J]. Pharmacogenomics, 2014, 15(4):551-566.

（朱虹　雷署丰）

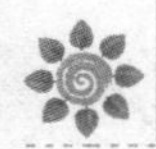

# 风湿性疾病的转化和演变

风湿性疾病发病机制复杂,异质性高。除了在临床治疗中有诸多难点外,疾病诊断也存在各种挑战。临床常常遇到的情况是,患者有一项或几项典型的风湿性疾病的特征,却不符合任何已有的临床诊断标准;或者患者现阶段虽可诊断为某一结缔组织病,却在随访中发现转化为另一结缔组织病。对于儿童风湿性疾病患者,此种现象更为多见。因此,本章特别探讨了常见的几种风湿性疾病转化和演变的常见相关问题。

## 一、未分化结缔组织病

未分化结缔组织病(undifferentiated connective tissue disease,UCTD)是指具有某些结缔组织病(connective tissue disease,CTD)的临床表现,但又不符合某种特定 CTD 诊断标准的疾病。20 世纪 80 年代,LeRoy 首次提出用 UCTD 来命名兼具雷诺现象和手部浮肿的特点而又不符合重叠综合征诊断标准的一类早期 CTD。LeRoy 发现,随病情的发展,这些患者之后出现了确切的临床表现。因此,UCTD 中的一部分患者最终可能会发展成为某一明确的 CTD,如系统性红斑狼疮(systemic lupus erythematosus,SLE)、类风湿性关节炎(rheumatoid arthritis,RA)、系统性硬化(systemic sclerosis,SSc)或皮肌炎(dermatomyositis,DM)等。临床医师须提高警惕,注意监测。

UCTD 患者经常出现的临床症状有关节痛、雷诺现象、关节炎、眼干、口干、光敏、浆膜炎、颧部红斑、口腔溃疡等;实验室检

查方面，以抗核抗体（ANA）阳性最为常见，患者也经常出现抗SSA抗体和抗核糖蛋白抗体（anti-RNP）阳性，有时也可见到抗双链DNA抗体（anti-dsDNA）阳性。除此之外，患者血液学损害较为突出，常见贫血及白细胞减少、血小板减少等。在影像学上，间质性肺炎也是很常见的表现。

由上述可见，UCTD的一部分临床表现可能是某一特定CTD的早期表现，随着疾病的进展可能演变成某一种确定的CTD，可能维持这些症状处在UCTD阶段长时间不变，也可能经治疗后症状减轻、好转或消失。总的来说，大部分UCTD病情较稳定，预后也较好。有研究者认为，有将近70% UCTD患者的病情会不再发展，稳定在这种“未分化”的状态 。

张学武等随机收集了北京大学人民医院1998年至2004年发治病例的1105份住院病历，其中发病时符合UCTD的患者145例。该145例UCTD患者中，发展为SLE 75例、SSc 27例、PM/DM 15例、原发性干燥综合征（primary Sjögren syndrome，pSS）26例、重叠综合征2例。分析结果显示，UCTD患者中关节痛、关节炎、雷诺现象、发热、皮疹、口干/眼干、ANA阳性及贫血的发生率明显增高；而光过敏、浆膜腔积液、口腔溃疡、白细胞减少、血小板减少及尿蛋白阳性的发生率相对少见。发展为SLE的UCTD患者确诊为UCTD时关节痛、关节炎及雷诺现象的发生率明显高于其他临床表现，ANA阳性及贫血的发生率也明显高于其他实验室指标。而发展为SSc的UCTD患者雷诺现象的发生率明显高于其他临床表现。刘国强等选取UCTD患者92例为研究对象，分析初发病情以单一症状如关节炎、关节痛或雷诺现象为表现者36例（39%），两种症状并存者46例（50%），3种或3种以上症状并存者10例（11%） 。

由此可见，对于UCTD常见的雷诺现象，应注意进一步检查、监测患者ANA、抗dsDNA抗体、抗碱性非组蛋白－70抗体（anti-Scl-70）和抗着丝点抗体等，注意患者在病情进展过程中发展为系统性红斑狼疮、混合性结缔组织病以及系统性硬化症的可能性。而对于有关节炎表现的患者，如果 ANA 阴性，类风湿因子阴性，且又无关节骨质改变，应密切随访，注意其转化为系统性红斑狼疮、类风湿性关节炎的可能。对出现溶血性贫血、血小板减少或伴有肾小球肾炎和中枢神经系统受累的年轻女性，要高度警惕 SLE，密切监测 ANA、抗 dsDNA 和抗 Sm 抗体等及免疫学相关指标。肌炎也是 UCTD 中的常见症状，但更多进展为 DM 的患者其初始症状以皮疹更为多见，如有肌炎表现，应及时进行肌酶谱、肌电图检查，必要时须行肌活检，以进一步明确诊断。

UCTD 的治疗一般以对症治疗为主，必要时给予少量激素或免疫抑制剂治疗，但应防止过度治疗。总之，对 UCTD 患者，在避免过度治疗的基础上，应根据患者的临床表现，有目的地做好健康教育，定期随访，出现新的症状或实验室检查结果异常时，应加强监测，注意患者向某一特定的 CTD 转化的可能。

**二、未分化脊柱关节病**

脊柱关节病（spondyloarthropathy，SpA）又称血清阴性脊柱关节病（seronegative spondyloarthropathies），是一组以脊柱、外周关节和关节周围组织炎症为共同特征的全身炎症性疾病，有明确诊断分类的包括强直性脊柱炎（ankylosing spondylitis，AS）、反应性关节炎（reactive arthritis，ReA）、银屑病性关节炎（psoriatic arthritis，PsA）、肠病性关节炎（enteropathic arthropathy）等。还有一类具有脊柱关节病的临床表现、实验室检查及放射学检查特点，但又不符合以上任一明确分类的 SpA 诊断标准的疾病，称为未分化脊柱关节病（undifferentiated spondyloarthropathy，uSpA）。未分化脊柱关节病不是一个单独的疾病或症状，而是一组异质性的临床疾病表现，病程长短不一，轻重各异。它可能是某种脊柱关节病的早期表现，以后将会演变成可明确诊断的某种脊柱关节病；也可能病情停滞于此，以后不会发展成为某一明

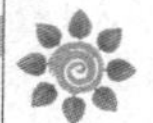

确的脊柱关节病。随着 SpA 各诊治指南、分类标准的不断修订,uSpA 的范畴也会不断发生变化。

uSpA 的临床谱表现多样,常见的有外周关节炎、指(趾)炎、胸壁疼痛、炎性腰背痛、骶髂关节炎、结膜炎、急性前葡萄膜炎和主动脉关闭不全伴传导紊乱等。以上各种表现均可在疾病病程中独立出现。其中,炎性腰背痛是最常见的首发症状。在男性患者中,髋关节、臀区或足跟及其他附着点部位疼痛为首发症状更多见,提示附着点炎可能在男性更早发生。

李军霞等观察了 1024 例 uSpA 患者并随诊其中 648 例,其中 186 例症状消失,234 例仍为 uSpA,余 228 例转归为其他疾病(进展为强直性脊柱炎 190 例,炎性肠病关节炎 7 例,银屑病性关节炎 11 例,uSpA 合并干燥综合征 12 例,类风湿性关节炎 4 例,系统性红斑狼疮 2 例,白塞病和混合性结缔组织病各 1 例)。对入组患者均行骶髂关节影像学检查,发现硬化征象最常见,其次是真空征、韧带钙化和囊性变。张科等对 436 例 uSpA 患者进行随访,结果发现有 74 例(17.0%)症状消失,129 例(29.6%)仍为 uSpA,余 233 例(53.4%)转归为其他疾病。分化为可分类的 SpA 192 例(44.0%),其中强直性脊柱炎(AS)171 例,炎性肠病关节炎(IBD)10 例,银屑病性关节炎(PsA)7 例,反应性关节炎 4 例;另 41 例(9.4%)演变为其他风湿性疾病,其中确诊为类风湿性关节炎(RA)16 例,干燥综合征 9 例,系统性红斑狼疮(SLE)7 例,白塞病(BD)和成人 Still 病各 3 例,ANCA 相关血管炎 2 例,混合性结缔组织病(MCTD)1 例。陈夏华随访了 237 例 uSpA 患者,经治疗随诊发现有 34 例(14.3%)症状消失,142 例(59.9%)仍为 uSpA,余 61 例(25.7%)转归为其他疾病。其中强直性脊柱炎(AS)54 例,男 39 例(72.2%),女 15 例(27.8%);发展为 AS 的时间为 1~5 年 34 例,5~10 年 15 例,10 年以上 1 例。值得注意的是,有 6 例患者进展为类风湿性关节炎,其中 3 例明确诊断为 RA,另外 3 例则是 RA 合并 AS/

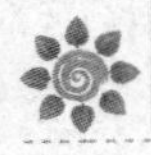



SpA。uSpA 发展为 AS 的患者中,腰背部疼痛、臀痛更为常见。进展为 AS 的患者与未进展的 uSpA 患者相比较,人类白细胞抗原(HLA)-B27 阳性率明显更高。

总之,uSpA 进展为某一明确的 SpA 的可能性较高,定期行骶髂关节 CT 或 MRI 检查有助于早期诊断。个别病例可以演变转化为其他风湿性疾病,所以对 uSpA 患者定期复查随访至关重要。

**三、幼年特发性关节炎**

幼年特发性关节炎(juvenile idiopathic arthritis,JIA)是一组不明原因的以慢性关节滑膜炎为主要特征,伴有不同程度组织器官损害的慢性全身性疾病。2001 年,国际风湿病学会联盟(ILAR)儿科常委专家会建议将 16 岁以下、不明原因、持续 6 周以上的关节肿胀与疼痛统一命名为 JIA,以此取代"幼年类风湿性关节炎"(juvenile rheumatoid arthritis,JRA)和"幼年慢性关节炎"(juvenile chronic arthritis,JCR)这两个传统的病名,并将 JIA 分为 7 个不同的类别。但 2011 年美国风湿病学会(ACR)的治疗建议中认为该分类太复杂,难以针对不同的亚型制订不同的临床干预方案。因此,2011 年 ACR 的 JIA 建议中提出将 JIA 分为下列 5 个治疗组别:(1) ≤4 个关节炎组:相当于 ILAR 分类中持续型少关节炎型、银屑病性关节炎型、附着点炎症相关型和未分类型患儿,但整个病程中所累及的关节≤4 个;(2) ≥5 个关节炎组:相当于 ILAR 分类中进展型少关节炎型、类风湿因子(RF)阴性多关节炎型、RF 阳性多关节炎型、附着点炎症相关型和未分类型的患儿,整个病程中所累及的关节≥5 个;(3) 活动性骶髂关节炎组:包括所有临床和影像学上具有活动性骶髂关节炎的病变,包括 ILAR 中与附着点炎相关型和银屑病性关节炎型,也可能包括来自 ILAR 任何类型的患儿;(4) 全身型关节炎有全身症状组(无关节炎症状):包括所有符合 ILAR 中全身型 JIA 标准的患儿,有发热,伴或不伴其他全身症状,但无关节

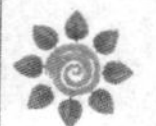

炎症状；(5) 全身型关节炎有关节炎症状组(无全身症状)：包括所有符合ILAR中全身型JIA标准的患儿,有关节炎症状,但无全身症状。不同治疗组别的患儿可出现差异极大的临床表现,其预后和转归有很大差别。

覃肇源等随诊228例幼年特发性关节炎,结果3例明确诊断为AS,9例发展为多关节JIA;25例患者在随访期内出现关节畸形和(或)功能障碍,提示预后不佳。甄小芳等对95例JRA患儿进行长期随访,结果发现:全身型44例均出现关节炎表现;少关节炎型38例中,3例进展为多关节炎,9例进展为强直性脊柱炎;多关节炎13例中,3例进展为明确的类风湿性关节炎并出现关节畸形。邵力华等对37例确诊为幼年类风湿性关节炎(全身型)的病例进行随访,有9例患者存在持续性的关节炎;4例已出现明显类风湿性关节炎表现;1例于起病后55个月死亡,死亡原因可能是心脏受累。中国全身型幼年特发性关节炎多中心研究协作组收集了我国8家医院儿科2001—2011年住院治疗的全身型JIA患儿资料,经研究发现,关节炎发生时累及的关节按发生频率大小排序依次为膝、踝、肩、腕。

由此可见,幼年特发性关节炎患者中,全身型关节炎组的患儿发展为类风湿性关节炎的可能性较其他组更高,而活动性骶髂关节炎组虽与幼年发病型脊柱关节病有诸多不同之处,患者发展转化为脊柱关节病的可能性也很高。而全身型关节炎组的患儿更可能出现反复发热、心脏传导系统异常、多浆膜腔积液及肝脏功能损害等,病死率也是各组中最高的。对多关节型JIA患者加强随访和治疗,对阻止患儿关节炎症进展与病情转化有重要意义。

### 四、成人Still病

1896年,George F. Still博士在其毕业论文中记录了一组慢性关节炎伴有淋巴结、脾脏肿大与心包炎的患儿,他认为这组儿童所患的是不同于类风湿性关节炎的另一种疾病,学界后把该

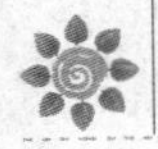



病以其名字命名为Still病。1972年,Eric Bywaters报告了一组发生于成年人的相似疾病,1973年正式将其命名为成人Still病(adult Still's disease)。欧洲非英文国家早年的文献多将此症称为Wissler-Fanconi综合征或变应性亚败血症(subsepsis allergica),国内长期以“变应性亚败血症”作为病名。1985年,我国第二届风湿病学术大会提出,为了与国际医学界吻合,摒弃“变应性亚败血症”这一名称,改称“成人Still病”。

成人Still病的特征性表现是发热、皮疹、关节痛,患者的关节症状以单关节炎为多见,但也有少部分多关节炎的患者。成人Still病无特殊诊断方法,诊断过程中须排除感染、肿瘤、其他自身免疫病等,而在随访中,常可观察到患者向其他疾病发生了转化。何夏秀等分析了109例成人Still病患者,其中转变为类风湿性关节炎6例,5年后证实为淋巴瘤1例,平均转变为典型的RA所需时间为5.2年。刘梦茹等随访了73例成人Still病患者,结果发现2例转变为系统性红斑狼疮,4例演变成类风湿性关节炎,2例为未定性关节炎。雷云霞分析了96例成人Still病患者的临床表现及预后,结果发现有14例经过随访最终诊断为其他疾病,其中系统性红斑狼疮4例,结核感染3例,非霍奇金淋巴瘤2例,系统性血管炎2例,白塞病2例,强直性脊柱炎1例。董文红等分析了83例成人Still病患者,结果发现演变成干燥综合征2例,类风湿性关节炎1例,原发性胆汁性肝硬化1例;演变为淋巴瘤2例。

国外也有研究报道,成人Still病随访发现“转化”为其他结缔组织病。但是,这是否是真正的疾病转化,还是疾病发展的过程,一直都存在争议。成人Still病目前尚无特异性诊断方法,仍属一排他性的临床判断性诊断。一些自身免疫性疾病以及肿瘤和感染的早期阶段均可能出现成人Still病样的表现。因此,即使是诊断为成人Still病的患者,在随访治疗时仍须高度警惕患者“转化”为其他疾病,以便及时调整诊断和治疗方向。总之,

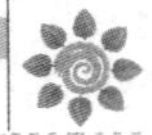

成人 Still 病是一个独立性疾病还是多种以发热为早期主要表现的疾病的一个演化阶段,仍有待进一步研究。

**五、隐匿性干燥综合征**

干燥综合征(Sjögren sydrome, SS)是临床常见的一种以口干、眼干为主要临床表现的外分泌腺受累的自身免疫性疾病。但是,临床上也可见到患者在病程中出现关节炎、特发性紫癜、血小板减少、肺间质病变、低钾血症等系统受损表现,甚至有一部分患者在疾病早期并无典型的口眼干燥症状,而是以系统症状为首发表现,经长时间临床观察才最终确诊为干燥综合征。目前,把这一类无典型口眼干燥临床表现的干燥综合征早期阶段称为隐匿性干燥综合征。

欧洲抗风湿病联盟(EULAR)针对这一现象,在 2015 年给出了关于早期诊断隐匿性干燥综合征的建议。建议在有关节炎、皮肤紫癜/溃疡、环形红斑、间质性肺疾病、肺动脉高压、雷诺现象、肾小管间质性肾炎、肾小球肾炎、间质性膀胱炎、周围神经病变、感觉神经节病变、小纤维神经病变、颅脑神经受累、大脑白质病变、视神经脊髓炎、无菌性脑膜炎、自身免疫性先天性心脏传导阻滞、自身免疫性血小板减少、淋巴瘤等腺体外系统表现的患者,应注意隐匿性干燥综合征可能。但是在明确为干燥综合征相关系统表现前,需要先排除其他可能的疾病,如其他自身免疫性疾病(系统性红斑狼疮、系统性硬化症、抗磷脂综合征、系统性血管炎、结节病以及 IgG4 相关性疾病),50 岁以上患者合并的非自身免疫性疾病(心血管病、糖尿病、神经退行性病变和癌症)。

特别需要注意的是,小于 40 岁的患者因不存在干燥症状或症状轻微常被漏诊。但是,有系统受累的隐匿性干燥综合征患者在临床上常出现支持可疑隐匿性干燥综合征的实验室检查结果异常。异常的实验室检查结果越多,诊断隐匿性干燥综合征的可能性越大。这些异常的实验室检查结果包括正细胞正色素性贫血、白细胞减少症、淋巴细胞减少症、中性粒细胞减少症、血小板减少症、血沉(ESR)水平升高、高球蛋白血症、血清 IgG 升高、β2-微球蛋白升高、游离的免疫球蛋白轻链、血清单克隆条带、抗核抗体、类风湿因子、抗 SS-A 抗体、抗 SS-B 抗体、低补体血症冷球蛋白等。

建议中指出,在缺乏干燥综合征或症状轻微,但是有系统表现、出现相关异常实验室表现的患者,应想到干燥综合征的可能,尽早完善相关检查以明确亚临床腺体功能障碍十分必要。而唇腺病理中的淋巴细胞灶以及血清学标记物抗 SS-A 和(或)抗 SS-B 仍是干燥综合征诊断特异性较高的方法。

口干和眼干的诊断性试验如表 2-1 所示。

**表 2-1　口干和眼干的诊断性试验**

| 诊断性试验 | 异常结果 | 包含在 SjS 的分类标准中 |
| --- | --- | --- |
| 唾液流率检测<br>未刺激的全唾液流率检测(UWS)<br>经刺激的全唾液流率检测(SWS) | ≤1.51 mL/15 min(或 0.1 mL/min)<br>≤0.2~0.3 mL/min | AECG 2002<br>— |
| 腮腺闪烁扫描照相 | 延迟摄取,浓度减低和(或)示踪剂排出延迟(≥2 级,Schall 分类方法) | AECG 2002 |
| 唾液腺造影显像 | 弥漫的腮腺肿大(点状、空洞状或破坏性改变),而无主要导管阻塞的依据 | AECG 2002 |
| 眼表面评估<br>通过染色(孟加拉红、丽丝胺绿、荧光素) | van Bijsterveld 评分(双眼评分≥4)<br>Oxford 标准(分级≥2)<br>SICCA-OSS(评分≥3) | AECG 2002<br>—<br>ACR-SICCA 2012 |

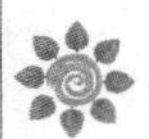

续表

| 诊断性试验 | 异常结果 | 包含在 SjS 的分类标准中 |
|---|---|---|
| 泪液分泌评估<br>Schirmer Ⅰ试验(无麻醉)<br>Schirmer Ⅱ试验(麻醉) | <br><滤纸 5 mm/5 min<br><滤纸 10 mm/5 min | <br>AECG 2002<br>— |
| 泪液清除评估<br>荧光素清除试验 | 10 min 间隔中浸湿长度<3 mm | — |
| 泪膜稳定性评估<br>泪膜破裂时间(BUT)<br>非侵入性破裂时间(NIBUT) | <br><10 s<br><40 s | <br>—<br>— |

门诊工作中,未分化结缔组织病、未分化脊柱关节病及某些尚无法明确诊断的关节炎、肌肉骨骼症状甚至系统表现占了相当大的比重。加强对有转化、演变可能的风湿性疾病的认识,做到积极随诊监测、早期发现病情变化、早期及时诊断治疗,均对临床医生提出了具有挑战性的要求。

**六、风湿寒性关节痛**

临床医生大多会体会到,除了一部分患者能够确诊为各独立风湿病外,还有很多既不符合 RA、AS、OA 等风湿病,也难以归入 UCTD、uSpA 等的患者。对这些患者,如果仅仅冠以症状性诊断,则对于其后的规范诊疗是不利的。下面重点讨论一下风湿寒性关节痛。

风湿寒性关节痛(简称风关痛)是指人体感受风寒湿邪所引起的以肌肉、关节疼痛为主要表现的疾病。该病于 1974 年由著名中西医结合专家王兆铭首先提出,过去临床上多称为风湿痛、良性关节炎等。该病是由我国学者命名的一种独立的风湿病,主要是根据相关病因和症候来命名的,因此,西医风湿病中没有与该病精确对应的疾病名称,多以症状性关节痛描述或寒冷不耐受命名之。虽然从其临床特点上风湿寒性关节痛可以与风湿性关节炎、类风湿性关节炎、强直性脊柱炎等病鉴别，但事实上很多风湿病患者也可以表现出遇风遇寒症状加重的特点，甚至可以符合中医诊断标准的风关痛，因此很早即有医学工作者质疑风湿寒性关节痛是否是一种独立疾病，还是可能向不同方向分化。部分风关痛患者久病后或者随着年龄的增长，可以表现为骨关节病，但很难认定骨关节病就是由风关痛发展分化而来的，因为很多骨关节病的发生过程中并不表现为风湿寒性关节痛。西医对此缺乏系统的临床研究和诊疗规范。近年研究发现，本病受累关节局部无红、肿、热、痛的炎症表现，实验室检查血沉（ESR）除少数稍快外，大多数正常，抗链球菌溶血素 O（ASO）及 RF 均为阴性。其特点是遇寒冷及天气变化病情加重。根据本病的发病规律、临床特征和流行病学资料，认为风湿寒邪是形成本病的主要外因，是一种独立疾病，属于中医学痹证范畴，经中医辨证论治多可取得较好效果。

流行病学研究显示，黑龙江省风关痛患病率高达 25.70%，在风湿病中构成比为 77.44%。1994 年，张乃峥等调查发现，风关痛北方多见，南方也有相当数量的患者。虽然我国南方地区缺乏风关痛发病率的确切调查资料，但南方潮湿多雨且冬季室内温度较低，有风关痛的易感因素。有文献报道，汕头、深圳等温暖地区也常见此病，本项目申请者在临床工作中也经常发现此类病患，总体数量较多，因此提高风关痛的认识和诊治水平，进行一定规模的流行病学调查有十分重要的社会意义。另一方面，风湿门诊可以遇见大量有风关痛表现的患者，一部分仅表现为风关痛，还有一部分同时患有骨关节病或其他疾病。对于此类患者，西医习惯上注重治疗风关痛以外的合并病症，对于风关痛要么忽略，要么处以非甾体类抗炎药等，通常疗效不佳，导致患者抱怨较多。苏州大学附属第一医院风湿科结合临床实际情况，专门拟定了治疗风关痛及相近疾病的散寒除湿、祛风通络协

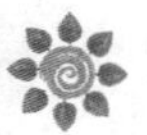

定方（薏苡仁、当归、川芎、炙麻黄、桂枝、羌独活各、防风、制附子、川牛膝），其疗效比较令人满意。

风关痛的诊断通常按照1988年全国中西医结合风湿类疾病学术会议修订的标准进行：(1) 有风湿寒邪的侵袭史。(2) 症状：部分关节或肌肉酸楚、麻木、疼痛甚至剧痛，活动困难；遇冷或天气变化（阴天、下雨、刮风）病情加重。(3) 体征：受累关节因疼痛导致活动功能受限，但活动后减轻，多数病例只痛不肿。(4) 实验室检查：ESR绝大多数正常，少数稍快；ASO、RF、血常规等皆正常。(5) X线检查：除少数病例可见软组织肿胀外，一般无骨质改变。从上述诊断标准可以看出，该病的诊断主要根据症状，缺乏客观的阳性诊断依据，疗效评估也为主观性指标，准确性差。该病在西医学上无明确的对应疾病，西医常笼统称之为“寒冷不耐受”或“亚健康状态”。这种情况不利于风关痛诊断水平的提高与交流，引入客观性检查辅助诊断与评价疗效便具有十分重要的意义，有助于循证医学研究的展开，有助于今后的中西医、国内外交流与验证。近年国内外也有提出未分化关节炎的概念，但目前还未得到普遍认可，对于其诊断、发展、预后的认识也不一致。另外，此概念仍然强调关节炎的含义，而风关痛通常未见明显炎症，因此二者显然针对的并非同种疾病，部分未分化关节炎可能向典型类风湿性关节炎等病分化与风关痛也是不同的。其他如非分化脊柱关节病或未分化结缔组织病均有不同于风关痛的临床特点和自身抗体的存在，界限是显著的。

## 参考文献

[1] 邵力华，魏珉，董梅，等. 幼年性类风湿关节炎（全身型）的诊断及预后[J]. 中华儿科杂志，2003，41(1)：46－47.

[2] 张奉春，黄烽. 未分化脊柱关节病[M]. 北京：中华医学

电子音像出版社,2005:62－69.

[3] 甄小芳,马嵩春,幺远,等.幼年特发性关节炎95例的预后[J].实用儿科临床杂志,2006,21(21):1482－1483,1496.

[4] 张学武,刘栩,栗占国,等.145例未分化结缔组织病的临床分析[J].中华医学杂志,2006,86(35):2458－2461.

[5] Zold E,Szodoray P,Gaal J,et al. Vitamin D deficiency in undifferentiated connective tissue disease[J]. Arthritis Res Ther, 2008,10(5):R123.

[6] 覃肇源,蒋小云,林育权,等.幼年特发性关节炎228例[J].实用儿科临床杂志,2008,23(21):1663－1665.

[7] 李军霞,张莉芸,候睿红,等.未分化脊柱关节病1024例随访分析[J].临床医药实践,2011,20(1):3－6.

[8] 屠志强,蔡宇波,曹兰芳,等.2011年美国风湿病学会关于幼年特发性关节炎的治疗建议[J].实用儿科临床杂志,2011,26(21):1689－1692.

[9] 刘国强,李志军.未分化结缔组织病92例临床分析[J].蚌埠医学院学报,2012,37(3):264－266.

[10] 张科,邱茜,袁诗雯,等.未分化脊柱关节病436例临床特点及转归[J].实用医学杂志,2012,28(4):608－610.

[11] 陈夏华.未分化脊柱关节病的临床特点与转归研究[D].汕头:汕头大学,2015.

[12] 何夏秀,于孟学.成人斯蒂尔病109例临床分析[J].北京医学,2002(2):109－111.

[13] 刘梦茹,陈琳洁,王涛,等.73例成人斯蒂尔病临床分析[J].中华全科医学,2013(04):514－516.

[14] 董文红,钱龙.成人斯蒂尔病83例临床分析[J].安徽医学,2012(12):1646－1648.

[15] 雷云霞,杨岫岩,张晓,等.成人斯蒂尔病的随访与预后研究[J].中华风湿病学杂志,2007(7):415－417.

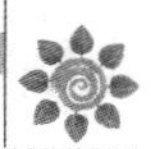

[16] Britozerón P, Theander E, Baldini C, et al. Early diagnosis of primary Sjogren's syndrome: EULAR-SS task force clinical recommendations[J]. Expert Review of Clinical Immunology, 2016,12(2):137.

[17] 张志毅.再论风湿寒性关节痛[J].内科急危重症杂志 2008,14(2):59.

[18] 孙秀英,武秀英,邢淑莉. 风湿寒性关节痛的辨证治疗[J].中华实用中西医杂志,2004,17(14):2175.

[19] 王兆铭.中西医结合治疗风湿类疾病研究的进展[J].中国中西医结合风湿病杂志,1992(1):52.

[20] 张凤山.我国北方高寒地区风湿病的流行病学调查报告[J].中国中西医结合风湿病杂志,1992(1):22.

[21] 张乃峥,曾庆馀,张凤山,等.中国风湿性疾病流行情况的调查研究[J].中华风湿病学杂志,1997(1):31.

（常新　郭雨凡）

# 造血干细胞移植治疗自身免疫性疾病

## 第一节 造血干细胞移植治疗自身免疫性疾病概述

目前,自身免疫性疾病(autoimmune disease,AID)的治疗方法主要是传统的非特异性免疫抑制治疗。该疗法能在一定程度上缓解临床症状,却不能根治疾病。对于重症 AID,缺乏有效的治疗手段。近年来,随着基础研究和临床医学的发展,对于 AID 的本质有了进一步的认识,认为其可能是一种造血干细胞异常疾病,可以采用造血干细胞移植(hematopoietic stem cell transplantation,HSCT)进行治疗。

### 一、HSCT 用于治疗 AID 的理论依据:AID 可能是一种造血干细胞异常疾病

近年来,随着对 AID 疾病本质的不断探索,越来越多的基础研究及临床实践的证据表明,AID 有可能是一种造血干细胞异常所致的疾病。

基础研究表明,AID 可能是源于异常的造血干细胞产生异常的巨噬细胞及 T、B 淋巴细胞,导致 AID 的发病。一方面,有研究发现,将 NZB 鼠的骨髓细胞移植给抗胸腺细胞球蛋白(ATG)处理后的 Balb/ c 小鼠,受鼠即发生 AID;若将去除 T 细胞的骨髓移植给 Balb/c 小鼠,结果也发生了 AID。另一方面,若将正常小鼠骨髓移植给 AID 小鼠,AID 病情则会好转。

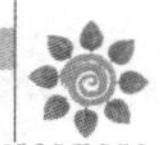

临床研究发现，个别患者由于接受了 AID 患者的骨髓而患上相同的 AID。同时，也发现造血干细胞可以治愈 AID。最初并未将 HSCT 直接用于 AID 治疗，而是发现合并 AID 的血液病患者在接受 HSCT 后，AID 明显好转。1977 年，Baldwin 等[1]采用异基因骨髓移植（allogeneic bone marrow transplantation，allo-BMT）治疗因金制剂治疗类风湿性关节炎（rheumatoid arthritis，RA）引起的再生障碍性贫血（aplastic anemia，AA）时，allo-BMT 后患者 AA 获得治愈，RA 临床症状也得到缓解，从而认为 HSCT 可用于 AID 的治疗。直到 1996 年，第一届国际造血干细胞移植治疗 AID 的专题讨论会在瑞士举行，提出了自体 HSCT（auto-HSCT）治疗 AID 的临床试验方案，HSCT 成为治疗重症 AID 的一个新选择。

## 二、HSCT 治疗 AID 概述

### （一）HSCT 治疗 AID 移植方式的选择

造血干细胞移植（HSCT）是经大剂量放化疗或其他免疫抑制剂预处理，清除受体内的肿瘤细胞或异常克隆细胞，阻断发病机制，然后把自体或异体造血干细胞移植给受体，使受体重建正常造血和免疫，从而达到治疗目的的一种治疗手段[2]。根据造血干细胞的来源、免疫遗传学、供受者血缘关系的不同，可以对移植类型进行不同的分类。根据造血干细胞的来源不同，HSCT 分为骨髓移植（bone marrow transplantation，BMT）、外周血造血干细胞移植（peripheral blood stem cell transplantation，PBSCT）及脐带血移植（umbilical cord blood transplantation，UCBT）；根据免疫遗传学不同，HSCT 分为自体造血干细胞移植（autologous HSCT，auto-HSCT）、同基因造血干细胞移植（syngeneic HSCT，syn-HSCT）及异基因造血干细胞移植（allogeneic HSCT，allo-HSCT）；根据供受者血缘关系的不同，分为血缘性（related）及非血缘性（unrelated）移植。

allo-HSCT 是用异体正常的造血干细胞来代替 AID 患者异

常的自体反应性细胞，而且存在与移植物抗白血病（graft versus leukemia，GVL）效应相似的移植物抗自体免疫（graft versus autoimmune，GVA）效应，理论上可以彻底治愈 AID，是治愈 AID 最理想的移植模式。allo-HSCT 治疗 AID 的供者一般选择同卵双生子或配型相合的同胞，无关供者一般不考虑。1999 年，McColl 等[3]首次报道了同基因异体造血干细胞移植治疗 AID，移植后 RA 症状缓解。但由于供者来源受限、移植物抗宿主病（GVHD）发生率及移植相关死亡率高，且也有复发可能等风险，allo-HSCT 在 AID 中的应用受到限制。而 auto-HSCT 具有比较安全、方便、无 GVHD、移植相关死亡率低等优点，因此，欧洲抗风湿病协会（EULAR）和血液骨髓移植协作组（EBMT）于 1999 年首先推荐 auto-HSCT 治疗 AID。

auto-HSCT 治疗 AID 可用骨髓或外周血干细胞，由于采集外周血干细胞更简便，患者更容易耐受（尤其是危重患者），造血重建快，所以外周血干细胞在临床上更为常用。

（二）HSCT 治疗 AID

用 auto-HSCT 治疗 AID 的机制包括免疫重置或产生新的免疫平衡理论及免疫清除理论。（1）免疫重置（reset）或产生新的免疫平衡理论。该理论认为，机体免疫平衡为动态平衡，在正常情况下，在 T 细胞发育过程中，与自体抗原结合的 T 细胞会发生凋亡，从而维持机体对自身抗原的耐受状态。auto-HSCT 后，原有异常免疫被清除，在新的免疫重建过程中，对自身抗原重新产生免疫耐受，恢复正常的免疫平衡。（2）免疫清除理论。该理论认为，大剂量的预处理可清除几乎所有的自体免疫细胞。早期的 HSCT 治疗 AID 主要根据这种理论，而实际上预处理不可能彻底清除记忆淋巴细胞。

auto-HSCT 治疗 AID 的过程可分为以下三步：

1. 造血干细胞的动员、采集和冻存

目前认为，较为理想的动员方案是环磷酰胺（Cy）动员方

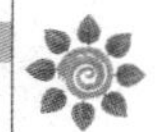

案，即 Cy 2.0～4.0 g/m$^2$后予粒细胞集落刺激因子（G-CSF）5 μg/（kg·d）×5 d。用血细胞分离仪采集造血干细胞，并分选 CD34$^+$细胞，去除 T 细胞，使移植物 CD34$^+$细胞数≥2×10$^6$/kg，而 T 细胞数<1×10$^5$/kg，妥善冻存待用。去除 T 细胞的常用方法包括单克隆抗体法和 CD34$^+$筛选法等多种方法。多数研究认为，auto-HSCT 中，移植物不做去 T 细胞处理会使 AID 的复发率增高。但亦有研究发现，用 G-CSF 动员的外周血干细胞，是否选择性去除 T 细胞移植的疗效并无差别。也有人应用单克隆抗体（如抗胸腺细胞球蛋白等）在体内去除 T 细胞。但过度去除 T 细胞可能导致免疫重建减慢、感染和继发第二肿瘤等风险增加。

2. 预处理

预处理的目的是尽量清除患者体内的自体反应性细胞，然后用移植物重建造血，恢复自身免疫耐受。但过强的预处理可能导致脏器功能严重受损甚至衰竭，并可能增加第二肿瘤的发生率。因此，近年来的预处理倾向于减少剂量、增强免疫抑制、提高移植的安全性。在不同的 AID 中，预处理方案选择也不尽相同，系统性红斑狼疮（SLE）和 RA 首选 Cy + 抗胸腺细胞球蛋白（ATG）方案，多发性硬化症（MS）则首选 BEAM（卡莫司汀、足叶乙甙、阿糖胞苷、美法仑）+ ATG 或 Cy/全身照射（total body irradiation，TBI）+ ATG 方案，而系统性硬皮病（SSc）和幼年特发性关节炎（JIA）首选 Cy + TBI + ATG 方案。ATG 可在体内去除 T 细胞，缺点是免疫抑制过强，可引起移植后淋巴细胞增殖性疾病（PTLD）。预处理应在洁净病房内进行，在预处理过程中，应注意碱化水化尿液、保护心肝肺肾等重要器官功能。

3. 造血干细胞回输

患者入住层流室，经预处理后，回输当日于床旁 40℃ 水浴中迅速融化冻存的自体干细胞经静脉快速回输，同时予地塞米松防过敏。

auto-HSCT 后可给予粒细胞集落刺激因子(G-CSF)等促进造血功能恢复,同时予以输血制品、抗感染等对症支持治疗。对于移植后激素的应用,多主张逐渐减量,但也有主张移植后全部停用的。

auto-HSCT 常见并发症包括感染(病毒、细菌、真菌等)、胃肠道反应、出血性膀胱炎、脱发、间质性肺炎;也可发生继发肿瘤、白内障、儿童发育迟缓、性腺功能低下等与大剂量化疗及放疗有关的远期并发症。

HSCT 治疗 AID 适用于标准疗法治疗失败、有危险并发症、病情危重且极有可能死亡的早期重症患者,在脏器功能无严重损伤时实施 HSCT;而对已经多疗程免疫抑制治疗、脏器损伤不可逆的终末期患者,则不主张行 HSCT。

## 第二节 造血干细胞移植治疗在主要的自身免疫性疾病中的应用

伴随着人们对 HSCT 治疗 AID 研究的不断深入,HSCT 已应用于包括系统性红斑狼疮(SLE)、类风湿性关节炎(RA)、多发性硬化症(MS)、系统性硬化症(SSc)等多种 AID 的治疗中,下面将对 HSCT 治疗常见 AID 分别进行阐述。

### 一、HSCT 治疗系统性红斑狼疮(SLE)

1996 年,国际上首次报道了 1 例 SLE 患者应用 $CD34^+$ 细胞分选技术行去除 T 细胞 auto-BMT,造血重建后患者获得了长期临床缓解[4]。2000 年,Trysberg 等[5]首次报道了用去 T 细胞 HSCT 治疗狼疮性脑炎,随访 15 个月未见复发。Pavletic 等[6]则对 12 个国际中心的 32 例重症 SLE 患者造血干细胞移植的疗效进行总结,发现 69% 的 SLE 患者达到临床缓解,移植相关死亡率为 3%。

2004 年,Jayne 等[7]对 EBMT 和 EULAR 登记注册的 53 例

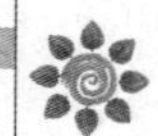

行 auto-HSCT 的 SLE 患者的临床资料进行回顾性分析，在随访 6 个月时，50 例中有 33 例(66%)达完全缓解，7 例(14%)获得部分缓解，8 例(16%)死亡，1 例(2%)患者 SLE 疾病活动指数(SLEDAI)未下降。53 例中，有 33 例存在不同程度的神经系统或肾脏受累。行 auto-HSCT 后，患者肾脏及中枢神经系统活动度下降，肾功能稳定，部分患者肾功能得以改善。auto-HSCT 后未再次出现肾脏受累，仅 1 例于 auto-HSCT 后再发中枢神经系统并发症。auto-HSCT 后 41 例患者中，有 33 例(80%)抗核抗体转阴，而抗双链 DNA 抗体滴度下降，补体水平上升。

2011 年，EBMT 对世界范围内约 200 例轻度至重度 SLE 患者 auto-HSCT 的疗效进行回顾性分析[8]，发现甚至在重度难治性 SLE 患者中，auto-HSCT 亦能使其获得持续性临床缓解，5 年无病生存率为 50% ~70%，移植相关死亡率则为 0 ~25%。

Song 等[9]报道了 17 例难治性 SLE 患者行 $CD34^+$ 细胞分选的 auto-HSCT 的 7 年随访资料，SLE 的临床表现包括难治性输血依赖的血细胞减少、严重反复发作的心包积液及心肌梗死、肺炎性疾病、中枢神经系统受累及肾小球肾炎等。auto-HSCT 组的 SLE 患者疾病无进展生存率为(64.7 ±11.6)%，而接受传统治疗的 SLE 患者疾病无进展生存率仅为(24.7 ±10.3)%；auto-HSCT 组的 SLE 患者总体生存率为(82.4 ±9.2)%，而接受传统治疗的 SLE 患者总体生存率为(66.7 ±11.4)%。另外，行 auto-HSCT 后 5 年，SLE 疾病活动指数(SLEDAI)从基线的 32.3 ±9.2降至 0.76 ±0.92。

HSCT 是否影响罹患 AID 的女性患者生育能力的问题备受关注。麦考酚酸吗乙酯及环磷酰胺都是治疗重症 SLE 的常用药物，它们均具有致畸性。环磷酰胺能够引起性腺功能的过早衰竭及不孕不育，危险性伴随着环磷酰胺累积剂量的增加而增高。因此，这些药物应慎用于年轻患者。对于那些病情严重及由于先前应用了环磷酰胺而使不孕不育风险增高的 SLE 患者行 auto-HSCT 时,理想状态下是不用环磷酰胺进行动员。有关 AID 患者行 HSCT 后妊娠的资料非常有限。两个小样本病例的报道显示,在 14 例女性患者中,有 3 例患者在 auto-HSCT 后获得正常妊娠[9, 10]。

2012 年,王亚莉等[11]回顾近 10 年国内期刊上关于 HSCT 治疗 SLE 的报道,绝大多数为 auto-HSCT,异体骨髓间充质干细胞移植仅有 2 例报道。资料来源于 32 篇关于干细胞治疗 SLE 的论文,去除同一移植中心重复的患者,共计 171 例。自体外周血造血干细胞移植 155 例(90.6%),自体骨髓造血干细胞移植 13 例(7.6%),异体骨髓间充质干细胞移植 2 例(1.2%),自体外周血造血干细胞联合骨髓间充质干细胞移植 1 例(0.6%)。155 例 auto-PBSCT 中,148 例(95.5%)均进行 ATG 体内去 T 细胞治疗,7 例(4.5%)未进行体内去 T 细胞治疗。在 13 例 auto-BMT 患者中,6 例应用 ATG,7 例未应用 ATG。2 例异体骨髓间充质干细胞移植患者未行体内去 T 细胞治疗。auto-PBSCT 治疗 SLE 患者 1 年内有效率为 93.3%,复发率为 2.2%。移植相关死亡率为 4.4%,死亡时间均在移植治疗 1 年之内。1 年后复发率为 7.3%。自体骨髓干细胞移植以及异体骨髓间充质干细胞移植治疗 SLE 患者近期临床效果好,近期(随访时间均在 1 年内)无复发,无移植相关死亡。

**二、HSCT 治疗系统性硬皮病(SSc)**

SSc 是最早被列入 HSCT 治疗的疾病之一。Oyama 等[12]报道 auto-HSCT 治疗 10 例 SSc 患者,结果 1 例死于原发疾病,其余 9 例患者移植后病情均有显著改善。9 例 auto-HSCT 后 SSc 患者 1 年无病生存率为 70%。Hough 等[13]报道 47 例 SSc 患者,HSCT 后 5 年生存率为 72%,移植相关死亡率为 14%。Tyndall 等[14]统计 170 例接受 auto-HSCT 治疗的 SSc 患者,移植后 1 年死亡率为 2.5%。

2007 年,Vonk 等[15]对 28 例 auto-HSCT 的 SSc 患者随访 7

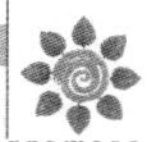

年,81%得到缓解,5年生存率为96.2%,7年生存率为84.8%。5年、7年无事件生存率分别为64.3%和57.1%;1年后73%的患者皮肤评分显著降低,5年后94%的患者皮肤评分显著降低。这说明auto-HSCT能够有效改善SSc患者的皮肤增厚并稳定脏器器官功能。

值得注意的是,SSc是目前HSCT应用最多的AID,截至2011年,至少有250多个HSCT治疗SSc的相关报道。诸多报道的结果显示,HSCT能够使SSc患者获得完全缓解或减轻疾病严重程度,因此HSCT是SSc患者有希望的治疗选择。2012年,来自EBMT的资料显示,HSCT治疗SSc 5年疾病无进展生存率(DFS)为50%,7年DFS为39%,7年总体生存率(OS)为70%。最近的研究着眼于SSc的特异性治疗终点,特别是皮肤纤维化与间质性肺病。美国硬皮病干细胞移植与免疫抑制治疗的对比临床实验(ASSIST)得到的结果于2011年公布[16]:在这个随机Ⅱ期临床试验中,19例患者随机分为auto-HSCT组(用环磷酰胺及ATG预处理)及每月予环磷酰胺的免疫抑制治疗组。入组病例年龄均在60岁以下,合并有间质性肺病或改良的Rodnan皮肤评分>14分并有其他内脏累及。观察12个月,10例auto-HSCT患者达到主要治疗终点,即改良的Rodnan皮肤评分改善>25%或最大肺活量增高>10%。而在9例免疫抑制治疗组患者中,无一例达到治疗终点。Henes等[17]报道了26例SSc患者,预处理不包括放疗,予$CD34^+$细胞分选的auto-HSCT,在移植后6个月,即可获得改良的Rodnan皮肤评分的改善。随访4.4年,auto-HSCT治疗总体反应率为91%,疾病无进展生存率为74%。

### 三、HSCT治疗其他自身免疫性疾病

2004年,EBMT和自体血液和骨髓移植登记处(autologus blood & marrow transplant registry, ABMTR)总结了应用auto-HSCT治疗73例严重类风湿性关节炎(RA)的报告,来自15个

中心的73例难治性RA患者大都单用Cy 200 mg / kg做预处理,7例加ATG,2例加白消胺,1例加TBI,1例加TBI和ATG,1例用氟达拉滨(Flu)和ATG。中位随访时间为16(3 ~ 55)个月,67%的患者获得至少50%以上的美国风湿病学会(ACR)评分改善,但大多数患者在6个月内因持续或复发的风湿活动而再次开始抗风湿药物治疗,其中约一半患者可控制病情。治疗反应与血清学明显相关,而与病程、以前治疗抗风湿药物的数量、HLA-DR4、移植物去T细胞无关,没有直接的移植相关死亡。

2003年,Carreras等报道15例CD34$^{+}$细胞选择性auto-HSCT治疗多发性硬化症(MS),第12个月残疾状态扩展评分改善3例,恶化2例,不变9例。国内董会卿等报道auto-HSCT治疗进展型MS患者10例,中位随访时间10个月,移植后12个月平均年发作次数减少,1例在10个月时复发,无移植相关死亡。以上研究表明,auto-HSCT治疗MS是有效的,尤其对疾病早期和残疾状态扩展评分<6.0分者,应用HSCT治疗是较好的方法。但Saiz等报道14例MS患者行auto-HSCT治疗后6年生存率只有62.5%,认为HSCT治疗只能保持病情短期平稳,目前能否治愈尚不确定。

一项关于auto-HSCT治疗34例难治性系统性或幼年特发性关节炎的回顾性分析[18]中,所有入组患者均为活动性多发性关节炎大剂量甲氨蝶呤治疗失败或其他药物治疗失败、不能耐受及激素依赖患者。经auto-HSCT治疗后,53%的患者获得完全缓解,18%的患者获得部分缓解。在另一个auto-HSCT治疗幼年特发性关节炎的前瞻性临床试验中,入组22例患者,15例获得治疗反应,其中8例获得完全缓解,7例获得部分治疗反应[19]。

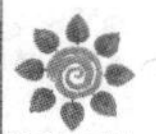

## 第三节 造血干细胞移植治疗自身免疫性疾病的现状与展望

2012 年,在第 53 届美国血液学年会上,Tyndal[20] 对过去 15 年造血干细胞移植治疗自身免疫性疾病的成与败进行了回顾性分析,并对造血干细胞移植治疗自身免疫性疾病的未来进行展望。

Tyndal 回顾分析了超过 1500 例接受造血干细胞移植的重度 AID 患者,大多数为 auto-HSCT。其中一项回顾性研究纳入了 900 例 AID 患者,包括 345 例多发性硬化症(MS)、175 例系统性硬化病(SSc)、85 例系统性红斑狼疮(SLE)、89 例类风湿性关节炎(RA)、65 例幼年类风湿性关节炎(JIA)、37 例特发性血小板减少性紫癜(ITP),该组患者 5 年总生存率为 85%,无进展生存率为 43%,100 天移植相关死亡率为 1%(RA)~11%(SLE 和 JIA)。所有疾病亚组的完全反应率约为 30%,即使完全免疫重建,仍持久有效。但目前尚无随机、前瞻研究的阳性结果。

HSCT 治疗 AID 的成功之处:应用 HSCT 治疗 AID 后,1/3 以上的患者临床症状显著改善,在 SLE、MS、SSc 等疾病中,即使完全免疫重建,仍能够维持疾病持续缓解状态。

HSCT 治疗 AID 的失败之处:AID 患者极少直接死于原发疾病,但 HSCT 治疗 AID 的治疗相关死亡率为 5%~10%,死亡原因包括在预处理过程中因快速静脉补液、大剂量激素预防 ATG 诱导的细胞因子风暴而出现硬皮症肾危象;预处理过程中 TBI 所致的肺损伤;以及 HSCT 过程中骨髓抑制期出现的感染、出血及免疫重建阶段的感染等。虽然可以通过屏蔽肺脏、全环境保护等多种措施减少上述风险的发生,但治疗相关死亡仍然不能避免,因此需要对 HSCT 治疗 AID 的长期获益进行权衡。另外,大约 2/3 接受 auto-HSCT 治疗的 AID 患者无反应或者复发。

总之,auto-HSCT 治疗可以使重度 AID 患者在临床症状、实验室检查等方面获得显著改善,但在部分患者中移植相关死亡率可高达 10%,且存在治疗无反应及复发等风险。auto-HSCT 治疗能否使重度 AID 患者获益尚需前瞻性、随机性临床研究结果的进一步证实。而对于 allo-HSCT 治疗 AID,相对于 auto-HSCT,因其存在 GVHD 的风险且尚无临床研究证实具有明显优势,因此目前仍为二线治疗方法。

毋庸置疑,HSCT 治疗 AID 的效果是肯定的,尤其对其他疗法不能奏效的重症 AID 患者,HSCT 是挽救患者生命的重要手段。相信随着造血干细胞基础及临床相关研究的深入发展、HSCT 技术的进一步普及与提高,HSCT 治疗 AID 中的治疗相关死亡率、治疗无反应及复发等瓶颈问题将获得突破,使 HSCT 治疗 AID 的疗效得到进一步提高。

## 参考文献

[1] Baidwin JL, Storb R, Thamas ED, et al. Bone marrow transplantation in patients with gold-induced marrow aplasia[J]. Arthritis Rheum,1977,20:1043 - 1048.

[2] 张之南,郝玉书,赵永强,等. 血液病学[M]. 2 版. 北京:人民卫生出版社,2011:1528.

[3] McColl G, Kohsaka H, Szer J, et al. High-dose chemotherapy and syngeneic hemopoietic stem-cell transplantation for severe, seronegative rheumatoid arthritis[J]. Ann Inter Med, 1999, 131: 507 - 509.

[4] Marmont AM, Van Lint MT, Gualandi F, et al. Autologous marrow stem cell transplantation for sever systemic lupus erythematosus of long duration[J]. Lupus, 1997,6(6):545 - 548.

[5] Trysberg E, Lindgren I, Tarkowski A. Autologous stem

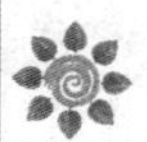

cell transplantation in a case of treatment resistant central nervous system lupus[J]. Ann Rheum Dis,2000,59(3):236-238.

[6] Pavletic SZ, Illei GG. The role of immune ablation and stem cell transplantation in severe SLE[J]. Best Pract Res Clin Rheumatol, 2005,19(5):839-858.

[7] Jayne D, Passweg J, Marmont A, et a1. Autologous stem cell transplantation for systemic lupus erythematosus[J]. Lupus, 2004,13(3):168-176.

[8] Illei GG,Cervera R,Burt RK, et al. Current state and future directions of autologous hematopoietic stem cell transplantation in systemic lupus erythematosus[J]. Ann Rheum Dis, 2011, 70(12):2071-2074.

[9] Song X, Lv HY, Sun LX, et al. Autologous stem cell transplantation for systemic lupus erythematosus: report of efficacy and safety at 7 years of follow-up in 17 patients[J]. Transplant Proc, 2011,43(5):1924-1927.

[10] Meng J, Wang J, Liang W, et al. Long-term remission after successful pregnancy in autologous peripheral blood stem cell transplanted system lupus erythematosus patients[J]. Rheumatol Int, 2011,31(5):691-694.

[11] 王亚莉,陈国军,方凤,等. 干细胞移植治疗系统性红斑狼疮的国内临床报告分析[J]. 临床皮肤科杂志,2012,41(5):317-319.

[12] Oyama Y,Barr WG,Statkute L,et a1. Autologous nonmyeloablative hematopoietic stem cell transplantation in patients with systemic sclerosis[J]. Bone Marrow Transplant,2007,40(6):549-555.

[13] Hough RE,Snowden JA,Wulffraat NM. Haemopoietic stem cell transplantation in autoimmune diseases: a European per-

spective[J]. Br J Haematol,2005,128(4): 432 -459.

[14] Tyndall A, Furst DE. Adult stem cell treatment of scleroderma[J]. Curr Opin Rheumatol, 2007,19(6):604 -610.

[15] Vonk MC, Marjanovic Z, Van den Hoogen FHJ, et al. Long-term follow-up results after autologous haematopoietic stem cell transplantation for severe systemic sclerosis[J]. Ann Rheum Dis,2008,67(1):98 -104.

[16] Burt RK, Shah SJ, Dill K, et al. Autologous nonmyeloablative haematopoietic stem-cell transplantation compared with pulse cyclophosphamide once per month for systemic sclerosis (ASSIST): an open-label, randomized phase 2 trial [J]. Lancet, 2011,378(9790):498 -506.

[17] Henes JC, Schmalzing M, Vogel W, et al. Optimization of autologous stem cell transplantation for systemic sclerosis—a single center long term experience in 26 patients with severe organ manifestations[J]. J Rheumatol,2012,39(2):269 -275.

[18] De Kleer IM, Brinkman DM, Ferster A, et al. Autologous stem cell transplantation for refractory juvenile idiopathic arthritis: analysis of clinical effects, mortality, and transplant related morbidity[J]. Ann Rheum Dis,2004,63(10):1318 -1326.

[19] Brinkman DM, de Kleer IM, ten Cate R, et al. Autologous stem cell transplantation in children with severe progressive systemic or polyarticular idiopathic arthritis: long-term follow up of a prospective clinical trial[J]. Arthritis Rheum, 2007, 56(7): 2410 -2421.

[20] Tyndall A. Successes and failures of stem cell transplantation in autoimmune diseases[J]. Hematology Am Soc Hematol Educ Program,2011,2011(2011):280 -284.

（崔宇杰　庞爱明）

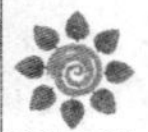

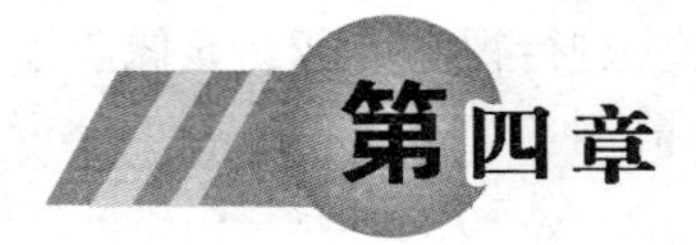

# 第四章 核医学在风湿病中的应用

## 第一节 $^{18}F$-FDG PET/CT 显像在风湿性疾病中的应用

正电子发射断层显像(positron emission tomography, PET)是一种较准确的非创伤性分子影像学方法。它应用目前临床上最先进显像仪器之一的 PET/CT 进行显像,可在体外无创性地对患者进行反映葡萄糖代谢、DNA 合成及受体表达水平等的分子显像,分辨率及灵敏度高。

### 一、显像原理

$^{18}F$-2-氟-2-脱氧-D-葡萄糖($^{18}F$-fluorodeoxyglucose, $^{18}F$-FDG)是目前临床广泛使用的葡萄糖代谢显像剂。$^{18}F$ 是一种发射正电子的核素,半衰期为 109 min,适合进行 PET 显像。FDG 的结构类似于葡萄糖,其中一个羟基集团被一个 F 原子所替代,摄取的过程开始类似于葡萄糖的糖酵解过程,经细胞转运后,在己糖激酶作用下被磷酸化;但与天然葡萄糖不同,$^{18}F$-FDG 经磷酸化后生成 FDG-6-$PO_4$,不再参与进一步的糖代谢过程,被滞留在细胞中作为示踪剂进行显像,反映机体内细胞的葡萄糖摄取过程。

### 二、显像方法

#### (一) 显像前准备

禁食至少 4h 以上;放射性药物注射前 10 min 及检查前的

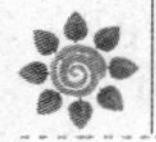


一段时间，患者应完全处于休息状态；当进行脑显像时，患者还应进行视听屏蔽。显像前了解患者的耐受能力，必要时使用镇静剂。

（二）使用剂量

成人一般静脉给予剂量为3.7～4.44 MBq/kg（0.1～0.12 mCi/kg）。

（三）图像采集

静态采集是临床最常用的方法，可在静脉注射$^{18}$F-FDG后45～60 min进行。PET全身显像可用于发现身体任何部位具有异常$^{18}$F-FDG摄取的病灶。$^{18}$F-FDG PET/CT显像可获得横断面、冠状面及矢状面三维断层图像用于视觉分析，局部$^{18}$F-FDG异常浓聚常为阳性表现。

$$\text{标化摄取值 SUV} = \frac{\text{每毫升组织局部放射性活度}}{\text{每克体重实际放射性注射剂量}}$$

（四）图像分析

正常的生理性摄取包括脑、心肌、肝、脾、胃、肠道、肾和膀胱等，椎旁肌等骨骼肌与胸腺也可摄取增加。异常摄取增加可以发生在肿瘤组织、正在愈合的手术创口、肉芽肿组织、感染组织和其他炎症组织。

**三、临床应用**

（一）在结节病诊治中的应用

1. 结节病的诊断与鉴别诊断

结节病病变组织高度摄取$^{18}$F-FDG，结节病$^{18}$F-FDG PET/CT显像检测胸部病变阳性率几乎达100%。胸部结节病的典型CT表现为双侧肺门淋巴结对称性肿大，部分患者表现不典型，表现为单侧肺门淋巴结肿大，或淋巴结肿大不明显，或以肺内病变为主要表现。有研究显示，在PET图像上，所有病例均以纵隔和肺门淋巴结放射性浓聚为主要表现。因此，对于单侧肺门淋巴结肿大或无明显肿大的患者，PET显像对于其诊断具有重要意

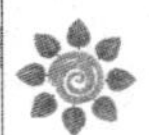

义。结节病的肺内病变呈多样性,部分患者肺部病灶的 PET 图像表现为高摄取,部分无明显摄取增高。但 PET/CT 中的 CT 仍可清晰显示肺内结节和病变。

结节病为全身累及性疾病,几乎除肾上腺外所有器官均可累及。淋巴结对称性分布是结节病的特征性表现,颈部、腹盆腔以及腹股沟的淋巴结也表现出同样的特征,多呈对称性分布于中轴线两侧,仅少数不典型病例为非对称性改变。$^{18}$F-FDG PET/CT 为全身显像,在病灶探测中具有较高的灵敏度,并且可以为临床选择活检部位提供更多信息。

结节病主要应与淋巴瘤鉴别。其鉴别要点是:(1) 结节病常有肺部病变,以肺内结节最为常见;而淋巴瘤肺内累及较少见。(2) 结节病通常同时累及肺门及纵隔淋巴结,肺门淋巴结常呈对称性分布;而淋巴瘤累及肺门淋巴结对称性改变较少见。(3) 结节病以隆突下、肺门及肺主动脉窗淋巴结为主,前纵隔淋巴结较少累及,且淋巴结多不融合;而淋巴瘤多以前纵隔和气管旁淋巴结累及为主,且多有融合趋势。

结节病患者的 PET/CT 显像图像如彩图 1 所示(见彩色插页)。

2. 在病情监测和疗效评价中的作用

部分结节病患者可以不经治疗而获得自行缓解,但症状明显的胸内Ⅰ、Ⅱ、Ⅲ期结节病或伴有胸外结节病累及重要器官的患者须用肾上腺皮质激素治疗,病情活动者需要加强治疗。因为治疗本身也会带来许多不良反应,所以在开始治疗前对患者病情评估显得尤为重要。

目前,结节病的血清血管紧张素Ⅰ转化酶(sACE)是反映病情活动的重要指标。另外,结节病可引起钙代谢异常,导致血钙、尿钙的增高,血钙和尿钙也可以作为反映病情活动的指标。$^{18}$F-FDG PET/CT 显像中,最大标化摄取值($SUV_{max}$)与病变累及范围、24 h 尿钙及 sACE 呈正相关,也可以作为结节病活动

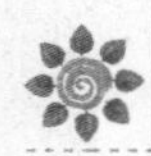



的评价标准,准确地评价结节病患者的病情,为结节病的治疗提供依据。

$^{18}$F-FDG PET/CT 显像可用于监测结节病患者的治疗效果,结节病患者治疗有效时,$SUV_{max}$减低或消失。尤其对于治疗前 sACE 正常的患者,$^{18}$F-FDG PET/CT 显像的变化更利于患者治疗效果的评价。

(二) 在类风湿性关节炎诊治中的应用

1. 类风湿性关节炎的诊断

类风湿性关节炎(RA)是一种慢性全身性自身免疫性疾病,主要侵犯全身各处关节,呈多发性和对称性慢性增生性炎,由此引起关节软骨和关节囊的破坏,最后导致关节强直畸形,关节附近的骨、肌肉及皮肤也发生萎缩。除关节外,身体其他器官或组织也可受累,包括皮下组织、肌腱及韧带、中枢及外周神经、动脉、心脏、淋巴结等处。RA 的常用影像学检查方法主要有 X 线、CT、MRI 以及超声成像。当 X 线发现骨质侵蚀时,多为 RA 发展的后期,已造成了不可逆的结构损害。CT 可显示早期 RA 患者腕关节小的骨质侵蚀病灶,可以清晰显示关节面各个部位,并可以显示关节最外侧及中间部的骨质细节情况。典型的 RA 病程能被 MRI 检查出来,包括发病初期的滑膜炎以及随后的骨髓水肿、血管翳和后期的骨侵蚀。

$^{18}$F-FDG PET/CT 显像通常表现为受累关节间隙变窄,关节骨质疏松,$^{18}$F-FDG 摄取异常增高。研究发现,$^{18}$F-FDG PET/CT 在探测胸椎和坐骨结节累及情况时比 MRI 具有更高的灵敏度。

2. 类风湿性关节炎病情评估及疗效评价的作用

$^{18}$F-FDG PET/CT 可准确而灵敏地显示病变累及范围。核医学骨显像可用来评价炎症累及骨骼情况,而$^{18}$F-FDG PET/CT 可直接显示炎症累及软组织情况。SUV 值与 C 反应蛋白、关节肿胀情况、疾病活动评分具有较好的相关性,可以全面准确地反映患者的病情。

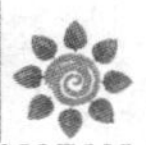

$^{18}$F-FDG PET/CT 也用于评价患者的治疗效果。有研究显示，治疗后 2 ~4 周，76% ~81% 的患者出现病变部位的放射性摄取降低，且降低程度与临床表现一致。

（三）在狼疮脑病诊治中的应用

SLE 患者的 PET 图像可表现为淋巴结弥漫性代谢增高以及胸腺代谢增高。对于狼疮性脑病患者，大脑有不均一的多病灶糖代谢减低，最常见的 PET 表现为顶、枕、颞叶代谢降低，但 PET 结果并不一定与神经体征相关；PET 等功能性脑成像技术可能有助于发现更多的 MRI 上显示不出的病灶，但其探测到的病灶并不都是 SLE 特异的。PET 对于 SLE 引起的中枢神经病变不仅是一个敏感的诊断工具，同时也反映了疾病的发展过程。有研究显示，狼疮脑病患者的精神神经症状的变化与其 PET 提示的糖代谢变化相关。脑代谢显像的灵敏度很高，可直接反映脑组织的代谢功能。在 MRI 显像中，具有正常影像表现的 SLE 患者大多均可见到脑组织葡萄糖代谢水平的减低，提示对早期 SLE 患者应用脑代谢显像能灵敏地监测脑组织病理改变情况。

PET/CT 对大血管炎患者也有很好的应用价值，其显像图像如彩图 2 所示（见彩色插页）。

总之，PET/CT 对于评估 SLE 患者的疾病活动及预后是一种很好的辅助诊断手段。

## 第二节 SPECT 功能显像在风湿性疾病中的应用

### 一、脑血流灌注显像在狼疮脑病中的应用

应用核医学影像技术研究人脑的功能活动，包括思维、信息和行为举止，以及脑神经疾病不同阶段的功能变化是当今脑科学研究的热点之一。它有助于认识脑的生理状态下复杂功能活动的内在联系；有助于探讨脑的病理生理状态下功能变化所产

生的影响和后果,进而为判断脑的功能障碍、治疗脑神经疾病提供依据。脑血流灌注显像(perfusion imaging)已经广泛应用于各种脑部疾病和精神活动障碍性疾病的诊断以及脑生理功能和病理生理的研究。

(一) 原理

脑血流灌注显像是指利用脑血流灌注显像剂和单光子发射计算机断层成像术(single-photon emission computed tomography, SPECT)或PET来显示脑的血流灌注和功能的成像方法,SPECT显像价格低并进入医保,目前应用范围较广。由于具有脂溶性、电中性和低分子量的脑显像剂可以自由通过完整的血脑屏障(blood brain barrier, BBB),其入脑量依赖于脑灌注血流量和功能状况,所以,在体外用SPECT仪所获得的影像既可反映脑血流灌注情况,又可反映脑功能状况。运用SPECT的计算机技术可以分析和定量某区域脑组织的脑血流灌注和功能,所以,脑血流灌注显像也称局部脑血流(regional cerebral blood flow, rCBF)显像。

临床常用的SPECT脑血流灌注显像剂主要有两种类型。第一种是化学微栓型脑血流灌注显像剂。它是依靠单向被动扩散过程通过BBB进入脑组织的,一旦被脑组织摄取,立即失去脂溶性并转变成带有电荷的亲水性化合物,不能再反向通过BBB,较长时间滞留在脑内。锝[$^{99}Tc^{m}$]-双半胱乙酯($^{99}Tc^{m}$-ethyl cysteinate dimer, $^{99}Tc^{m}$-ECD)和碘[$^{123}I$]-异丙基安菲他明($^{123}I$-isopropyliodoamphetamine, $^{123}I$-IMP)等属于此类。第二种是惰性气体型脑血流灌注显像剂。它是依靠浓度差被动扩散通过BBB的,被脑细胞摄取后,在脑内滞留的时间短暂,其入脑和出脑是正逆双向过程。氙[$^{133}Xe$]等属于此类。

(二) 显像方法

1. 显像前准备

(1) 器官封闭。使用$^{99}Tc^{m}$标记的放射性药品前用过氯酸

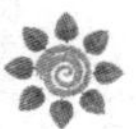

钾封闭器官，阻止甲状腺摄取显像剂，减少辐射剂量，抑制脉络丛分泌，降低对脑显像的干扰。使用$^{123}I$标记的放射性药品时，用复方碘溶液封闭甲状腺。

（2）头位固定。检查中应使用头托，固定头位，以保证良好的影像质量。

（3）视听封闭。令受检者闭目或戴黑色眼罩，用耳塞塞住外耳道口，5 min 后由静脉弹丸式注射显像剂。

（4）显像期间把检查房内的灯光调暗，并保持室内安静。影像重建后生成三维断层影像，并进行半定量分析。

2. 影像评价标准

（1）鼻腔内无放射性分布，软组织、头皮、颅板和蛛网膜下腔内放射性分布较少，脑皮质和白质境界清晰，对比度良好。

（2）脑皮质沟回、基底节和丘脑清晰。

（3）能分辨出大脑纵裂的前后缘、外侧裂和中央沟的位置。

（4）两侧半球凸面皮质大致对称，皮质（灰质）和白质界限清楚。

（5）视皮质区在中线处向内左右分叉，典型者呈“X”形；颞极皮质呈环形浓影；两侧小脑呈“C”形镜像等大对称浓影。

（6）皮质下结构清晰，两侧基底节呈“八”字，亦可分辨出尾状核头部和豆状核。

（7）丘脑呈两个类圆形，内囊清晰。

（8）白质清楚，甚至隐约显示两侧脑室。

（9）两侧小脑半球可显示。

（三）诊断影像判读方法

1. 影像的分析要点

影像上的放射性分布是脑血流灌注和脑细胞功能的综合反映。脑皮质和灰质核团神经元功能活跃，放射性分布高；白质脑室区神经元少，功能低，放射性分布少。由于两侧半球功能状态不尽一致，所以影像上两侧半球的放射性分布也略有差异，但总体来看,两侧半球各结构大致是对称的。

2. 正常影像基本所见

大脑额、顶、颞、枕叶皮质(影像上所见宽度为5~8 mm)放射性分布高于白质和脑室部位,即周边放射性浓影。丘脑、基底节、脑干等灰质核团的放射性分布与脑皮质相近且高于白质,呈岛状团块浓影。小脑皮质放射性分布亦高于髓质。由于入脑的显像剂和脑的血流灌注量及脑细胞摄取功能成比例,所以,影像上所见的放射性分布高低可反映不同局部脑血流灌注、脑神经细胞功能活跃程度。用化学微栓类显像剂获得影像的灰质与白质计数比是(1.7~2.0):1,惰性气体类约为4:1。

3. 异常影像的类型

(1)局限性放射性分布减低或缺损。脑皮质和脑内灰质核团不同部位有单处或多处局限性放射性分布减低或缺损区。引起局限性放射性分布减低或缺损的原因很多,如缺血性脑血管病、脑出血、脑脓肿、癫痫发作间期和偏头痛等缺血性、功能性和占位性脑病皆可出现此征象。要密切结合病史和其他检查结果进行分析。

(2)局限性放射性浓集或增高。脑皮质和脑内灰质核团不同部位有单处或多处局限性放射性浓集或增高,多数呈点灶状、团块状,有的呈环形或新月形等。癫痫发作期致痫灶有此表现,特别是同一部位发作间期为减低区,而发作期为浓集区,头皮脑电图(EEG)又记录到痫波时,可以定性。血运丰富的肿瘤、偏头痛发作期也有此表现。短暂性脑缺血发作(TIA)、脑梗死亚急性期和慢性期的病灶周围可出现放射性浓集,这种现象被称为过度灌注(luxury perfusion)。进行介入性研究(如负荷生理刺激、针刺等)时亦见相应脑皮质和灰质核团放射性分布增高,这表明该脑区对刺激的应答使rCBF灌注增加,脑细胞功能活动增强。

(3)大小脑失联络现象。一侧大脑皮质有局限性放射性分

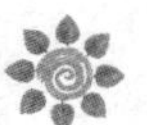

布减低或缺损，同时对侧小脑放射性分布亦见明显减低，这种现象被称为大小脑交叉失联络（crossed cerebellar diaschisis）现象。多见于慢性脑血管病，其原因尚不清楚。

4. 异常影像分析标准

（1）在横断层影像上，大脑皮质有一处或多处放射性减低或缺损区，范围超过1.5 cm×1.5 cm，累及层面厚度>1.2 cm；并在冠状断层、矢状断层或者3D影像可见且位置相同。多见于脑血管病、癫痫发作间期、偏头痛等。

（2）有一处或多处异常放射性增高区，范围超过2 cm×2 cm，超出正常结构之外，累及层面厚度>1.2 cm。多见于癫痫发作期、偏头痛发作期、梗死灶周围血流过度灌注区等。

（3）显像剂放射化学纯度>95%，在注射前已经常规口服规定量过氯酸钾，但断层影像脑内放射性分布紊乱，颅骨、头皮、脑室或鼻腔内仍见大量的放射性浓集。多见于脑挫伤和BBB通透性增高等。

（4）脑内放射性弥漫性减低，侧脑室、第三脑室及白质区域扩大，尾状核间距明显加宽。多见于脑萎缩、蛛网膜下腔出血等。

（5）两侧丘脑及尾状核明显不对称，一侧放射性明显高于或低于对侧。多见于注意缺陷多动障碍、孤独症、帕金森病（Parkinson's disease，PD）、药物依赖性脑病等。

（6）两侧小脑明显不对称，一侧放射性分布明显高于或低于对侧，皮质结构不完整，累及层面厚度>1.2 cm。见于椎基底动脉供血障碍、小脑病变。若同时存在对侧大脑半球缺血性改变，则为小脑交叉失联络。

（四）临床应用

系统性红斑狼疮（systemic lupus erythematosus，SLE）是一种多因素参与的特异性自身免疫病，患者血清中有多种自身抗体，并通过免疫复合物等途径造成全身多系统损伤，11%～60%的患者有中枢神经系统(CNS)受累,尤其是脑损害,表现为各种神经精神症状,称为神经精神性红斑狼疮(neuropsychiatric SLE,NP-SLE)或狼疮性脑病。狼疮性脑病最常见的神经系统临床表现为头痛、癫痫发作、精神障碍、急性意识模糊状态、卒中,在系统性红斑狼疮患者最多见,并且是致死的主要原因。狼疮性脑病的临床表现多样,但发病机制、病理改变不清,缺乏统一的诊断标准。

由于狼疮性脑病神经系统受累的临床表现多种多样,实验室检查亦缺少特异性指标,给狼疮性脑病的诊断带来了困难。目前用于检查脑血流变化的方法有经颅多普勒超声(TCD)、CT、脑灌注成像(CTA)、正电子发射断层显像(PET)、单光子发射断层显像(SPECT)。SPECT 是脑功能显像技术,可以反映脑组织的各种生理过程。脑$^{99}Tc^{m}$-ECD SPECT 显像在数据采集和图像重建后可以获得各种不同方向的分层切面的断层图像,显示脑各个部位的血流灌注情况,并可以对图像进行定量和定性分析。当脑内发生病变时,病灶部位的脑组织血供增加或减少,图像上可出现异常放射性浓聚或稀疏,从而为中枢神经系统疾病的诊断和治疗提供有价值的信息。不仅能研究各种脑疾患的特征,而且能评价疾病治疗效果和研究正常脑功能。研究表明,SPECT 在发现尚未形成形态异常的代谢性和功能性损伤中具有明显的优越性,以脑血流改变为基础的脑 SPECT 比 CT 或 MRI 头部显像更灵敏,更具诊断价值。通过定量分析,可准确、客观地以图像和数据两种形式将狼疮性脑病脑内的代谢减低区大小、范围和部位表现出来,为狼疮脑病的早期诊断提供了敏感、可靠的研究方法。

神经精神狼疮患者 rCBF 显像多表现为局部脑血流降低,好发部位为大脑中动脉供血区,以颞叶、额叶多见。

风湿性疾病(如 SLE 等)也常可累及神经系统,症状往往出现在急性期或终末期。脑血流灌注显像在早期就可发现脑小血

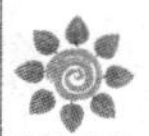

管疾患，早期诊断神经系统累及。在与 MRI 诊断的比较研究中发现，脑血流灌注显像在探测 SLE 早期累及神经系统损害中比 MRI 要敏感，但在白质损害中 MRI 要比脑血流灌注显像敏感。

SPECT 是以$^{133}Xe$、$^{99}Tc^{m}$ 或其他放射性物质作为示踪剂来获得脑血流灌注信息的技术。与传统影像学检查相比，其优点如下：① 为非侵入性检查；② 接受放射线量少；③ 通过三维成像可显示横断面、冠状面及矢状面三个层面的图像；④ 更重要的是，SPECT 是一种功能显像，可通过局部脑组织放射药物浓度计算功能变化；⑤ 检查费用低于头颅 MRI 和正电子发射体层显像（PET）。国外有研究发现，86% ~100% 的严重 CNS-SLE 患者（如中风、癫痫、精神病）、33% ~85% 的轻度 CNS-SLE 患者（如头痛、眩晕、近记忆力减退）及 10% ~15% 的非 CNS-SLE 患者出现脑血流灌注异常，且 SPECT 诊断 CNS-SLE 的敏感性高于 MRI。

**二、骨关节显像**

骨骼显像是临床影像核医学的主要工作内容之一，因其早期检出病变的敏感性较高，已成为骨疾病诊断的常规检查方法。核素全身骨骼显像不仅能一次检查显示全身骨骼的形态，而且能反映局部骨骼的血供和代谢状况。骨骼病变早期只要有骨代谢、骨血流和骨交感神经功能状态的改变，即可出现骨显像的异常。全身骨显像对原发或转移性骨肿瘤的敏感性与检出率高，对各种骨骼疾病、关节疾病有重要的定位诊断价值，并有助于各种骨骼疾病的定性诊断和鉴别诊断，对多种骨骼疾病的临床分期、治疗效果的判断有较大参考价值。该检查与放射学检查相比，发现骨骼病灶不仅早，而且多，无绝对禁忌证，检查方法简便、无创，临床应用的效价比好。同时，核素骨骼显像在骨骼系统疾病的诊断中与其他影像检查方法结合分析有优势互补的作用，如骨病早期骨显像较 X 线检查灵敏，骨病进展期二者皆可异常，静止期（如瘢痕形成）则 X 线检查仍显示异常，而骨显像

已恢复正常。一次成像能显示全身骨骼的形态,并能反映局部骨骼的血供和代谢状况,是全身骨骼显像的主要优点,尤其是在诊断多灶性或多骨性病变及显示病灶的解剖定位、范围、分布特点、分期方面有很好的临床价值。同时可采用局部骨显像(含特殊体位)和断层骨显像来进一步获取信息,帮助确定病变的位置、范围、性质和病程。

(一) 原理与显像剂

骨的主要成分是骨组织、骨髓和骨膜。骨组织由有机物、无机物和水组成,有机物包含骨细胞、细胞间质和胶原,无机物为占骨组织干重 2/3 的矿物质,矿物质中的主要成分是羟基磷灰石晶体[$Ca_{10}(PO_4)_6(OH)_2$]。骨显像剂锝[$^{99}Tc^m$]标记的磷或磷酸盐化合物($^{99}Tc^m$-MDP 类药物)是趋骨性放射性药物,它被骨摄取的原理尚不十分清楚,可能是通过化学吸附方式与羟基磷灰石晶体表面结合,或未成熟的胶原直接摄取锝标记的磷酸盐化合物,使骨浓聚放射性而显影。注入体内未被骨摄取的部分骨显像剂由泌尿系统排出,故骨显像时肾脏显影清楚。

骨骼中放射性核素的聚集情况主要受到骨骼血供量、骨骼生长活跃或新生骨形成程度及交感神经功能等因素的影响。骨显像剂进入并聚集在骨骼后提供了在体外进行骨显像的基础,骨骼病变区只要有血供、骨盐代谢和成骨过程异常,就会表现为局部放射性分布异常。当骨内钙含量增高、局部骨组织血流增加、成骨细胞活跃和新骨形成时,病损区可较正常骨聚集更多的骨显像剂,呈异常的放射性浓聚或增高而显示“热区”;当骨组织血流减少、成骨活动低下或出现溶骨性变化时,局部病变区骨显像剂聚集减少,形成放射性缺损或减低区而表现为“冷区”。骨显像所表现的“热区”与“冷区”在骨骼病变的进程中可以同时存在或两者互相转变。$^{99}Tc^m$-MDP 类药物能在活动性滑膜炎病变处浓聚,是关节腔积液和关节周围骨更新旺盛所致。关节核素显像是一种检查和评价活动性骨关节疾病的灵敏方法。

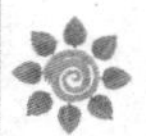

骨显像剂要求具有亲骨性强、血液清除快、发射γ射线能量合适、人体的吸收剂量小及使用方便等特点。目前骨显像剂以含P—C—P键的磷酸化合物的应用最为广泛，主要为$^{99}Tc^{m}$-MDP。根据具体情况使用量为555～1110 MBq（15～30 mCi），体重过大的病人可酌情加量，儿科病人使用剂量可按9250 kBq/kg计算。显像剂使用方法为静脉注射。

（二）方法

常规使用全身骨显像。局部骨显像是指对临床怀疑有病变的特定部位或在全身骨显像的基础上对病灶或感兴趣区进行局部放大显像或断层显像，从而充分显示局部的病损或病理生理状态。局部骨显像可依据所需检查的病变部位来选择不同的体位或特殊体位进行显像，尽量做到有助于定位和定性诊断，常规体位显像发现可疑病变定位和定性困难时，应采取不同的特殊体位。例如，下胸椎和腰椎取后斜位判断病变累及椎体、椎弓根或椎小关节；两侧肋取前斜位或侧位判断病灶的部位、形态、大小和数目；肩胛骨和肋骨病变的鉴别取双臂抬高胸部后位、臂外展体位使肩胛骨与后胸壁分开；膀胱遮盖耻骨时，取TOD位（耻骨下方位、蹲位），使膀胱与耻骨分开；可疑桡骨远端或舟骨损伤时取腕部偏尺侧位；足部可取背面、掌面、内外侧面位等。对于局部平面显像因前后骨骼重叠而影响诊断者，如面部诸骨、股骨头、脊柱等处病变等，最好采用断层骨显像。对足骨、手骨和股骨头显像，有条件时可采用针孔准直放大技术显像来提高诊断的准确率。具体方法如下：

1. 局部静态骨平面显像

病人取仰卧位或俯卧位，根据具体情况采集前位、后位两个体位，影像采集部位和帧数视临床要求而定。对不同部位可疑阳性病变，可采用不同的特殊体位显像，以帮助定位诊断。采集时，多数情况下探头配置低能高分辨率型或通用型准直器，能峰140 keV，窗宽20%，矩阵为128×128或256×256，Zoom 1～

1.5，预置计数 $4\times5^5\sim5\times10^5$。对足骨和手骨局部显像，有条件时可应用针孔准直技术。髋关节和儿童关节显像有条件时也可使用聚焦型（汇聚型）准直器。

2. 局部静态骨断层显像

（1）检查要求：局部骨断层显像最好以骨平面像为基础，在静态平面显像后继续做骨断层显像；当病人完成静态平面显像后，嘱病人再一次排尿，仰卧于 SPECT 检查床上，尽量舒适，固定肢体，保持体位对称，开始显像。

（2）采集条件：通常探头配置低能高分辨型或通用型准直器，亦可使用针孔型、低能超高分辨型准直器，能峰 140 keV，窗宽 20%，矩阵为 $64\times64$ 或 $128\times128$，Zoom 1～1.5；探头旋转轨迹为身体轮廓或椭圆轨迹，旋转角度为 180°或 360°，投影角度为每帧 3.0°或 6.0°，帧数为 120 或 60，采集时间为每帧 20～30 s。

（3）影像处理：通常采用滤波反投影技术或迭代重建技术。

（三）显像表现

1. 正常显像表现

（1）正常骨显影清晰，放射性摄取呈对称性分布。脊柱放射性摄取最高，胸骨、肋骨、骨盆及四肢关节次之，成年人长骨干放射性最低；儿童和青少年可见骨骺放射性浓聚，成年后消失；老年人可见肋软骨骨化显影，有时颈椎下段显影稍浓（颈椎退行性病变引起）；双肾及膀胱显影。

（2）前位显像可见颅骨、颈椎、胸骨、胸锁关节、双肩峰、髂嵴、股骨粗隆、腕关节、膝关节、踝关节等对称性显像。后位显像可显示全脊柱，以胸腰段较清晰，颅骨、双肩峰、肋骨、肩胛骨、骶骨、骶髂关节、坐骨结节等也能清晰显示。肾显影后位比前位清楚。

（3）正常骨骼生长中心、骨更新较快处、成骨病变和骨骼修复处放射性浓聚明显。小儿骨影普遍明显，成骨中心显影明显，颅缝可以显示。

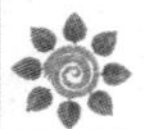

（4）正常变异可表现为局部放射性浓聚，如肌腱附着处、部分软骨摄取、点彩肋、“热”髌骨等，先天变异可表现为椎体融合不良、肋骨分叉畸形、脊柱裂等。

2. 异常显像表现

（1）异常放射性浓聚灶（“热区”）：指与周围骨组织或对侧骨骼正常放射性分布比较，表现为局部放射性摄取异常增高。凡能引起骨骼局部血流增加、骨盐代谢增强和成骨细胞活跃的病变，都能引起骨骼局部离子交换功能和吸附能力增强，从而使病变部位呈放射性“热区”。放射性浓聚是骨显像最常见的异常表现，可见于骨骼的多种良、恶性病变。依据放射性浓聚的形态不同，可表现为点状、圆形、条形、片状、团块状、炸面圈状或整块骨影异常。依据放射性分布的数目和范围不同，可表现为单发和多发、局限性和弥漫性、对称性和无规律性。有些放射性浓聚表现具有一定的特殊性，如全身性骨骼放射性分布异常增高（超级骨显像）、病变部位摄取骨显像剂增强与临床症状好转不“匹配”（闪耀现象）、四肢长骨骨皮质对称性放射性浓聚（平行轨或双条征）。对单个异常浓聚的放射性病灶的诊断要特别慎重，特别要注意与代谢性骨病、良性骨病变等相鉴别，须结合临床资料、相关影像学检查和对病灶跟踪随访，甚至骨穿刺组织学结果进行诊断。多处不对称的异常放射性浓聚灶是转移性骨肿瘤常见的特征性表现，比 X 线检查提前 3 个月以上早期发现病变。对容易发生骨转移的肿瘤病人，应定期做骨显像随访。

（2）异常放射性减低区（“冷区”）：是骨显像剂不能或难以进入骨骼病变区域的结果。虽比异常放射性浓聚少见，但更具有病理意义，提示骨骼病损以破坏或溶骨过程占优势。凡是血供减少、骨质溶解或出现溶骨性病变、病变组织高度浸润的骨骼组织，均可表现为异常放射性“冷区”，在“冷区”周围可以见到反应性新骨形成的“热区”。

（3）异常浓聚灶与异常缺损区并存：指一次骨显像同时可

见放射性“热区”和“冷区”分布于不同部位或相邻部位，常见于以溶骨性改变占优势的肿瘤或溶骨性和成骨性反应同时存在的肿瘤或病变，如多发性骨髓瘤和甲状旁腺功能亢进所致纤维囊性骨炎。或者病变中心呈放射性缺损区而周边放射性浓聚，形成炸面圈影像，如颅骨和脊柱的肿瘤等。

（4）全身骨摄取普遍异常增加：指全身骨骼影像浓而清晰，骨与软组织本底呈高对比度，又称超级骨显像。超级骨显像可见于骨骼系统广泛性肿瘤转移和一些良性病变，前者多以躯干骨明显，后者多以颅骨和长骨明显。对肿瘤性病变所致的超级影像而言，仍可见放射性分布弥漫而不均匀或不连续的特点。

（5）骨外病变异常影像：骨旁病变或非骨疾病的软组织也可表现为异常放射性浓聚，某些骨外病变可摄取骨显像剂，如有骨化或钙化成分的肿瘤和非肿瘤性病变、局部组织坏死、放射治疗后改变、肾结石、少数结缔组织疾病、炎症或脓肿等，应注意观察，以免漏诊或误诊。正常乳腺、胸腹腔积液、心包积液、多发性肌炎、骨化性肌炎、急性心肌梗死处也可见骨显像剂摄取增高。

（四）临床应用

强直性脊柱炎（AS）多见于青少年，是一种以中轴骨关节慢性炎症为主，也可累及内脏及其他组织的慢性进展性风湿性疾病。其主要病理特征是肌腱、韧带和关节囊等骨附着部位的炎症、纤维化甚至骨化致残。最多见的病变部位主要是骶髂关节和椎间盘，并可累及椎体及周围关节。在强直性脊柱炎病变早期，病理改变主要是韧带附着端的骨赘形成。骨赘形成的过程中，骨质代谢活跃程度明显增高，在 SPECT 全身骨扫描中即表现为病变骨质放射性浓聚。病变骨质的放射性浓聚程度越高，就说明骨质代谢越旺盛，骨赘形成越快，也就说明骨质的病变越严重。

一般认为，AS 骶髂关节炎病理改变为附着端炎。Francois 等通过对 12 例 AS 患者的骶髂关节活检、尸检及 22 例正常人骶

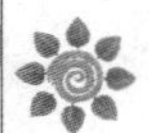

髂关节的75张显微镜下图像的组织学表现的研究，认为仅仅附着点炎很难解释大面积的关节破坏和关节强直发展的加剧，他们认为在AS的骶髂关节炎中，两种发现占支配地位：(1)滑膜炎和软骨下骨板的病理改变比附着点炎更能解释骶髂关节的大面积破坏；(2)不正常的软骨组织变性加剧了关节的强直。核素骶髂关节骨显像之所以能在AS骶髂关节炎各种分期较敏感，正是基于滑膜炎、软骨及软骨下骨板的病理学改变。例如，炎症细胞浸润、血管翳侵入、嗜酸粒细胞比例升高等均是炎症活动的标志，此时，骶髂关节代谢增高，摄取放射性核素的量增多。核素比值增高、骶髂关节软骨异常是AS骶髂关节炎的早期改变，常常认为是血管翳或滑膜增生的肉芽组织所致。核素骶髂关节骨显像及其与骶骨放射性比值的测定，不仅能早期发现AS，且能检测AS各期是否处于活动性，为临床诊断治疗提供有意义的信息。而CT仅对AS Ⅱ期以上的诊断特异性较高，不能判断其活动性。全身骨显像还能发现骶髂关节以外的病变，如胸锁关节、颈、胸、腰椎、跟腱等，为临床提供判断AS及其病情活动的影像学依据。多关节累及并非AS的并发症，其在AS早期便可出现，只是临床上以骶髂关节的症状较明显。

**三、炎症显像**

炎症是具有血管系统的活体组织对局部损伤所发生的一种以防御反应为主的基本病理过程。如何早期诊断有无感染或炎症病灶以及它的部位始终是临床面临的重要课题。超声、CT、MRI等影像学检查往往依赖于病变组织解剖结构的变化，因而在病变早期、局部缺乏症状或者由于手术、创伤等使正常解剖关系遭到破坏时，诊断常较困难。而放射性核素炎症显像是基于组织的生理和(或)生化功能改变，因此可以在解剖学改变还不明显的早期(如脓肿形成前)进行全身显像，探测感染和炎症病灶，使病人获得及时、正确的诊断和相应的治疗。放射性核素炎症显像是一种简便、安全、无创伤且灵敏度高的检查方法。

核素炎症显像能早期诊断类风湿性关节炎、牛皮癣性关节炎、强直性脊柱炎等。尤其在类风湿性关节炎的应用中，许多研究报道认为，炎症显像不仅能高度灵敏地诊断活动性滑膜炎症，而且能判断疾病累及的关节、疾病的活动程度以及观察治疗效果。显像表现为病变关节周围即关节囊的异常放射性浓聚。但这种改变是非特异性的，尚应结合临床资料综合分析，进行鉴别诊断。下述四种炎症显像剂均可用于关节炎症显像，特别是核素标记 IgG，制备简便，灵敏度和特异度均较高，且无明显不良反应。

（一）$^{67}$Ga

原理与临床应用：$^{67}$Ga－枸橼酸在炎症部位的聚集是多因素综合作用的结果，其中充分的血供是必需的。$^{67}$Ga 主要以$^{67}$Ga－转铁蛋白复合物的形式通过通透性增加的血管壁进入炎症病灶，部分$^{67}$Ga 还可与白细胞溶解释放出的乳铁蛋白及微生物产生的含铁血黄素颗粒结合。静脉注入的$^{67}$Ga－枸橼酸通过肾脏（尤其在注药后 24 h 内）、消化道排泄，在肝、肾、骨髓、肠道可出现生理性放射性浓集。$^{67}$Ga 探测急、慢性感染和非感染性炎症的灵敏度很高。但它的物理半衰期长，γ 射线能量高，图像质量不好，辐射剂量大；而且在肿瘤组织中也有浓聚，特异性差。上述缺点限制了它在临床的广泛应用。目前常用于诊断隐匿性感染病灶、骨或关节炎症/感染病灶及免疫抑制、免疫缺陷患者伴发的肺部感染等。

（二）放射性核素标记白细胞

放射性核素标记白细胞显像灵敏度高，特异性强，被认为是目前炎症显像的金标准。原理：白细胞是体内炎症反应的主要防御系统。核素标记的白细胞经静脉注射后在心血管内循环。当细菌等病原体侵入人体时，由于中性粒细胞的趋化性，放射性核素标记的白细胞在炎症介质的趋化作用下，穿出毛细血管壁，迁移至感染/炎症病灶，吞噬和消化病原体及组织崩解的碎片。

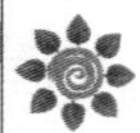

据此可通过显像探测体内的感染/炎症病灶。

常用体外标记白细胞的核素有：$^{111}$In-Oxine（$^{111}$In－8－羟基喹啉）和$^{99}$Tc$^{m}$－HMPAO（$^{99}$Tc$^{m}$－6－甲基丙二胺肟）。许多临床研究表明，核素标记白细胞显像探测感染/炎症病灶的灵敏度可达95%以上，尤其是在急性感染/炎症病灶。但显像剂制备烦琐，须由专业技术人员操作，并且有一定的风险（全过程要求无菌操作）。

（三）放射性核素标记人非特异免疫球蛋白（IgG）

原理与临床应用：放射性核素标记的人非特异免疫球蛋白在感染/炎症病灶聚集的机制目前尚不十分确切，但较为公认的最主要的因素是炎症部位血管通透性增加，引起血浆中的IgG漏出至细胞外间隙，继而IgG聚合而沉淀在病灶部位。对于类风湿性关节炎等免疫性疾病，类风湿因子或免疫复合物的沉积可能也起着一定的作用。大量的临床试验已经证明，放射性核素标记IgG对于骨/关节炎症、腹部感染、肺部感染（尤其是免疫缺陷患者）、炎性肠道疾病等的定位诊断均较好；但由于血池中放射性持续较高，用于诊断心内膜炎和血管感染病灶，灵敏度不高。同时它可在某些妇科肿瘤、淋巴瘤、黑色素瘤、前列腺癌等肿瘤组织浓集，应注意鉴别。该显像剂制备简便，反复注射无明显副作用发生，因而临床使用较为方便。

（四）放射性核素标记抗人粒细胞单克隆抗体

原理与临床应用：目前认为主要机制是炎症部位血管通透性增加引起标记抗体非特异性渗出；另有部分标记抗体与粒细胞结合，在其趋化作用下，迁移至炎症、感染部位。现已用于炎症显像临床研究的抗人粒细胞单克隆抗体主要有BW250/183（抗－NCA-95 IgG）、Immu-MN3或LeukoScan（抗－NCA-90片段或抗－CD66）、LeuTech（抗－CD15或抗－SSEA-1 IgM）、AK47（抗－CD67 IgG）等。这些放射性核素标记的抗人粒细胞单克隆抗体在体内的行为与放射性核素标记白细胞不完全一致。Becker

等的研究表明，血中仅有不到10%的放射性核素标记BW250/183与粒细胞相结合；但抗-SSEA-1 IgM与多形核粒细胞（PMN）上CD-15抗原的亲和力较高，结合率可达50%以上。放射性核素标记抗人粒细胞单克隆抗体由静脉注入后，主要浓聚在骨髓、肝和炎症病灶。通常IgG单抗在肺、脾摄取低，但体内血液中清除很慢，本底高，为获得好的靶/本比值，注药和采集图像之间须间隔相对较长时间；同样，与体外标记白细胞相比，IgM单抗肝内摄取较多。放射性核素标记抗人粒细胞单克隆抗体显像诊断感染病灶的灵敏度为80%～90%。它不需要分离白细胞，可制备成药盒，标记相对更容易。其最大缺点是采用标记完整的单克隆抗体进行显像可产生人抗鼠抗体，反复注射后，可引起过敏反应，并可使标记的单克隆抗体在体内的分布发生变化。若以单抗片段替代完整抗体，则可以克服此缺点，它的免疫源性低，血液清除快，可以更早诊断病变。

关节炎症：$^{99}Tc^{m}O_4^-$ 能与关节腔渗出液中蛋白相结合而使骨关节显影，其他炎症显像剂如$^{99}Tc^{m}$-人免疫球蛋白（$^{99}Tc^{m}$-HIG）也可使骨性关节炎、滑膜炎与关节囊病变呈现放射性浓聚。

**四、唾液腺显像**

唾液腺显像是了解唾液腺摄取、分泌、排泄功能及有无占位性病变的常用方法。

（一）原理

唾液腺小叶内导管上皮细胞具有从血液中摄取和分泌$^{99}Tc^{m}O_4^-$的功能，静脉注射的$^{99}Tc^{m}O_4^-$随血流到达唾液腺，被小叶细胞从周围毛细血管中摄取并积聚于腺体内，在一定的刺激下分泌出来，随后逐渐分泌到口腔。因而在体外对唾液腺进行显像，可了解唾液腺的位置、大小、形态和功能情况，包括摄取功能、分泌功能和导管通畅情况。

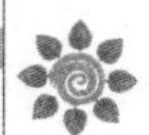

（二）方法

（1）病人准备：检查前病人无须特殊准备，勿服用过氯酸钾。

（2）采用低能高分辨型或通用型准直器。静脉注射$^{99}Tc^{m}O_4^-$洗脱液185～370 MBq（5～10 mCi）后，于5 min、10 min、20 min、40 min后分别行前位和左右侧位显像，视野中应包括整个唾液腺和部分甲状腺。然后舌下含服维生素C 300～500 mg，促使唾液腺分泌后，嘱患者漱口清洗口腔，并于清洗口腔前后分别显像。

（3）必要时，可采用弹丸式静脉注射显像剂，2秒/帧，共30帧，矩阵64×64或128×128，以了解唾液腺的血流灌注情况。

（三）正常影像及诊断标准

正常情况下，在注射后随着时间的延长，唾液腺显影逐渐清晰，20～30 min时，显影达到高峰，以腮腺影像最清晰，颌下腺和舌下腺的影像相对较淡，随后影像缓慢变淡。前后位像：腮腺影像呈卵圆形，上端稍宽，两侧对称，轮廓完整，显像剂分布均匀。颌下腺、舌下腺显影不清晰时，只有改变显像条件才能显示两侧对称性的球形影像。侧位像：腮腺导管常与口腔的放射性影像相连。

正常情况下，唾液腺和甲状腺摄取$^{99}Tc^{m}O_4^-$的速率相同，故用甲状腺作为参照。注射$^{99}Tc^{m}O_4^-$后5～10 min，腮腺聚集的显像剂与甲状腺相似。酸刺激引起唾液分泌量明显增加，导管通畅时，分泌出的唾液很快被引流出来，腮腺影明显变淡，口腔内的显像剂分布明显增加，借此可判断腮腺的分泌功能和导管有无阻塞。

（四）临床应用

唾液腺摄取功能减退：表现为两侧或一侧唾液腺显影呈弥漫性稀疏或不显影，常见于慢性唾液腺炎。干燥综合征（Sjogren综合征）是慢性唾液腺炎的一种特殊类型，其显像图变异较大，可表现为摄取正常、减低或不显影，少数病例以一侧改变为主。

## 第三节 云克治疗风湿性疾病的临床应用

**一、治疗原理**

云克($^{99}$Tc-MDP)是亚甲基二磷酸(MDP)与金属离子锝($^{99}$Tc)的络合物,通过锝的价态变化获得或失去电子而不断清除体内的自由基,具有保护超氧化物歧化酶的活力,防止自由基对组织的破坏;还具有抑制破骨细胞活性、促进成骨细胞增殖的作用;能抑制前列腺素、组胺等炎性物质和白细胞介素1(IL-1)的产生,起到抗炎、镇痛、调节免疫功能和骨组织修复的作用。因此,云克可被用于治疗类风湿性关节炎等自身免疫性疾病。

**二、治疗方法**

云克由A剂和B剂组成,A剂每瓶5 mL,内含锝($^{99}$Tc)0.05μg,B剂每瓶内含亚甲基二磷酸5 mg与氯化亚锡0.5 mg。使用前,无菌操作条件下取A剂5 mL,注入B剂干瓶中,充分振摇,使冻干物溶解,静置5 min,然后静脉注射,一般每日一次,20日为一个疗程。根据病情需要,可适当增加剂量或延长疗程。

**三、注意事项**

(1)适应证:炎症、自身免疫、肿瘤等因素导致骨关节破坏的疾病。

(2)禁忌证:过敏体质,血压过低,严重肝、肾、肺功能不良患者。妊娠及哺乳期患者和儿童禁用。心功能不全者慎用。

(3)副作用:偶见皮疹、注射局部红肿、食欲缺乏、乏力、月经增多,罕见全身水肿,严重时需要停药处理。如药物发生变色或沉淀,应停止使用。

**四、疗效评价**

临床应用结果显示,用云克治疗风湿性疾病有效率较高,疗效主要表现为各种症状的缓解,可观察到部分病人关节骨组织

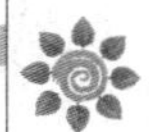

的修复性改变。

## 五、临床应用

### （一）云克治疗类风湿性关节炎

类风湿性关节炎为一种由免疫介导的炎症性致残性疾病，是因自身免疫失调导致关节和关节外多系统损害的慢性炎症改变，会严重影响患者的生存质量。类风湿性关节炎的发病率约为0.3%。临床常用于治疗类风湿性关节炎的药物包括甾体类药物、非甾体类抗炎药物及其他抗风湿药物，这些药物或为对症治疗，或虽有一定抑制病情作用（肾上腺皮质激素和慢作用抗风湿药 SAARD），但仍不能阻止病情发展和恶化，且疗程长，长期服药后可出现严重不良反应，停药后容易复发。临床多采用联合治疗手段。云克具有骨关节靶向性，用于治疗类风湿性关节炎疗效确切，毒副作用较少，可选择包括云克在内的联合治疗方法，以取得最佳治疗效果。

1. 作用机制

在微量元素锝的作用下，消除人体自由基，保护超氧化物歧化酶的活力，抑制免疫调节因子白细胞介素-1，从而抑制前列腺素和组织胺的产生和释放，下调血管增生及滑膜厚度，使 RA 的免疫反应得到缓解和控制；同时，二磷酸盐可螯合金属离子，降低结缔组织金属蛋白酶的活性，从而抑制软组织和软骨的破坏。有研究发现，MDP 还可以降低血清中 TNF-α、IL-17 水平，而 IL-17 主要通过诱导细胞释放前炎症因子及动员中性粒细胞的细胞因子而发挥致炎作用，能促进 RA 炎症的发展。

2. 适应证

临床确诊为 RA 活动期的患者，符合美国风湿病协会 1987 年制定的 RA 诊断标准。

3. 疗效分析

临床常用疗效评价指标包括休息痛、晨僵时间、关节压痛指数、关节肿胀指数、握力、医生评价、病人评价、日常生活能力、红细胞沉降率(ESR)、C反应蛋白(CRP)、类风湿因子(RF)。使用云克后,患者关节肿胀指数、关节压痛指数、晨僵时间、休息痛均有一定程度的改善,急性炎症指标ESR和CRP亦下降。有学者研究表明,云克治疗RA的总有效率达到80.6%。临床多与其他药物联合应用,例如与甲氨蝶呤(MTX)、莫比可联合使用时,关节肿胀指数的下降及握力的增加方面有显著疗效,其总有效率达到90%。

4. 毒副作用

在单独使用云克或联合其他药物治疗RA时,可能出现静脉炎、皮疹、过敏反应、胃肠道反应、白细胞减少、肝肾功能异常等,多经对症治疗后缓解。

(二) 云克治疗骨性关节炎

骨性关节炎(osteoarthritis,OA)又称退行性关节炎,是一种多见于中老年、以关节滑膜急性炎症为主的急性进展性类风湿性疾病。其病因及发病机制尚无定论。随着人口的老龄化,OA的发病率明显增高,严重影响了老年人的生活质量和自理能力。骨性关节炎的治疗是一个长期的、反复的过程,无特异性治疗药物。目前临床上常规多以非甾体类药物加活血化瘀药物及理疗进行治疗,这些药物长期使用易引起胃肠道、血液学并发症,且患者短期内反复发作。云克治疗显效快,可使发作周期延长。

1. 作用机制

$^{99}$Tc是具有调节人体免疫功能的核素,而双磷酸盐具备较强的抑制破骨细胞活跃和减少骨钙流失的功能,并且是与骨组织有特殊亲和作用的化合物,能导向性地吸附在骨组织的羟基磷灰石表面。云克具有较强的抑制破骨细胞的作用,有较明显的稳定病情发展和镇痛作用,部分有修复作用。一项动物实验研究显示,云克对胶原诱导性关节炎可减轻炎症和抑制骨质破坏,并能显著抑制TNF-α的产生。

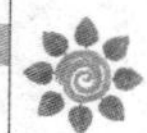

2. 疗效分析

临床常用疗效评价指标包括 10 m 步行时间、患者自我评价(包括下蹲活动及运动疼痛)、关节肿胀、关节腔积液、骨摩擦音、ESR、CRP 及患者血清肿瘤坏死因子(TNF)-α 水平等。有研究显示,使用云克治疗 OA 后,总有效率可达到 96.43%。也有研究显示,在使用云克等全身治疗的同时,再行关节局部治疗,起效时间短,疗效维持时间长。1 年以后如再序贯云克治疗 1 个疗程,能巩固疗效,联合用药治疗效果更好,且起效快、维持时间长,优于单纯局部治疗。使用云克治疗骨性关节炎无明显毒副作用。

(三) 云克治疗强直性脊柱炎

强直性脊柱炎(AS)是一种常见的以中轴关节为主的慢性进行性炎性疾病,主要累及骶髂关节、髋关节、脊柱小关节和椎旁韧带等,多发生于男性青壮年,主要症状为腰背僵硬或疼痛,活动后可以缓解,晚期可发生脊柱强直、股骨头坏死而致残。云克作为一种新型治疗 AS 的药物,具有使用简便、安全,疗程短,疗效满意,标本兼治,毒副作用小,消炎镇痛效果好等特点。

1. 治疗方法

静脉注射,隔天一次,每次注入两套针剂,30 针为 1 个疗程。最少用 20 针,最多达 5 个疗程。每个疗程间隔 1 ~ 2 周。对于病情严重的患者,可先用云克静脉滴注 5 d,每天一瓶(200 mg),用 250 ~ 500 mL 生理盐水溶解稀释,3 ~ 4 h 内滴完。之后再用云克注射液继续治疗。

2. 疗效分析

临床常用疗效评价指标包括全血分析、肝肾功能、血钙、血磷、类风湿因子、血沉、C 反应蛋白等,每 3 个月检查 1 次。X 线摄片:骶髂关节每半年摄片 1 次,进行比较观察。疗效判断标准:参照卫生部 1993 年 10 月制定的《风湿病药物临床研究指导原则》中疗效综合评价标准进行评价。显效:疗程结束后,症状体征改善率≥75%,血沉、C 反应蛋白等实验室指标下降至正常或接近正常；有效：疗程结束后，症状体征改善率 <75%，但≥30%，实验室指标有一定程度的下降；无效：症状体征改善率<30%或恶化，实验室指标无下降或升高。对苏州大学附属第一医院用云克治疗的 108 例强直性脊柱炎的研究表明，经云克治疗后，患者各项临床指标均有缓解，有效率达到 88%，此药在减轻疼痛、消除肿胀、增强免疫功能等方面疗效显著，尤其在改善晨僵、关节功能受限和降低血沉速度等方面最为明显。也有学者研究显示，在接受云克治疗的病例中，总有效率达到 96.6%。

3. 毒副作用

在使用云克治疗强直性脊柱炎时，可能出现皮疹、过敏反应、胃肠道反应等，经对症治疗多可缓解。

(四) 云克治疗痛风

痛风是由于嘌呤代谢紊乱和尿酸排泄障碍所致血尿酸增高的一组异质性疾病。其临床特点是高尿酸症。尿酸盐结晶在关节滑膜和周围软组织沉积而激发的炎症反应，称为痛风性关节炎。其临床表现为关节红肿热痛，后期可导致关节畸形、功能障碍并易累及肾脏。

1. 治疗方法

将云克 A 剂 0.1 μg 注入装有 B 剂 11 mg 的冻干瓶中，充分摇匀，室温下放置 5 ~ 10 min，加入 100 mL 生理盐水溶解，充分振摇，静脉滴注，30 滴/分，1 次/天，连续 10 天为一个疗程。治疗过程中注意饮食调理，嘱患者低脂、低盐、禁酒；要求患者足量饮水，以利于尿酸排出。

2. 疗效分析

临床评定疗效的指标包括血尿酸水平、临床表现及生活质量。在痛风性关节炎急性期应用云克可显著改善关节疼痛甚至止痛，可避免非甾体类抗炎药常见的不良反应。有研究者对 56 例痛风患者采用中医、西药和云克综合治疗的方法，治疗 3 个疗

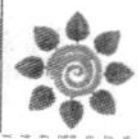

程后进行疗效评定，总有效率达到98.21%。经4～6个月随访，有效者均无复发。结果表明，云克联合其他方法治疗痛风性关节炎效果确切，见效快，值得在临床上推广。

（五）云克治疗银屑病性关节炎

银屑病患者10%～30%会出现自身免疫性炎性关节炎，通常称为银屑病性关节炎（psoriatic arthritis，PsA）。银屑病性关节炎具有银屑病皮疹并导致关节和周围软组织疼痛、肿、压痛、僵硬和运动障碍，部分患者可有骶髂关节炎和（或）脊柱炎，病程迁延，易复发，晚期可发生关节强直，导致残疾。其主要治疗方法是药物治疗，包括非甾体类消炎药、糖皮质激素以及改善病情类抗风湿药，其中甲氨蝶呤最为常用。有研究表明，在15例明确诊断为银屑病性关节炎的患者接受云克治疗16周后，其临床表现和实验室指标均有不同程度的改善。

（六）云克治疗狼疮性关节炎

系统性红斑狼疮（SLE）是一种自身免疫性结缔组织病，其血清具有以抗核抗体为代表的多种自身抗体，多有对称性的关节肿痛及多脏器损伤。免疫抑制治疗是目前使用最广泛的治疗方法，但副作用明显。有研究显示，云克治疗系统性红斑狼疮性关节炎后，总体有效率为93.3%，且未出现药物毒副作用。

## 参考文献

［1］中华医学会. 临床诊疗指南：核医学分册［M］. 北京：人民卫生出版社，2006.

［2］中华医学会. 临床技术操作规范：核医学分册［M］. 北京：人民军医出版社，2004.

［3］Vijayant V, Sarma M, Aurangabadkar H, et al. Potential of $^{18}$F-FDG-PET as a valuable adjunct to clinical and response as-

sessment in rheumatoid arthritis and seronegative spondyloarthropathies[J]. World Journal of Radiology, 2012, 4(12): 462-468.

[4] Yamashita H, Kubota K, Takahashi Y, et al. Whole-body fluorodeoxyglucose positron emission tomography/ computed tomography in patients with active polymyalgia rheumatica: Evidence for distinctive bursitis and large-vessel vasculitis[J]. Modern Rheumatology, 2012, 22(5): 705-711.

[5] 邓胜明,张玮,章斌,等. $^{18}$F-FDG PET/CT 在结节病患者病情评估中的价值[J]. 江苏医药, 2014, 40(9): 1042-1044.

[6] 许守林,冯雪凤,施鸣. 定量分析在系统性红斑狼疮脑病 SPECT 脑显像中的应用[J]. 现代生物医学进展, 2013, 13(4): 701-704.

[7] 刘耘,赵明. SPECT 骨显像联合 ESR、CRP 对强直性脊柱炎的临床诊断价值[J]. 骨科, 2012, 3(1): 1-3.

(章斌)

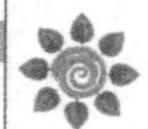

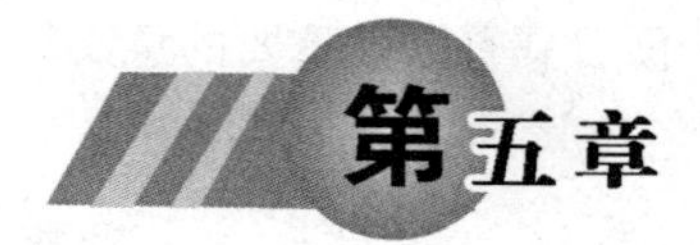

# 第五章

# 超声在风湿性疾病中的应用与进展

## 第一节 超声在风湿性疾病中的应用概述

风湿病的病理改变主要是关节及周围软组织的炎性病变，关节病变主要有滑膜炎（滑膜增生）、关节腔积液、骨侵蚀、软骨改变等，周围软组织病变主要有滑囊炎、肌腱炎、腱鞘炎等。风湿病早期主要诊断滑膜炎、骨侵蚀及监测疾病活动度，早期治疗是风湿病患者防残治残的关键。

传统的X线检查、CT和MRI检查，以及近年发展较快的高频超声检查均可用于临床对风湿病的活动度和关节破坏情况进行评估。传统的X线检查和CT不能较早发现滑膜炎、骨侵蚀；MRI能敏感检测滑膜炎及骨侵蚀，但对患者有一定的选择性，如装有心脏起搏器的患者、人工金属瓣膜置换患者、金属关节置换患者等属于MRI检查禁忌，且MRI检查费用昂贵，在临床普遍推广有一定难度。

高频超声能敏感检测滑膜炎及骨侵蚀，与病理组织学结果具有高度的相关性，同时因其方便、快速、实时监测、无创且费用低等优点，已成为风湿性疾病早期诊断的一项重要技术。目前一些研究表明，高频超声与MRI具有良好的一致性，不仅能发现早期软组织炎性病变，如滑膜炎、腱鞘炎、滑囊炎等，还可显示早期骨侵蚀。另外，超声检查的各种评分系统的应用，可准确评估风湿性疾病的活动度和关节破坏情况，对于监测疗效和判断预后具有极其重要的意义。

## 第二节 滑膜关节的超声解剖基础

风湿性疾病主要累及的关节为滑膜关节。滑膜关节的基本结构由关节面、关节囊和关节腔三部分组成（图5-1）。

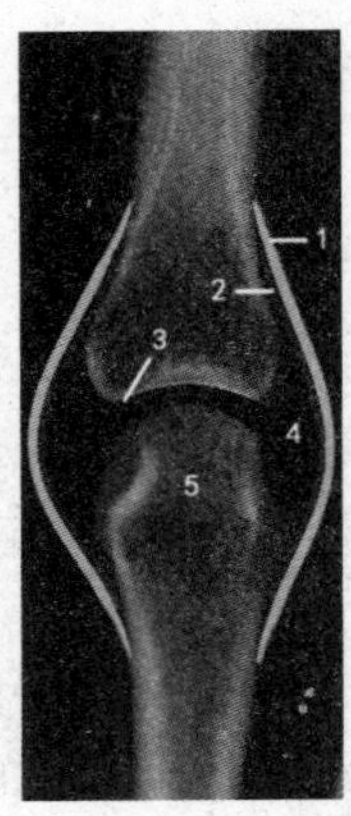


1. 纤维关节囊
2. 滑膜组织
3. 关节软骨
4. 关节腔
5. 关节头

图5-1 滑膜关节模式图

关节面是指构成关节的骨接触面，每个关节至少包括两个关节面。关节表面覆盖着一层关节软骨，通常厚1～2 mm，但是在不同年龄、不同关节其厚度有所不同。关节软骨内不含血管、淋巴管和神经，其营养由表面覆盖的滑液和关节滑膜层血管渗透获得。正常骨关节面在超声成像中表现为强回声，表面连续光滑，关节软骨表现为薄而均匀的无回声（彩图3，见彩色插页）。

关节囊由外层厚而坚韧的纤维膜层和内层薄而软的滑膜层组成。与关节软骨相反，滑膜的血管丰富，贴于非关节部分，覆盖于关节囊内的骨面上，能分泌少量滑液，起润滑关节、减少运

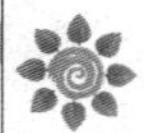

动时关节面之间的摩擦及营养关节软骨的作用。正常关节囊超声表现为中等回声,滑膜纤细无法区分,有少部分正常人的滑膜有轻度增厚,则表现为低回声。

关节腔为滑膜与关节面围成的腔隙,腔内含有少量滑液,因其量少在超声图像上通常不显示。

## 第三节 风湿性疾病的基本病理改变及其超声图像特征

风湿性疾病最常见的病变包括滑膜炎与滑膜增生、软骨病变、关节腔积液、骨侵蚀、肌腱炎、腱鞘炎、附着点炎等。

### 一、滑膜炎与滑膜增生

滑膜炎的超声表现为:关节腔内出现低回声,不能移动,加压无压缩,彩色多普勒(CDFI)或彩色多普勒能量图(CDE)可显示血流信号(彩图4,见彩色插页)。

### 二、软骨病变

软骨病变的超声表现为:软骨变薄,厚度不均匀,内部出现高回声(彩图5,见彩色插页)。

### 三、关节腔积液

关节腔积液的超声表现为:关节腔内出现极低回声或无回声,能移动,加压可被压缩, CDFI 或 CDE 显示无血流信号(彩图6,见彩色插页)。

### 四、骨侵蚀

骨侵蚀的超声表现为:关节腔内的骨皮质回声不连续,缺损处常表现为低回声,CDE 可显示血流信号,常为血管翳侵蚀所致(彩图7,见彩色插页)。

### 五、肌腱炎与腱鞘炎

肌腱炎与腱鞘炎的超声表现为:肌腱增粗,回声不均匀,CDE 可显示血流信号;腱鞘内软组织增厚,呈低回声或无回声,可伴有积液,CDE 可显示血流信号。

**六、附着点炎**

附着点炎的超声表现为:肌腱或韧带附着点处出现异常低回声,可有增厚,CDE 可显示血流信号,也可伴有骨侵蚀。

值得注意的是,超声检查的方法很重要。检查时一定要让患者配合改变体位。如检查掌指关节时,常嘱患者屈指,观察关节及周围组织的运动情况,有助于诊断与鉴别诊断。检查时要多切面检查,综合评价。例如,诊断骨侵蚀时,要在两个相互垂直的面都观察到骨皮质回声不连续,否则易产生假阳性。

## 第四节 高频超声在风湿病诊治中的应用与发展

高频超声技术飞速发展,具有分辨率高,检查方便、无创等优点,但是因超声频率越高,其分辨率越高,同时越易衰减,从而会影响检查深度。关节及其周围软组织具有良好的透声性,且位置相对较为浅表,特别适合高频超声检查。

**一、风湿性疾病的诊断与鉴别诊断**

高频超声可以清晰显示风湿性疾病的基本病理变化,结合临床症状、体征以及实验室检查,可以明显提高风湿性疾病诊断的敏感性。同样在风湿性疾病的鉴别诊断中,超声也起着重要作用。例如,痛风患者的尿酸盐结晶沉积在软骨表面,在声像图上形成特有的"双轨征",而焦磷酸钙沉积病的焦磷酸钙结晶则沉积在关节软骨内部,在无回声的软骨层内出现高回声带,鉴此可以准确鉴别这两种疾病。

**二、风湿性疾病活动度监测、疗效评价及预后判断**

在风湿性疾病的治疗过程中,尤其是类风湿性关节炎,医生必须密切监测患者的病情变化,及时准确掌握疾病的活动度,并据此来制订和调整合理的治疗方案。

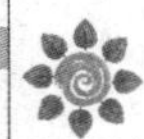

### 三、超声造影技术

CDFI 及 CDE 可以检测出病灶内的血供情况,但是由于多普勒技术的限制,它们只能检测出较大血管内的血流信号。而病灶内细小血管及微循环灌注方面的信息关系到疾病活动度和治疗效果的评价。运用超声造影技术经外周静脉注射 2.4 mL 左右的造影剂,通过造影显像可以敏感地检测病灶的微循环灌注情况。

现在临床应用超声造影剂的主要成分是磷脂包裹的六氟化硫($SF_6$)微泡。该微泡的平均体积与红细胞相当,可能顺利通过肺循环,并经肺呼出体外,临床应用安全、可靠。超声造影剂是一种血池造影剂,不会流到血管以外的部位。造影剂微泡在超声的作用下可以产生丰富的谐波信号,通过超声显像技术特异地接受这些谐波信号,可以很好地反映组织的血供情况,尤其是微循环情况。另外,造影后可以对组织进行时间-强度曲线的定量分析,客观地反映病灶的血供情况,从而有效地帮助判断疾病的活动度和治疗效果。

### 四、风湿性疾病的超声介入诊断与治疗

高频超声的分辨率高,可以实时引导关节的滑膜活检,并行组织病理学检查,有助于诊断与鉴别诊断。超声不但可以引导关节腔的穿刺引流,还可以实时引导进行药物局部注射。超声引导下的各种介入诊断与治疗技术可明显提高穿刺的成功率,减少并发症,在风湿性疾病的诊疗中的价值已经得到了充分肯定。

## 第五节 常见风湿性疾病的超声表现

### 一、类风湿性关节炎

类风湿性关节炎是一种以慢性进行性多关节炎为主要表现的全身性自身免疫性疾病。它最显著的特点是以滑膜为靶目标

的炎症反应和损伤,主要侵犯人体滑膜关节,以近端指间关节、掌指关节、腕、肘、膝、踝和足趾关节受累较为常见,其他关节亦可累及。在关节内出现滑膜的过度增生、炎性细胞浸润、血管翳形成,继而出现软骨和骨侵蚀破坏,以及一些关节外病变,如血管炎等。

在第七届类风湿性关节炎和结缔组织病预后评估组织(OMERACT)会议上,将典型 RA 的超声表现定义为滑膜腔积液、滑膜增厚、腱鞘炎和骨侵蚀。

滑膜腔积液表现为关节内非正常的无回声或低回声,加压后可移位并可被压缩,没有彩色血流信号。滑膜增厚表现为关节内非正常的低回声,加压后不可移位并且几乎不能被压缩,可有彩色血流信号。腱鞘炎表现为在相互垂直的两个平面上都可观察到腱鞘增厚呈低回声或无回声,内部可能有液体回声,亦可能有多普勒信号。骨侵蚀表现为在相互垂直的两个平面上都可观察到骨皮质表面的不连续现象。

类风湿性关节炎可能累及多个关节,超声检查所有关节耗时长且没有针对性,因此,多项临床试验开始探索超声评分系统在类风湿性关节炎诊断中的应用(表 5-1)。

笔者认为,到目前为止,Backhaus 等创立的七关节超声评分系统(US7)是第一个且是唯一的将所有类风湿性关节炎典型病理改变(滑膜炎、腱鞘炎和骨质侵蚀)结合起来的一个综合性评分系统,是一种可行的、可靠的、综合性的超声评分系统。在应用改善病情的抗风湿药物(DMARDs)和(或)TNFα 治疗过程中,US7 滑膜炎评分(GSUS 和 PDUS 评分)与 DAS28 评分有很好的相关性,由此可见 US7 对于药物治疗的改变是敏感的。临床上除了 DAS28 之外,仅用 US7 评分来鉴别临床与亚临床疾病活动度是可能的,并且对未来可能发生的损害有一定的预见性。一项多中心的研究表明,US7 评分用来评估组织结构改变具有中度到高度的可靠性。在不同的治疗方案

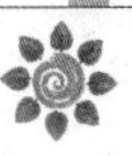

**表 5-1 不同超声分级、评分系统概要**

| 作者 | 年份 | 观察指标（病理改变） | 分级 | 检查关节* | 关节范围 | 病例数量 |
|---|---|---|---|---|---|---|
| Wakefield 等 | 2000 | 骨质侵蚀 | 0~3 | 单侧 MCP Ⅱ~Ⅴ | 尺侧、桡侧、掌侧、背侧 | 100 |
| Szkudlarek 等 | 2003 | 关节积液、滑膜增厚、骨质侵蚀、PD 活动度 | 0~3 | 单侧 MCP Ⅱ、Ⅲ，PIP Ⅱ，MTP Ⅰ、Ⅱ | 背侧 | 30 |
| Scheel 等 | 2005 | 滑膜炎 | 0~3 | 单侧 MCP Ⅱ~Ⅴ，PIP Ⅱ~Ⅴ | 掌侧、背侧 | 46 |
| Naredo 等 | 2005 | 关节积液、滑膜增厚、PD 活动度 | 0~3 | 双侧 60、18、16、12、10、6 关节评分总计 | 背侧 | 49 |
| Backhaus 等 | 2009 | 滑膜炎、腱鞘炎、骨质侵蚀、PD 活动度 | 0~30/1 | 单侧腕关节、MCP Ⅱ、Ⅲ，PIP Ⅱ、Ⅲ，MTP Ⅱ、Ⅴ | 掌侧、背侧、两侧面 | 120 |
| Ellegaard 等 | 2009 | PD 活动度 | 0~3 | 单侧腕关节 | 背侧 | 109 |
| Dougados 等 | 2010 | 滑膜炎 | 0~30/1 | 双侧 28 个关节与 38 个关节(28 + MTPs)与 20 个关节(20 MCPs + 20 MTPs)对照 | 背侧 | 76 |

续表

| 作者 | 年份 | 观察指标（病理改变） | 分级 | 检查关节* | 关节范围 | 病例数量 |
|---|---|---|---|---|---|---|
| Hammer 等 | 2011 | 滑膜炎、腱鞘炎、PD 活动度、滑囊炎 | 0~3 | 双侧 78 个关节与 44 个关节、28 个关节、12 个关节、7 个关节对照 | 背侧 | 20 |
| 司同等 | 2010 | 滑膜炎、PD 活动度 | 0~3 | 18 个关节（双侧腕关节、第 2 ~ 5MCPs、第 2 ~ 5PIPs） | 腕关节：背侧 MCP、PIP：掌侧 | 40 |
| 田静等 | 2013 | 滑膜炎、PD 活动度 | 0~3 | 28 个关节（双侧肩关节、肘关节、腕关节、膝关节、第 1 ~ 5MCPs、第 1 ~ 5PIPs） | — | 56 |

* MCP（metacarpophalangeal，掌指关节）；MTP（metatarsophalangeal，跖趾关节）；PD（power Doppler，能量多普勒）；PIP（proximal interphalangeal，近端指间关节）。

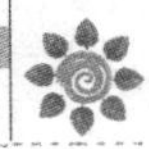

之间比较，US7 会因治疗方案不同而较为敏感地发生改变，因此，US7 可能用于鉴别不同的治疗方案。

**二、痛风**

痛风是由单钠尿酸盐沉积所致的晶体相关性关节病，与嘌呤代谢紊乱和(或)尿酸排泄减少所致的高尿酸血症直接相关，特指急性特征性关节炎和慢性痛风石疾病。痛风常见于中老年男性和绝经后妇女，可分为原发性和继发性两种。原发性痛风主要为嘌呤代谢紊乱所致，继发性痛风由核酸代谢亢进及肾脏排泄尿酸盐结晶能力降低所引起。痛风突出的临床表现为血尿酸增高，以及因血尿酸增高导致的尿酸盐结晶在关节、关节周围软组织和肾脏沉积而引起的急性发作性关节炎、痛风石形成、痛风石性慢性关节炎、尿酸盐肾病和尿酸性尿路结石等症状和体征，重者可出现关节残疾和肾功能不全。

对受累关节进行超声检查可发现关节软骨表面尿酸盐结晶沉积形成一条带状高回声，与软骨下方的骨皮质高回声平行，形成特异性“双轨征”。这种超声表现对痛风的诊断价值很高，常见于膝关节股骨髁、距骨、跖骨头等部位。

尿酸盐反复沉积于局部组织导致纤维组织增生形成结节，称为痛风石。痛风石是病程进入慢性期的标志，常见于趾关节内侧或背侧，关节周围与皮下也可出现。超声表现为回声高低不均的混杂回声团块，可伴有彩色血流信号。

另外，超声还可能发现关节腔积液、滑膜增生、关节软骨及骨质破坏等。肾脏超声可发现髓质特别是锥体乳头部散在强回声光点，提示尿酸盐肾病可能，还可能发现尿酸性尿路结石。

**三、风湿性多肌痛**

风湿性多肌痛为一种与其他诊断明确的风湿性疾病、感染以及肿瘤无关的疼痛性疾病，是以四肢及躯干近端肌肉疼痛为特点的一种临床综合征。常表现为颈、肩胛带及骨盆带肌中 2

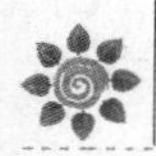


个或2个以上部位的疼痛及僵硬，常见于老年人，伴有血沉增快。

超声检查可以发现风湿性多肌痛患者受累关节(常见于肩关节和髋关节)的病理表现。典型的风湿性多肌痛患者肩关节表现为三角肌下滑囊炎、盂肱关节滑膜炎等，有时伴有三角肌筋膜炎和肱二头肌的腱鞘炎，其中三角肌下滑囊炎和筋膜炎同时存在时，由于筋膜与滑囊增厚形成两条平行的高回声带，形成比较有特征性的“双轨征”。另外，美国和欧洲风湿病协会将超声检查纳入了风湿性多肌痛的暂行分类标准。风湿性多肌痛经激素治疗后，超声可以很敏感地判断关节及周围肌腱的炎症改善程度，有助于及时了解疾病情况和治疗方案的调整。不仅如此，超声还可以快速诊断与风湿性多肌痛关系密切的腋动脉、颞动脉炎症以及亚临床的滑膜炎与腱鞘炎。

## 参考文献

[1] Takase K, Ohno S, Takeno M, et al. Simultaneous evaluation of long-lasting knee synovitis in patients undergoing arthroplasty by power Doppler ultrasonography and contrast-enhanced MRI in comparison with histopathology[J]. Clin Exp Rheumatol, 2012, 30(1): 85-92.

[2] Koski JM. Doppler imaging and histology of the synovium[J]. J Rheumatol, 2012, 39(2): 452-453.

[3] Rowbotham EL, Grainger AJ. Rheumatoid arthritis: ultrasound versus MRI[J]. AJR Am J Roentgenol, 2011, 197(3): 541-546.

[4] Wells AF, Haddad RH. Emerging role of ultrasonography in rheumatoid arthritis: optimizing diagnosis, measuring disease activity and identifying prognostic factors[J]. Ultrasound Med Biol,

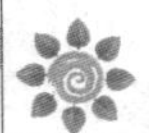

2011, 37(8): 1173 –1184.

[5] Szkudlarek MI, Court-Payen M, Strandberg C, et al. Power Doppler ultrasonography for assessment of synovitis in the metacarpophalangeal joints of patients with rheumatoid arthritis: a comparison with dynamic magnetic resonance imaging[J]. Arthritis Rheum, 2001,44(9):2018 –2023.

[6] 张卓莉. 肌肉骨骼超声在风湿性疾病中的应用:标准化操作及应用[M]. 北京:北京大学医学出版社, 2013:111 –155.

[7] 陈志伟. 类风湿关节炎的早期诊断及治疗[M]. 苏州:苏州大学出版社, 2006:103 –118.

[8] Wakefield RJ, Balint PV, Szkudlarek M, et al. Musculoskeletal ultrasound including definitions for ultrasonographic pathology[J]. J Rheum,2005, 32(12):2485 –2487.

[9] 司同,胡建群,沈友轩,等. 灰阶和能量多普勒超声对类风湿性关节炎活动度的评估价值初探[J]. 南京医科大学学报:自然科学版,2010, 30(4): 480 –483.

[10] Szkudlarek M, Court-Payen M, Jacobsen S, et al. Interobserver agreement in ultrasonography of the finger and toe joints in rheumatoid arthritis [J]. Arthritis Rheum, 2003, 48(4):955 –962.

[11] Scheel AK, Hermann KG, Kahler E, et al. A novel ultrasonographic synovitis scoring system suitable for analyzing finger joint inflammation in rheumatoid arthritis[J]. Arthritis Rheum, 2005, 52(3):733 –743.

[12] Mandl P, Naredo E, Wakefield RJ, et al. A systematic literature review analysis of ultrasound joint count and scoring systems to assess synovitis in rheumatoid arthritis according to the OMERACT filter[J]. J Rheumatol, 2011, 38(9): 2055 –2062.

[13] Wakefield RJ, Gibbon WW, Conaghan PG, et al. The

value of sonography in the detection of bone erosions in patients with rheumatoid arthritis: a comparison with conventional radiography[J]. Arthritis Rheum,2000, 43(12):2762 - 2770.

[14] Naredo E, Gamero F, Bonilla G, et al. Ultrasonographic assessment of inflammatory activity in rheumatoid arthritis: comparison of extended versus reduced joint evaluation[J]. Clin Exp Rheumatol, 2005, 23(6):881 - 884.

[15] Backhaus M, Ohrndorf S, Kellner H, et al. Evaluation of a novel 7-joint ultrasound score in daily rheumatologic practice: a pilot project[J]. Arthritis Rheum, 2009, 61(9):1194 - 1201.

[16] Ellegaard K, Torp-Pedersen S, Terslev L, et al. Ultrasound colour Doppler measurements in a single joint as measure of disease activity in patients with rheumatoid arthritis—assessment of concurrent validity[J]. Rheumatology (Oxford), 2009, 48(3): 254 - 257.

[17] Dougados M, Jousse-Joulin S, Mistretta F, et al. Evaluation of several ultrasonography scoring systems for synovitis and comparison to clinical examination: results from a prospective multicentre study of rheumatoid arthritis[J]. Ann Rheum Dis, 2010, 69(5):828 - 833.

[18] Hammer HB, Kvien TK. Comparisons of 7-to 78-joint ultrasonography scores: all different joint combinations show equal response to adalimumab treatment in patients with rheumatoid arthritis[J]. Arthritis Res Ther,2011, 13 (3):R78.

[19] 田静,陈进伟,李芬, 等.灰阶联合能量多普勒超声在评价早期类风湿关节炎骨侵蚀及疾病活动度中的应用价值[J].中南大学学报:医学版,2013, 38(12):1270 - 1274.

[20] Brown AK, Quinn MA, Karim Z, et al. Presence of significant synovitis in rheumatoid arthritis patients with disease-modif-

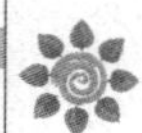

ying antirheumatic drug-induced clinical remission: evidence from an imaging study may explain structural progression[J]. Arthritis Rheum,2006, 54 (12):3761 -3773.

[21] Brown AK, Conaghan PG, Karim Z, et al. An explanation for the apparent dissociation between clinical remission and continued structural deterioration in rheumatoid arthritis[J]. Arthritis Rheum,2008, 58(10):2958 -2967.

[22] Ohrndorf S, Fischer IU, Kellner H, et al. Reliability of the novel 7-joint ultrasound score (US7): results from an inter- and intra-observer study performed by rheumatologist[J]. Arthritis Care Res (Hoboken), 2012, 64(8):1238 -1243.

[23] Backhaus TM, Ohrndorf S, Kellner H, et al. The US7 score is sensitive to change in a large cohort of patients with rheumatoid arthritis over 12 months of therapy[J]. Ann Rheum Dis, 2013, 72(7):1163 -1169.

[24] Ohrndorf S, Backhaus M. Advances in sonographic scoring of rheumatoid arthritis[J]. Ann Rheum Dis, 2013, 72(Suppl 2):ii69 -75.

[25] Dasgupta B, Cimmino M A, Kremers H M, et al. 2012 Provisional classification criteria for polymyalgia rheumatica: A European League Against Rheumatism/American College of Rheumatology collaborative initiative[J]. Chinese Journal of Allergy & Clinical Immunology, 2013, 64(4):943 -954.

[26] Iagnocco A, Ceccarelli F, Perricone C, et al. The role of ultrasound in rheumatology[J]. Seminars in Ultrasound Ct & Mr, 2011, 32(2):66 -73.

[27] Jim nezpalop M, Naredo E, Humbrado L, et al. Ultrasonographic monitoring of response to therapy in polymyalgia rheumatica[J]. Annals of the Rheumatic Diseases, 2010, 69(5):879.

[28] Rozin A. US imaging of shoulder fasciitis due to polymyalgia rheumatica[J]. Netherlands Journal of Medicine, 2008, 66(2):88.

（蔡晓峰）

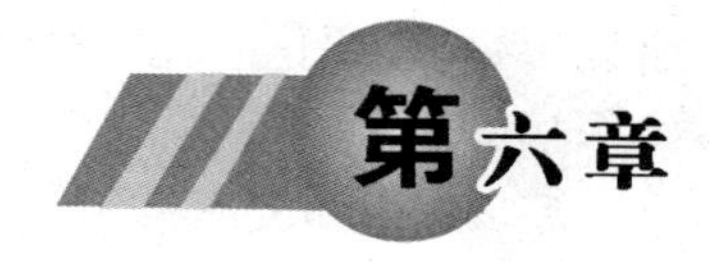

# 风湿病病理

## 第一节 风湿病病理概述

风湿病是一组以侵犯关节、骨骼、肌肉、血管及有关软组织或结缔组织为主的疾病，其中多数为自身免疫性疾病。发病多较隐蔽而缓慢，病程较长，且大多具有遗传倾向。其诊断及治疗均有一定难度，血液中多可检查出不同的自身抗体，可能与不同人类组织白细胞抗原（HLA）亚型有关，对非甾体类抗炎药（NSAID）、糖皮质激素和免疫抑制剂有较好的短期或长期的缓解性反应。

广义上认为凡是引起骨关节、肌肉疼痛的疾病皆可归属为风湿病。延续下来，至今在风湿病分类上，广义的已有100多种疾病，包括感染性、免疫性、代谢性、内分泌性、遗传性、退行性、肿瘤性、地方性、中毒性等多种原因引起的疾病。狭义上应该仅限于内科与免疫相关范畴的几十种疾病。其中有些病还是跨学科的，如痛风、骨性关节病、感染性关节炎等。

**一、疾病分类**

（1）以关节炎为主的，如类风湿性关节炎、强直性脊柱炎、银屑病性关节炎。

（2）与感染相关的，如风湿热、反应性关节炎（赖特综合征）。

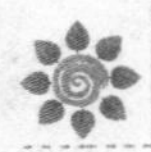


（3）弥漫性结缔组织病，如系统性红斑狼疮、原发性干燥综合征、系统性硬化症、多发性肌炎、皮肌炎、血管炎、混合性结缔组织病。

**二、病因和发病机制**

风湿病的发病原因包括免疫反应、遗传因素、感染因素、内分泌因素等。

（1）免疫反应。机体对外源性或内源性抗原物质直接或通过巨噬细胞呈递的刺激，使相应T细胞活化。部分T细胞产生大量多种致炎性细胞因子，造成各类组织器官不同程度的损伤或破坏；部分T细胞再激活B细胞，产生大量抗体，直接或者与抗原结合形成免疫复合物，使组织或器官受到损伤或破坏。此外，由单核细胞产生的单核细胞趋化蛋白（如MCP-1）等，也可参与炎症反应。大多数风湿性疾病，或由于感染产生的外源性抗原物质，或由于体内产生的内源性抗原物质，启动或加剧这种自身免疫反应，血清内可出现多种抗体。

（2）遗传因素。近年来的研究证明，一些风湿性疾病，特别是结缔组织病，遗传及患者的易感性和疾病的表达密切相关，对疾病的早期或不典型病例及预后都有一定的意义，其中HLA最为重要。

（3）感染因素。多年来的研究阐明，多种感染因子、微生物产生的抗原或超抗原可以直接或间接激发或启动免疫反应。

（4）内分泌因素。研究证明，雌激素和孕激素的失调与多种风湿病的发生有关。

（5）环境与物理因素。例如，紫外线可以诱发SLE。

（6）其他。一些药品如普鲁卡因胺，一些口服避孕药可以诱发SLE和ANCA阳性小血管炎。

## 第二节　以关节炎为主的病变

### 一、类风湿性关节炎

类风湿性关节炎（rheumatoid arthritis）是一种慢性全身性自身免疫性疾病，主要侵犯全身各处关节，呈多发性和对称性慢性增生性滑膜炎，由此引起关节软骨和关节囊的破坏，最后导致关节强直畸形。除关节外，身体其他器官或组织也可受累，包括皮下组织、心、血管、肺、脾、淋巴结、眼和浆膜等处。本病发病年龄多在25～55岁间，也见于儿童。女性发病率比男性高2～3倍。本病呈慢性经过，病变剧增和缓解反复交替进行。绝大多数患者血浆中有类风湿因子（rheumatoid factor，RF）及其免疫复合物存在。

#### （一）病因和发病机制

目前多认为本病属于一种自身免疫性疾病，其始动因子尚不清楚，可能是感染因子（如病毒、支原体或细菌等）进入人体后，其所含某些成分（如寡糖或糖肽碎片）被关节内滑膜细胞摄取并组合到滑膜细胞所合成的蛋白多糖中，使其结构发生改变而具有抗原性。这种自身抗原不仅可使机体产生抗体（IgG），同时还可导致IgG分子的Fc片段结构发生改变，形成新的抗原决定簇，从而激发另一种抗体形成，即类风湿因子（RF）。

血清中RF的主要成分是IgM，亦有IgG、IgA和IgE等。IgM型的RF见于85%～95%的类风湿性关节炎患者，是临床诊断的重要指标。各种免疫球蛋白类型的RF与IgG形成的免疫复合物存在于血循环中。RF和免疫球蛋白可在关节内合成并结合成免疫复合物，循环中RF-IgG复合物亦可沉积于局部组织，这与关节和关节外器官和组织病变的发生有密切关系。关节滑膜内RF-IgG复合物可以固定及激活补体，产生C3a和

C5a,吸引中性粒细胞和单核细胞渗出。中性粒细胞、单核细胞及滑膜细胞(A 型细胞)吞噬了上述免疫复合物后,被激活并合成和释放溶酶体酶,包括中性蛋白酶、胶原酶等以及各种介质,如前列腺素、白三烯、白细胞介素-1(IL-1)等,导致滑膜及关节软骨的破坏。

IL-1 是类风湿性关节炎的主要介质,由激活的巨噬细胞和滑膜细胞产生。IL-1 可使滑膜细胞和软骨细胞合成和释放胶原酶和其他蛋白溶解酶,并抑制软骨细胞合成蛋白多糖,它本身又是一种破骨细胞激活因子。不仅滑膜内有 RF 各种免疫球蛋白及补体等,而且经免疫荧光和组织培养亦说明它们可由滑膜内 B 细胞和浆细胞产生。即使在始动因子(如感染因子)已不复存在的情况下,RF 仍不断产生,结果导致炎症病变反复发作,成为慢性炎症。

有研究表明,除上述体液免疫因素外,本病与细胞免疫亦有密切关系。随滑膜病变转为慢性,T 细胞和浆细胞明显增加,其中主要是 T4 辅助细胞。T4 与 B 细胞协同作用,参与 RF 和免疫球蛋白合成,滑膜内 HLA-DR 阳性巨噬细胞和树突细胞增加,与 T4 相互作用,亦与造成关节损害的免疫机制有关。

关于感染因子与本病的关系,近年来注意到 EB 病毒感染的作用。有 65% ~93% 的类风湿性关节炎患者血清中有 EB 病毒核心抗体,而其他关节炎患者则仅为 10% ~29%;又本病患者细胞培养的 B 细胞,经 EB 病毒转化后可产生 RF。

(二)病理变化

1. 基本病变

类风湿性关节炎作为一种全身性免疫性疾病,在关节和其他受累器官及组织内,有与免疫反应密切相关的淋巴细胞、浆细胞和巨噬细胞浸润,并可伴淋巴滤泡形成。另外,本病病变主要累及结缔组织,属于结缔组织疾病,全身间质胶原纤维和血管可呈现纤维素样变性或坏死(很可能由局部免疫复合物沉积所

致),表现为:① 类风湿性肉芽肿(rheumatoid granuloma)或称类风湿小结(rheumatoid nodule)形成,具有一定的特征性。镜下,小结中央为大片纤维素样坏死,周围有核呈栅状或放射状排列的类上皮细胞,再外围为增生的毛细血管及成纤维细胞,伴上述炎症细胞浸润,最后则纤维化。类风湿小结主要发生于皮肤,其次为心、肺、脾和浆膜等处。② 血管炎:主要发生于小静脉和小动脉,轻重不一,少数严重者出现纤维素样坏死性动脉炎,常伴有血栓形成。

2. 各器官的病变

(1) 关节病变最常见,多为多发性及对称性,常累及手足小关节,尤其是近侧指间关节、掌指关节及跖趾关节,其次为膝、踝、腕、肘、髋及脊椎等关节。

① 滑膜病变:早期,主要病变在滑膜,可分为急性和慢性两个阶段,两个阶段间没有明显界限。急性滑膜炎时期关节肿胀,滑膜充血、水肿,表面滑膜组织可见灶性坏死和纤维素被覆。此期虽可见中性粒细胞浸润,但以淋巴细胞和巨噬细胞为主。关节腔内有混浊的乳状积液,或可见纤维蛋白凝块。慢性滑膜炎具有特征性的改变,表现为:Ⅰ. 滑膜内有大量淋巴细胞、巨噬细胞和浆细胞浸润,并可形成淋巴小结,病程较久者可见生发中心。Ⅱ. 滑膜细胞活跃增生,可形成多层状,并可见多核巨细胞。后者胞质略嗜碱性,核有2~12个不等,多位于胞质外围,呈花环状排列。电镜下,增生的滑膜细胞以B型(成纤维细胞样细胞)为主,而多核巨细胞则在形态上与A型滑膜细胞(巨噬细胞样细胞)相似。Ⅲ. 滑膜绒毛状增生及血管翳(pannus)形成。滑膜的慢性炎症导致新生血管和纤维组织增生,滑膜呈不规则增厚,形成许多绒毛状突起并伸向关节腔。绒毛直径1~2 mm,长度可达2 cm。上述淋巴小结常位于绒毛末端。滑膜内可见血管炎改变,或有灶性坏死,或小灶性出血和含铁血黄素沉着,滑膜和绒毛表面可见纤维素沉着。Ⅳ. 滑膜内炎性肉芽组

织向关节软骨边缘部扩展，形成血管翳，并逐渐覆盖和破坏关节软骨。

② 关节软骨变化：急性滑膜炎可以消退而不累及关节软骨，但当炎症反复发作并转变为慢性时，关节软骨几乎必然受损。最早表现为基质的异染性减弱或消失，用甲苯胺蓝染色可以证实。关节软骨边缘形成的血管翳直接侵蚀破坏关节软骨，两者交界面可见软骨糜烂和小灶性坏死。随着血管翳逐渐向心性伸展和覆盖整个关节软骨表面，关节软骨严重破坏，最终被血管翳取代。

长期的慢性炎症和反复发作，滑膜不断增生，纤维组织日益堆积，关节腔内纤维素性渗出物又不断机化和瘢痕化，使关节腔变窄，同时关节软骨破坏和被血管翳取代，两关节面发生纤维性粘连，形成纤维性关节强直，最后可发展为骨性关节强直。由于关节周围肌肉痉挛及肌腱松弛，可造成关节脱位或半脱位，加重关节畸形。

③ 关节相邻组织的变化：Ⅰ. 慢性类风湿性关节炎会引起关节邻近骨组织吸收和骨质疏松以及关节软骨下骨质破坏，有时可见小囊腔形成，偶尔附近骨皮质被侵蚀破坏，可导致病理性骨折。这些改变与破骨细胞和巨噬细胞进行骨质吸收、长期应用皮质激素类药物治疗以及受关节炎症波及等有关。Ⅱ. 关节附近肌腱、韧带和肌肉常受累，有局灶性淋巴细胞、浆细胞和巨噬细胞浸润，偶见类风湿小结。肌肉有失用性萎缩。Ⅲ. 关节病变的引流淋巴结肿大，淋巴组织增生，生发中心明显，偶见类风湿肉芽肿形成。

(2) 关节以外的类风湿病改变并不常见，多伴发于有明显活动性关节病变者。

① 皮下结节：是关节以外类风湿病中最常见者，见于20% ~25%的病例，多位于关节旁，最常见于鹰嘴突等骨质突出和受压部位。单个或多个，大小由数毫米至2 cm不等，质硬，无

压痛。肉眼观呈灰白色，中央为黄色坏死区，镜下呈典型类风湿性肉芽肿改变。皮下结节存在的时间较长，可持续数月或数年不退。

② 心和肺等病变：类风湿性肉芽肿、血管炎和淋巴细胞、浆细胞和巨噬细胞浸润等改变可出现于许多器官和组织，但较常见于心脏（心内膜、心肌和心外膜）和肺，最终导致心和肺灶性或弥漫性间质纤维化。偶尔引起心瓣膜变形和关闭不全。浆膜受累造成纤维素性心包炎和胸膜炎，最后引起心包和胸膜广泛增厚、粘连。

③ 血管病变：偶尔出现急性纤维素样坏死性动脉炎，常伴血栓形成和引起相应组织的梗死。主动脉亦可受累。

**二、强直性脊柱炎**

强直性脊柱炎（ankylosing spondylitis，AS）是以骶髂关节和脊柱附着点炎症为主要症状的疾病，与 HLA-B27 呈强关联。某些微生物（如克雷白杆菌）与易感者自身组织具有共同抗原，可引发异常免疫应答。它是以四肢大关节、椎间盘纤维环及其附近结缔组织纤维化和骨化，以及关节强直为病变特点的慢性炎性疾病。强直性脊柱炎属风湿病范畴，是血清阴性脊柱关节病的一种。

（一）病因和发病机制

1．遗传

遗传因素在此病的发病中具有重要作用。但需要了解的是，除遗传因素外，还有其他因素影响强直性脊柱炎的发病，因此，遗传并不是影响本病的唯一因素。

2．感染

近年来研究提示，此病的发生可能与感染相关。病人中溃疡性结肠炎和局限性肠炎发生率较普通人群高许多，故推测可能与感染有关。

3. 自身免疫

有人发现,60% 的强直性脊柱炎病人血清补体增高,大多数病例有 IgA 型类风湿因子,血清 C4 和 IgA 水平显著增高,血清中有循环免疫复合物(CIC),但抗原性质未确定。以上现象提示,免疫机制参与本病的发病。

4. 风寒湿致病

强直性脊柱炎属于风湿类疾病的范畴,风寒潮湿是强直性脊柱炎的致病因素。

5. 其他可能造成强直性脊柱炎的原因

创伤、内分泌、代谢障碍和变态反应等亦被疑为发病病因,引起脊柱强直和纤维化,造成不同程度眼、肺、肌肉、骨骼病变,属自身免疫性疾病。

(二) 病理变化

1. 滑膜炎

滑膜炎是强直性脊柱炎受累关节最早出现的病理改变,显微镜下可见到炎变的滑膜组织增生肥厚、绒毛形成、小血管周围浆细胞和淋巴细胞浸润。这种炎变的滑膜组织可以释放炎性介质,造成关节肿胀、疼痛;可以释放多种酶类,破坏关节软骨和骨组织,最终造成关节破坏。病变多由骶髂关节开始,逐渐向上侵犯腰椎、胸椎及颈椎。肩关节、颞颌关节、肋横关节、肋椎关节、胸锁关节、胸骨柄体关节、耻骨联合也常被累及。

2. 韧带、肌腱骨附着点的炎症

这是强直性脊柱炎带有特征性的病理改变,即在韧带、肌腱及关节囊附着部位发生无菌性炎症,炎症过程中生成的肉芽组织可破坏松质骨。在骨组织修复过程中,受炎症的刺激,骨质生成过多,新生的骨组织不仅填补了骨质缺损处,而且向附近的韧带、肌腱和关节囊内延伸,形成违带骨赘。这种特征性的肌腱端炎症多见于坐骨结节、跟骨结节、耻骨联合、髂骨嵴、股骨大转子等处。

3. 骨质增生和骨质融合

强直性脊柱炎的晚期，受累关节骨质增生日益明显，尤以关节囊和韧带的钙化或骨化十分突出，最终受累关节间隙完全消失，发生骨性强直。这种骨性强直常发生于骶髂关节、脊柱及髋关节，较少发生于膝关节和踝关节，发生在脊柱的这种改变是形成 X 线片上竹节样变的病理基础。

4. 内脏器官病理改变

本病除上述骨关节的病理改变外，常有内脏和其他器官受累。患者可发生主动脉根部局灶性中层坏死，造成主动脉扩张，主动脉瓣增厚并因纤维化而缩短，但不融合，这些病变可引起主动脉瓣关闭不全。病变累及二尖瓣前叶可引起二尖瓣关闭不全。偶见心包和心肌纤维化，组织学可见心外膜血管有慢性炎性细胞浸润和动脉内膜炎；主动脉壁中层弹力组织破坏，代之以纤维组织，纤维化组织如侵犯房室束，则引起房室传导阻滞。临床上 3.5% ~10% 的强直性脊柱炎患者可表现出心脏异常。

肺部病变特征是肺组织呈斑片状炎症，伴纤维细胞浸润，进而发展为肺泡间纤维化伴玻璃变性。尸检发现，有 6% ~8% 的强直性脊柱炎患者有淀粉样变性。肾淀粉样变性可危及生命，在中枢神经系统可出现脊髓压迫，眼睛病变可出现虹膜睫状体炎症改变。

**三、银屑病性关节炎**

银屑病性关节炎（psoriatic arthritis, PsA）是一种与银屑病相关的炎性关节病，有银屑病皮疹并伴有关节和周围软组织疼痛、肿胀、压痛、僵硬和运动障碍。部分患者可有骶髂关节炎和（或）脊柱炎，病程迁延，易复发。晚期可有关节强直。约 75% 的患者皮疹出现在关节炎之前，同时出现者约占 15%，皮疹出现在关节炎后的患者约占 10%。该病可发生于任何年龄，高峰年龄为 30 ~50 岁，无性别差异，但脊柱受累以男性较多。

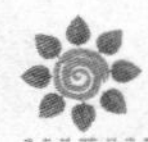


(一) 病因和发病机制

1. 遗传因素

本病常有家庭聚集倾向,一级家属患病率高达30%,单卵双生子患病危险性为72%。国内报告有家族史者占10%~23.8%,国外报道为10%~80%。本病是常染色体显性遗传,伴有不完全外显率,但也有人认为是常染色体隐性遗传或性连锁遗传。

2. 感染因素

(1) 病毒感染。有人曾对银屑病伴有病毒感染的患者进行抗病毒治疗,结果银屑病性关节炎病情也随之缓解。

(2) 链球菌感染。据报道,约6%的患者有咽部感染史及上呼吸道症状,而且其抗"O"滴定度亦增高。

(3) 内分泌功能障碍。银屑病与内分泌腺功能状态的相关作用早已引起人们的重视。

(4) 神经精神障碍。以往文献经常报道精神因素与本病有关,如精神创伤可引起本病发作或使病情加重,并认为这是由于精神受刺激后血管运动神经张力升高所致。

(5) 其他。多数患者冬季复发、加重,夏季缓解或自然消退,但久病者季节规律性消失。也有的女性患者经期前后加重,妊娠期皮疹消退,分娩后复发。

(二) 病理变化

银屑病性关节炎的病理包括皮肤病理和骨关节炎病理。根据皮损特征,银屑病性关节炎的皮肤病理一般分为寻常型、脓疱型和红皮病型。

1. 寻常型

表皮改变较早,在表皮层中有角质增生,主要为角化不全。角化不全细胞可结合成片状,其间充有空气而折光,故肉眼观察为银白色鳞屑。在静止期,角化过度可能较角化不全更为显著。在角化层或角化层下,有时可见由中性粒细胞组成的小脓肿,此系中性粒细胞由真皮乳头层上端毛细血管向表面游走所致，多见于早期损害中，很少见于陈旧性损害中。颗粒层变薄或消失，棘层增厚，伴有表皮突延长，末端常有增厚，有时可与邻近的表皮突相连。在乳头顶部棘细胞层中可有明显的细胞间隙水肿。

银屑病性关节炎在早期皮损中，可见中性粒细胞及淋巴细胞散在于棘细胞层内。真皮上部毛细血管扩张迂曲，管壁轻度增厚，伴有间质轻度到中度炎性细胞浸润。在陈旧的损害中，其浸润是由淋巴细胞和浆细胞组成的。浆细胞浸润以乳头部最为显著，乳头部可向上伸长，并有水肿，常延长到表面角化层，其顶端的棘细胞层变薄，仅残存 2～3 层细胞。该处常无颗粒细胞，因此，较易刮破乳头顶部的小血管而造成临床上的点状出血。由于表皮突延长和增宽，真皮乳头也相应延长和变狭窄而呈棒状或指状。

2. 脓疱型

此种银屑病性关节炎的病理改变基本与寻常型相同，但角化层可见有较大的脓疱，疱内主要为中性粒细胞。棘细胞层增厚与棒状乳头变化均不明显。真皮层炎性浸润较严重，主要为淋巴细胞、组织细胞及少量中性粒细胞。

3. 红皮病型

除有银屑病的病理特征外，其他变化均与皮炎相似，呈显著角化不全，颗粒层变薄与消失，棘细胞层肥厚，表皮突延长，有明显的细胞内外水肿，但不形成水疱。真皮上部水肿，血管扩张充血，血管周围有淋巴细胞和中性粒细胞浸润，有时可见嗜酸粒细胞。晚期浸润多为淋巴细胞、组织细胞及浆细胞等。

银屑病性关节炎的关节炎病理基本与类风湿性关节炎相似，但缺乏典型的类风湿血管翳。早期可有滑膜水肿和充血，以后滑膜细胞轻度增生，绒毛形成。滑膜血管周围有淋巴细胞、浆细胞浸润。

银屑病性关节炎病程长者成纤维细胞增生，滑膜发生纤维

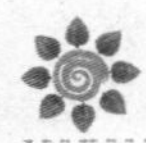


化。典型改变为指(趾)骨溶解,是由于骨膜非炎症性增生而使骨皮质间断性丧失所致。同时可伴有成骨细胞活性增强而引起的轻度新骨形成,但整个病程中以溶骨为主,并以足部跖趾关节改变较为明显。

## 第三节 与感染相关的病变

### 一、风湿热

风湿热是与A组b型(又称"A组乙型")溶血性链球菌感染有关的变态反应性疾病。病变主要累及全身结缔组织,属结缔组织病;心脏、关节或血管最常累及,以心脏病变最为严重;急性期称之为风湿热(rheumatic fever),临床除有心脏和关节症状外,常伴有发热、毒血症、皮疹、皮下结节等;血液检查:抗"O"抗体升高,血沉加快,白细胞增多等;风湿热常反复发作,急性期过后,常造成轻重不等的心脏病变,形成慢性心瓣膜病,后果严重。急性期多见于5~14岁少儿,以6~9岁最多见,常反复发作。心瓣膜病常形成于20~40岁之间。

(一)病因和发病机制

风湿热的病因和发病机制尚未完全明确,但认为与A组乙型溶血性链球菌有关。本病多发生于寒冷地带,与链球菌盛行地区一致;发病季节多见于春、冬季,与链球菌盛行季节一致;抗生素的应用可减少发病及有预防作用。其发病机制有以下学说:

1. 链球菌感染学说

链球菌细胞壁中的多糖抗原不同而分许多亚型,对人致病的90%以上是A组,根据是否产生溶血及溶血的性质,又分α、β、γ溶血性链球菌。对人致病的A组链球菌多为β溶血性。A组乙型溶血性链球菌是富含抗原的一种微生物。在链球菌众多致病抗原中，M 蛋白被认为是与其致病性及毒力关系最密切的物质，是公认的典型的超抗原。超抗原的两大特点决定了其与普通抗原有着本质的区别：(1) 超抗原不需要抗原呈递细胞的处理，而是以完整蛋白质的形式直接与主要组织相容性抗原复合物Ⅱ类抗原结合槽的外侧特异性结合；(2) 超抗原被 T 细胞识别，仅涉及 T 细胞受体 5 个可变区（Vα、Jα、Vβ、Dβ、Jβ）中的 Vβ。一种超抗原往往有数种 T 细胞受体 Vβ 特异性，所以可激活比普通抗原高达 1000～100000 倍的 T 细胞。大量的 T 细胞被激活后，产生多种细胞因子，并使巨噬细胞和其他免疫细胞被激活。超抗原这种强大的刺激效应，可能激活体内本来存在的少量自身反应性 T 细胞，从而诱发某些自身免疫性疾病。

部分风湿热患者在发病前曾有咽峡炎、扁桃体炎等上呼吸道链球菌感染病史，抗生素被广泛使用后，不但能预防和治疗咽峡炎、扁桃体炎，而且也明显减少了风湿病的发生和复发。

2. 链球菌毒素学说

链球菌及其产物的直接毒性作用是风湿热的病因，这一点已被公认。链球菌可产生多种细胞外毒素和一些酶，直接造成人体内组织器官的损伤。

3. 变态反应学说

风湿性心脏病的发病主要与Ⅱ型超敏反应相关，包括两个主要步骤：第一步，自身抗体的产生。链球菌感染人体后，人体发生风湿热的危险性与针对链球菌过强的免疫反应有关。其主要学说是分子模拟机制学说：链球菌抗原与人体组织（如心肌肌浆球蛋白与链球菌 M 蛋白，心瓣膜与菌壁多糖）存在交叉抗原。感染细菌后，人体产生了大量的自身抗体及活化的自身反应 T 细胞。第二步，上述自身抗体炎性细胞因子与心瓣膜内皮细胞反应，内皮细胞被激活，表达血管细胞黏附分子。随后，T 细胞（包括 $CD_4^+$ 和 $CD_8^+$ T 细胞），通过内皮细胞渗透进入无血管结构的心瓣膜，形成阿孝夫小体或内皮下包含巨噬细胞和 T

细胞的肉芽肿病灶。最终由于新生血管的形成及病情的进展,心瓣膜变成斑痕样的慢性病变,形成风湿性心脏病。目前,内皮细胞被认为是风湿性心脏病发病机制的焦点。

4. 自身免疫学说

目前,该学说的支持者最多。支持点有:(1) 有自身抗体存在;(2) 链球菌与组织成分有交叉反应(抗原抗体交叉反应学说:链球菌细胞壁的 C 抗原引起的抗体可与结缔组织发生交叉反应,链球菌细胞壁的 M 抗原引起的抗体可引起心肌及血管平滑肌交叉反应);(3) 心肌内有免疫球蛋白沉积(活动期);(4) 心瓣膜上有 IgG 沉积。

5. 遗传易感性

风湿热患者的亲属患病的风险要比无风湿热的家庭高。即使是严重的链球菌感染,也只有 1% ~3% 的患者出现风湿热,这就强烈提示遗传易感性的存在。近年来发现,B 细胞标记物 $CD_3^+$ 在风湿热患者中的表达明显高于正常人群。此外,风湿热患者 60% ~70% 为 HLA-$DR_4$,而非风湿热者仅占 10% ~15%。对大量风湿病患者的研究表明,B 细胞标志 D8/17 抗原为风湿病的易感标志之一。

(三) 病理变化

1. 基本病变

主要累及全身结缔组织,以心脏最常见。病变发展过程大致可分为以下三期:

(1) 变质渗出期(alterative and exudative phase)。

变质渗出是风湿病的早期改变。在心脏、浆膜、关节、皮肤等病变部位表现为结缔组织黏液样变性和胶原纤维的纤维素样坏死,即肿胀的胶原纤维断裂崩解为红染、无结构的颗粒样物。此外,病灶中少量浆液和炎细胞(主要为淋巴细胞,少量中性粒细胞和单核细胞)。此期持续约 1 个月。

(2) 增生期(proliferative phase or granulomatous phase)。

增生期又称肉芽肿期，此期的特征性病变是形成风湿性肉芽肿，或称为风湿小体、Aschoff 小体(Aschoff body)——具有诊断意义。Aschoff 小体体积较小，在显微镜下才能看见，多位于心肌间质、心内膜下及皮下结缔组织；在心肌间质内者多位于小血管旁，呈梭形或类圆形；中心为纤维素样坏死，周围为各种细胞成分：① Anitschkow 细胞：胞质丰富，嗜碱性，核大，呈卵圆形、空泡状。染色质集中于核的中央，核的横切面似枭眼，纵切面的染色质如毛虫。② Aschoff 巨细胞：含 1～4 个泡状的核，与 Anitschkow 细胞相似，胞质嗜碱性。小体内还有少量淋巴细胞和中性粒细胞。此期持续 2～3 个月。

(3) 瘢痕期(fibrous phase or healed phase)。

瘢痕期又称愈合期。符合一般炎症愈合的特点，Aschoff 小体内的坏死细胞逐渐被吸收，Aschoff 变为纤维细胞，风湿小体逐渐纤维化，形成梭形瘢痕。此期经历 2～3 个月。

2. 各器官的病变

(1) 风湿性心脏病。

常累及心脏各层，故称为风湿性全心炎(rheumatic pancarditis)。

① 风湿型心内膜炎(rheumatic endocarditis)：常侵犯心瓣膜，以二尖瓣最常见，其次为二尖瓣和主动脉瓣同时受累。病变早期表现为浆液性心内膜炎，肉眼观浆膜肿胀、透亮，镜下浆膜疏松，有巨噬细胞浸润及纤维素样坏死；其后，坏死灶周围出现 Anitschkow 细胞，严重者可有 Aschoff 小体形成，随后在心瓣膜上出现典型改变——枣疣状赘生物。这些疣状赘生物呈灰白色，半透明，附着牢固，不易脱落；镜下为由血小板和纤维素构成的白色血栓，主要发生于二尖瓣心房面和主动脉瓣心室面。病变后期，心内膜下病变和赘生物机化形成瘢痕；心壁内膜增厚、粗糙、皱缩，称为马氏斑(MaCallum's patch)，以左心房后壁多见；长期反复发作可形成慢性心瓣膜病。

② 风湿性心肌炎(rheumatic myocarditis):主要累及心肌间质结缔组织;心肌小动脉近旁的结缔组织发生纤维素样坏死,继而形成风湿小体。小体呈弥漫或局限分布,大小不一,多呈梭形,最常见于左心室后壁、室间隔、左心房及左心耳。后期,小体纤维化,形成瘢痕。风湿性心肌炎常可影响心肌收缩力,从而出现临床症状。

③ 风湿性心包炎(rheumatic pericarditis):又称风湿性心外膜炎,主要累及心包脏层,呈浆液性或浆液纤维素性炎症。心包腔内大量浆液渗出,形成心包积液。大量纤维蛋白渗出时可形成绒毛心(心外膜腔内有大量浆液渗出,形成心外膜积液,当渗出以纤维素为主时,覆盖于心外膜表面的纤维素可因心脏的不停搏动和牵拉而形成绒毛状,即绒毛心)。恢复期,多数渗出吸收,少数纤维机化粘连,形成缩窄性心包炎。干性心外膜炎患者心前区疼痛,听诊可闻及心包摩擦音;湿性心外膜炎患者可诉胸闷不适,听诊心音弱而遥远。

(2) 风湿性关节炎。

75%的风湿性关节炎(rheumatic arthritis)患者累及关节,多累及四肢大关节,特别是膝、踝关节,其次是肩、腕、肘关节。各关节常先后受累,反复发作。关节局部出现红、肿、热、痛、功能障碍。镜下主要为浆液性炎,关节周围结缔组织可有少量风湿小体,多数痊愈,无后遗症。

(3) 皮肤病变。

① 渗出性病变:环形红斑(erythema annulare)多见于躯干及四肢皮肤,为淡红色环状红晕,中央皮肤色泽正常。光镜下红斑处真皮浅层血管充血、水肿及炎细胞浸润,1 ~ 2 d后消退。这对急性期有诊断意义。

② 增生性病变:皮下结节(subcutaneous nodules)多位于四肢大关节,如肘、腕、膝、踝关节伸侧面皮下,0.5 ~ 2.0 cm,圆形或椭圆形,质硬,活动,无压痛。镜下,结节中心为大片纤维素样

坏死物，其周围可见增生的成纤维细胞和栅栏状排列的Anitschkow细胞，伴有炎细胞浸润。数周后，结节纤维化而变为瘢痕组织。风湿热时，皮下结节虽不常出现，但有诊断意义。

（4）风湿性动脉炎。

风湿性动脉炎（rheumatic arteritis）主要累及大中动脉，如冠状动脉、肾动脉、肠系膜动脉、脑动脉、主动脉和肺动脉等。急性期，血管壁发生黏液样变性和纤维素样坏死，伴有炎细胞浸润。后期，血管壁因瘢痕形成而呈不规则增厚，管腔狭窄，并发血栓形成。

（5）中枢神经系统病变。

多见于5～12岁儿童，主要病变为风湿性动脉炎和皮质下脑炎。后者主要累及大脑皮质、基底节、丘脑及小脑皮质。光镜下可有神经细胞变性、胶质细胞增生及胶质结节形成。当锥体外系受累较重时，患儿出现肢体的不自主运动，称为小舞蹈症（chorea minor）。

**二、反应性关节炎**

反应性关节炎（reactive arthritis，ReA）是一种发生于某些特定部位（如肠道和泌尿生殖道）感染之后的关节炎。随着人们对本病进行的一系列临床及实验室研究证实，目前认为反应性关节炎是一种继发于身体其他部位感染后的急性非化脓性关节炎。除关节表现外，反应性关节炎常伴一种或多种关节外表现。近年发现，包括细菌、病毒、衣原体、支原体、螺旋体等在内的绝大多数微生物感染后均可引起反应性关节炎，因此广义的反应性关节炎范围甚广，是临床上常见的关节炎之一；然而经典的反应性关节炎仅指某些特定的泌尿生殖系或胃肠道感染后短期内发生的一类外周关节炎，而赖特（Reiter）综合征为经典反应性关节炎中的经典。该病多发生于18～40岁的青年男性，国外发病率为0.06%～1%，国内尚无相关的流行病学数据报道。也可见于儿童及老年人。男女发病率无明显不同。本病无地域

差异,可发生于世界各地。

(一)病因和发病机制

反应性关节炎的发病与感染、遗传标记(HLA-B27)和免疫失调有关。患者亲属中骶髂关节炎、强直性脊柱炎和银屑病发病数均高于正常人群。引起反应性关节炎的常见病原微生物包括肠道、泌尿生殖道、咽部及呼吸道感染菌群,甚至病毒、衣原体及原虫等。这些微生物大多为革兰染色阴性,具有黏附黏膜表面侵入宿主细胞的特性。

研究发现,许多反应性关节炎患者的滑膜和滑膜白细胞内可检测到沙眼衣原体的 DNA 和 RNA 及志贺杆菌的抗原成分。而衣原体热休克蛋白(HSP)、耶尔森菌热休克蛋白-60 及其多肽片段均可诱导反应性关节炎患者 T 细胞增殖。这些发现提示,患者外周血中的 T 细胞可能受到上述细菌抗原成分的诱导而导致发病。与此同时,近期大量研究证明,乙型溶血性链球菌感染与反应性关节炎的发病也密切相关,乙型溶血性链球菌感染是反应性关节炎的另一个常见原因。Kocak 等将乙型溶血性链球菌感染后关节炎/关节痛但不符合修订的 Jones 风湿热诊断标准者诊断为链球菌感染后反应性关节炎(PSReA)。

(二)病理变化

本病早期,滑膜组织学改变类似轻度化脓性炎症,特点是炎症区明显充血、水肿,中性粒细胞及淋巴细胞浸润。病变 2 周以上可见浆细胞及多种结缔组织细胞增生。慢性关节炎的病理特点是绒毛样滑膜增生、血管翳形成和关节软骨缘的骨性侵蚀,镜检呈非特异性炎性反应,有淋巴细胞及浆细胞灶性浸润;部分病例可见淋巴小结或灶性中性粒细胞浸润(微脓肿)。结缔组织和滑膜增生是本病的固有特点,慢性滑膜病变往往类似类风湿性关节炎。韧带及关节囊附着点的炎症性病变是赖特综合征病变活动的常见部位。肌腱端病的典型表现有跟腱附着点炎,伴有关节周围炎症的腊肠样指(趾),X 线片显示的滑膜炎,以及肌腱附着点周围的骨质疏松、糜烂和骨刺形成。

皮肤病变的特征是皮肤角质层增生,类似皮肤角化病和棘皮病,表皮出现水疱,疱内充满上皮细胞、中性多核粒细胞和淋巴细胞,并常见微脓肿样改变。真皮外层淋巴细胞和浆细胞浸润。黏膜病理改变与皮肤病变相似,但无皮肤角化病表现。皮肤活检在显微镜下观察,早期可见表皮角化过度、角化不全、棘细胞增多,伴有表皮突不规则延长和乳头上层变薄。真皮内可出现中性粒细胞,并游走于表皮细胞间。随着病情的发展,表皮棘细胞变性和溶解,可见不同程度的仅有细胞膜和细胞核的"海绵状细胞",偶见有脓肿。最后"海绵状细胞"可互相融合而形成大疱。真皮乳头层内有淋巴细胞浸润,间有散在的中性粒细胞浸润。

滑膜的病理改变早期为非化脓性炎症反应,尤其以富有血管组织的浅表部位最为显著,表现为滑膜充血。后期可见结缔组织细胞增生、坏死以及含铁血黄素沉着。另外还有慢性进行性关节病变,其组织学改变为软骨呈绒毛状肥厚,伴有血管翳形成及软骨下边缘腐蚀。

## 第四节　弥漫性结缔组织病

### 一、系统性红斑狼疮

系统性红斑狼疮(systemic lupus erythematosus, SLE)是一种比较常见的系统性自身免疫病。患者体内有以抗核抗体为主的多种自身抗体和广泛的小动脉病变及多系统受累。临床表现主要有发热、皮损(如面部蝶形红斑)及关节、肾、肝、心浆膜等损害,以及全血细胞减少。多见于年轻妇女,男女发病比例为1∶(6~9),病程迁延反复,预后差。

（一）病因和发病机制

本病的病因和发病机制不明，目前的研究主要集中在以下三个方面：

1. 免疫因素

患者体内有多种自身抗体形成，提示B细胞活动亢进是本病的发病基础。周围血中B细胞体外培养实验结果发现，其增殖能力较正常强8～10倍。

2. 遗传因素

遗传因素与本病的关系表现为：（1）在纯合子双胎中有很高的一致性（69%）。（2）SLE患者家属成员中发病的可能性明显增加。（3）北美白人中SLE与HLA-DR2、DR3有关，这可能是由于位于HLA D区的免疫反应基因（Ir）对抗原（包括自身抗原）所激发的免疫反应的程度有调节作用的缘故。

3. 其他

非遗传因素在启动自身免疫反应中亦起着一定的作用。这些因素包括：

（1）药物：盐酸肼屈嗪（hydralazine）、普鲁卡因胺（procainamide）等可引起SLE样反应，但停药后常可自愈。

（2）病毒：在实验动物NZB和NZB/WF1小鼠中的自发性SLE样病中发现C型病毒感染，在肾小球中可检出病毒抗原－抗体复合物。但在SLE病中病毒因素尚未能充分得到证实。

（3）性激素对SLE的发生有重要影响，其中雄激素似有保护作用，而雌激素则似有助长作用，故患者以女性为多，特别多发生在生育年龄，病情在月经期和妊娠期加重。

自身抗体及组织损害机制：本病患者体内有多种自身抗体，95%以上的患者抗核抗体阳性，可出现抗DNA（双股、单股）、抗组蛋白、抗RNA－非组蛋白、抗核糖核蛋白（主要为Smith抗原）、抗粒细胞、抗血小板、抗平滑肌等抗体，其中抗双股DNA和抗Smith抗原具有相对特异性，阳性率分别为60%和30%，而在其他结缔组织病的阳性率均低于5%。

抗核抗体并无细胞毒性，但能攻击变性或胞膜受损的粒细胞。一旦它与细胞核接触，即可使胞核肿胀，呈均质状一片，并被挤出胞体，形成狼疮（LE）小体。LE小体对中性粒细胞、巨噬细胞有趋化性（彩图8，见彩色插页），在补体存在时可促进细胞的吞噬作用。吞噬了LE小体的细胞为狼疮细胞（彩图9，见彩色插页）。在组织中，LE小体呈圆形或椭圆形，HE染色时苏木素着色而蓝染，故又称苏木素小体，主要见于肾小球或肾间质。一般仅在20%的患者可检见苏木素小体，为诊断SLE的特征性依据。

SLE的组织损害与自身抗体的存在有关，多数内脏病变是由免疫复合物所介导的（Ⅲ型变态反应），主要为DNA－抗DNA复合物所致的血管和肾小球病变，其次为特异性抗红细胞、粒细胞、血小板自身抗体经Ⅱ型变态反应导致相应血细胞的损害和溶解，引起贫血。

急性坏死性小动脉、细动脉炎是本病的基础病变，几乎存在于所有患者并累及全身各器官。活动期病变以纤维素样坏死为主。慢性期血管壁纤维化明显，管腔狭窄，血管周围有淋巴细胞浸润伴水肿及基质增加；有时，血管外膜成纤维细胞增生明显，胶原纤维增多，形成洋葱皮样结构，以脾中央动脉的变化最为突出；应用免疫组织化学方法可证实受累的血管壁中有免疫球蛋白、补体、纤维蛋白、DNA等存在，提示有抗原－抗体复合物机制的参与。

（二）病理变化

1. 肾脏

肾衰竭是SLE的主要死亡原因。SLE患者几乎均有不同程度的肾损害，约60%的病变以狼疮性肾炎为主要表现。常见的类型有系膜增生型（10%～15%）、局灶增生型（10%～15%）、弥漫增生型（40%～50%）和膜型（10%～20%）。各型狼疮性肾炎的病变类同于相应的原发性肾小球肾炎，各型病变间常有交叉，因此肾小球的病变呈多样性，晚期可出现典型的硬化性肾炎的表现。肾炎病变的发生主要基于肾小球中免疫复合物的沉积，可位于系膜区、内皮下和上皮下。其中弥漫增生型狼疮性肾炎中内皮下大量免疫复合物的沉积是 SLE 急性期的特征性病变。在弥漫增生型及膜型病例中，约半数病例在间质及肾小管基膜上亦有免疫复合物沉积，因此肾小球病变和间质的炎症反应在狼疮性肾炎中十分明显（彩图 10，见彩色插页）。苏木素小体的出现有明确的诊断意义。肾小球毛细血管丛节段性纤维素样坏死，伴系膜细胞增生，间质炎细胞浸润。

2. 皮肤

约 80% 的 SLE 患者有明显皮肤损害，以面部蝶形红斑最为典型，亦可累及躯干和四肢。镜下，表皮常有萎缩、角化过度、毛囊角质栓形成、基底细胞液化，表皮和真皮交界处水肿，基底膜、小动脉壁和真皮的胶原纤维可发生纤维素样坏死，血管周围常有淋巴细胞浸润。免疫荧光证实，真皮与表皮交界处有 IgG、IgM 及 C3 沉积，形成颗粒或团块状的荧光带，即“狼疮带”，可能是坏死上皮细胞释出的抗原与血循环中弥散出来的抗核抗体等自身抗体形成的免疫复合物，狼疮带的出现对本病有诊断意义。

3. 心脏

大约半数病例有心脏受累，心瓣膜非细菌性疣赘性心内膜炎（nonbacterial verrucous endocarditis 或 Libman-Sach endocarditis）最为典型，赘生物常累及二尖瓣或三尖瓣，其特点为：大小自 1mm 至 3 ~ 4mm，数目单个或多个不等，分布极不规则，可累及瓣膜之前后面或心腔之内膜或腱索（彩图 11，见彩色插页）。镜下，赘生物由纤维蛋白和坏死碎屑及炎症细胞构成，根部基质发生纤维素样坏死，伴炎细胞浸润，后期发生机化。

4. 关节

90% 以上的病例有不同程度的关节受累。滑膜充血水肿，有较多单个核细胞浸润。于紧接上皮浅表部位的结缔组织可出现灶性纤维素样坏死,但很少侵犯关节软骨等深部组织,因此极少引起关节畸形。

5. 肝脏

约25%的病例可出现肝损害,称狼疮性肝炎。可表现为汇管区及汇管区周围的单个核细胞浸润及附近肝细胞的碎屑状坏死等慢性活动性肝炎的典型病变,亦可仅有少量散在分布的小灶性坏死等轻微病变。

6. 脾脏

脾脏体积略增大,包膜增厚,滤泡增生颇常见。红髓中有多量浆细胞,内含IgG、IgM。最突出的变化是小动脉周围纤维化,形成洋葱皮样结构。

7. 淋巴结

全身淋巴结均有不同程度的肿大,窦内皮增生,其中有较多的浆细胞。小血管变化与脾脏内的小血管变化相同。

**二、口眼干燥综合征**

口眼干燥综合征(Sjogren syndrome)临床上表现为眼干、口干等,乃唾液腺、泪腺受免疫损伤所致。本病可单独存在,也可与其他自身免疫病同时存在,后者最常见的是类风湿性关节炎、SLE等。病变主要累及唾液腺及泪腺,其他外分泌腺(包括呼吸道、消化道腺体)也可受累。

(一) 病因和发病机制

本病的发病机制尚不清楚。由于常伴发SLE和类风湿性关节炎,提示本病的发生与免疫性损伤有关。患者B细胞功能过度,表现为多克隆高球蛋白血症和类风湿因子(RF)、抗核抗体、冷球蛋白及抗唾液腺抗体的形成。近年来发现,两种特征性抗核糖核蛋白成分的自身抗体(分别命名为抗SS-B和SS-A)在本病有很高的阳性率(60%、70%),对本病的诊断有参考价值。病灶处有大量B细胞及T细胞浸润,后者大多为T

辅助细胞,也有一部分为T杀伤细胞,提示亦有细胞免疫机制的参与。

（二）病理变化

唾液腺的组织学病变主要表现为腺管周围大量炎细胞浸润,主要是淋巴细胞和浆细胞,有时可形成淋巴滤泡,并有生发中心形成。伴腺管上皮增生,引起管腔阻塞。病变晚期腺泡萎缩、纤维化,被脂肪组织所替代。个别病例浸润的淋巴细胞形成淋巴瘤样结构,由于唾液腺的破坏而引起口腔黏膜干裂及溃疡形成。

泪腺的类似病变可导致角膜上皮干燥、炎症及溃疡形成。呼吸道、消化道受累可导致相应的鼻炎、喉炎、支气管炎、肺炎及萎缩性胃炎。肾脏可发生间质性肾炎,肾小管周围大量单个核细胞浸润,导致肾小管萎缩、纤维化。因肾小管功能损害而引起肾小管性酸中毒、磷酸盐尿等颇常见。

淋巴结肿大并有增生性变化,核分裂多,故又名假性淋巴瘤。值得提出的是,本病患者发生恶性淋巴瘤的机会较正常人高40倍。

**三、硬皮病**

硬皮病(scleroderma)又名进行性系统性硬化症(progressive systemic sclerosis),以全身许多器官间质过度纤维化为其特征。95%以上的患者均有皮肤受累的表现,但横纹肌及许多器官(消化道、肺、肾、心等)受累是本病的主要损害所在,病变严重者可导致器官功能衰竭,威胁生命。

（一）病因和发病机制

本病病因不明,其发病可能与以下因素有关:

1. 胶原合成增加

体外培养证实,患者成纤维细胞合成胶原的能力明显高于正常人,合成超过降解,导致大量胶原纤维积集。

2. Ⅳ型变态反应

在皮肤病变中有 T 细胞浸润，所分泌的淋巴因子及其刺激巨噬细胞分泌的因子可刺激成纤维细胞大量合成胶原。

3. 自身抗体

50% 的患者有轻度高丙种球蛋白血症及多种自身抗体，包括 RF、抗平滑肌抗体、抗核抗体等，可能由于抗原抗体免疫复合物沉积或内皮细胞毒作用造成小血管内皮细胞损伤、血栓形成、管壁纤维化、管腔狭窄，导致组织缺氧，从而引起纤维间质增生。

（二）病理变化

1. 皮肤

病变由指端开始，向心性发展，累及前臂、肩、颈、脸，导致关节活动受限。早期，受累的皮肤发生水肿，质韧。镜下主要表现为小血管周围淋巴细胞浸润，毛细血管内皮细胞肿胀、基膜增厚、管腔部分阻塞，间质水肿，胶原纤维肿胀，嗜酸性增强。随着病变的发展，真皮中胶原纤维明显增加，并与皮下组织紧密结合，表皮萎缩变平，黑色素增加，钉突和附属器萎缩消失，小血管增厚，玻璃样变。晚期，手指细而呈爪状，指关节活动受限，有时指端坏死甚或脱落，面部无表情，呈假面具状。

2. 消化道

约有 1/2 的患者消化道受累，黏膜上皮萎缩，固有层、黏膜下层、肌层被大量胶原纤维所取代，血管周单个核细胞浸润。病变以食管下 2/3 段最为严重，管腔狭窄，缺乏弹性。小肠、结肠也可受累。临床上患者出现吞咽困难、消化不良等症状。

3. 肾脏

叶间小动脉病变最为突出，表现为内膜黏液样变性，伴内皮细胞增生及随后的管壁纤维化、管腔明显狭窄，部分病例并有细动脉纤维素样坏死。临床上可出现高血压，与恶性高血压肾脏病变难以区别。约 50% 的患者死于肾衰竭。

4. 肺

弥漫性间质纤维化，肺泡扩张，胞泡隔断裂，形成囊样空腔，本病是造成蜂窝肺的重要原因之一。

**四、皮肌炎、多发性肌炎**

（一）病因和发病机制

1. 皮肌炎（dermatomyositis）

皮肌炎是一种主要累及横纹肌，以淋巴细胞浸润为主的非化脓性炎症病变，可伴有或不伴有多种皮肤损害。临床上以对称性肢带肌、颈肌及咽肌无力为特征，常累及多个脏器，亦可伴发肿瘤和其他结缔组织病。

本病的确切病因尚不清楚，一般认为与遗传和病毒感染有关。多发性肌炎和皮肌炎的发病有明显种族差异。非裔美国人发病率最高，黑人与白人的发病比例为（3～4）：1。儿童皮肌炎的发病率亚非较欧美高。本病在同卵孪生子和一级亲属中出现也提示它有遗传倾向性。

2. 多发性肌炎（multiple myositis）

多发性肌炎属于炎症性肌病，是一组以骨骼肌间质性炎变和肌纤维变性为特征的综合征。病变局限于肌肉时，称为多发性肌炎；若病变同时累及皮肤和肌肉，则称为皮肌炎。

虽然本病的病因及发病机制尚不十分清楚，但一般认为与自身免疫功能失调有关，如部分患者同时伴有风湿热、类风湿性关节炎、红斑狼疮、硬皮病等自身免疫性疾病。有研究证实，体液免疫和细胞免疫机制异常是导致发病的重要原因，许多患者血中可检测出特异性抗体，如抗肌球蛋白抗体、抗核抗体等，同时也存在T细胞大量激活现象，外周血CD4/CD8比值增高。此外，该病用皮质激素或其他免疫抑制剂治疗后部分患者症状好转或恢复正常，也说明免疫机制在发病中的作用。

（二）皮肌炎/多发性肌炎的病理改变

现将皮肌炎/多发性肌炎的病理改变归纳如下：

1. 肌肉改变

病变主要发生在横纹肌,有时也可见于平滑肌和心肌。肌肉广泛或部分受侵害,肌纤维初期肿胀,横纹消失,肌浆透明化,肌纤维膜细胞核增加,肌纤维分离、断裂。在进行性病变中,肌纤维可呈玻璃样、颗粒状、空泡状等,有时甚至坏死,有时可见钙质沉积。间质呈炎症性改变,血管扩张,内膜增厚,管腔狭窄,甚至栓塞,血管四周有淋巴细胞伴浆细胞和组织细胞浸润。

2. 皮肤改变

在初期水肿性红斑阶段,可见表皮角化,棘层萎缩,钉突消失,基底细胞液化,真皮全层黏液性水肿,血管扩张,四周主要为淋巴细胞浸润,有色素缺失。在进行性病变中,胶原纤维肿胀、均质化或硬化,血管壁增厚,皮下脂肪组织黏液样,钙质沉积,表皮进一步萎缩,皮肤附件亦萎缩。

## 五、结节性多动脉炎

结节性多动脉炎(polyarteritis nodosa)是全身动脉系统的疾病,表现为中小动脉壁的坏死性炎症。患者以青年人为多,有时也可发生在儿童及老人,男女之比为(2~3):1。病变各系统或器官的中小动脉均可受累,其中以肾脏(85%)、心脏(75%)、肝脏(65%)、消化道(50%)最为常见。此外,胰腺、睾丸、骨骼肌、神经系统和皮肤也可受累。

### (一) 病因和发病机制

病因和发病机制不明。动物实验提示,体液因素在本病的发生中起着重要作用。免疫荧光技术证实,人结节性多动脉炎血管壁中有免疫球蛋白和补体,有些还有 HBsAg,约 50% 的患者血清 HBsAg 或抗 HBs 阳性。

### (二) 病理变化

病变多呈节段性,以血管分叉处最为常见。肉眼观,病灶处形成直径 2~4 mm 的灰白色小结节,结节之间的血管壁外观正常。镜下,急性期表现为急性坏死炎症,病变从内膜和中膜内层开始,扩展至管壁全层及外膜周围,纤维素样坏死颇为显著,伴炎细胞浸润,尤以嗜酸粒细胞及中性粒细胞为多,继而有血栓形成。之后的进展是纤维增生,管壁呈结节性增厚,管腔机化阻塞和明显的动脉周围纤维化。值得注意的是,早期炎性坏死变化及后期胶原化可同时存在。病变的主要后果是缺血性损害和梗死形成。两个动脉壁的各层都有炎性细胞浸润,外膜尤为显著,中膜发生纤维素样坏死。

本病病变分布广泛,临床表现变异多端,患者常有低热、乏力、粒细胞增多以及多系统受累的症状,如血尿、肾衰竭、高血压、腹痛、腹泻、黑粪及周围神经炎等。病程快慢不一,经免疫抑制治疗,55%的患者可存活。

**六、Wegener 肉芽肿病**

肉芽肿性血管炎(granulomatosis with polyangiitis, GPA)既往被称为韦格纳肉芽肿(Wegener's granulomatosis, WG),是一种坏死性肉芽肿性血管炎,属自身免疫性疾病。该病病变累及小动脉、静脉及毛细血管,偶尔累及大动脉,其病理以血管壁的炎症为特征,主要侵犯上、下呼吸道和肾脏,通常以鼻黏膜和肺组织的局灶性肉芽肿性炎症开始,继而进展为血管的弥漫性坏死性肉芽肿性炎症。临床常表现为鼻和副鼻窦炎、肺病变和进行性肾衰竭,还可累及关节、眼、皮肤,亦可侵及眼、心脏、神经系统及耳等。治疗可分为3期,即诱导缓解期、维持缓解期与控制复发期。目前认为,未经治疗的GPA患者的预后较差。

(一) 病因和发病机制

本病的病因不明,由于有明显的血管炎,并于局部可检得免疫球蛋白和补体,提示其发病与Ⅲ型变态反应有关。但呼吸道出现的肉芽肿和坏死病变又提示可能与Ⅳ型变态反应有关,临床上应用细胞毒药物大多能使本病缓解。

(二) 病理变化

Wegener 肉芽肿病是一种少见病,具有以下特点:

1. 小血管急性坏死性脉管炎

可累及各器官的血管，以呼吸道、肾脏、脾脏最常受累。表现为小动脉、小静脉管壁的纤维素样坏死，伴弥漫性中性粒细胞和嗜酸粒细胞浸润。

2. 呼吸道肉芽肿性坏死性病变

可累及口、鼻腔、鼻旁窦、喉、气管、支气管和肺。病变为由大量聚集的单核巨噬细胞、淋巴细胞以及少量多核巨细胞、类上皮细胞、成纤维细胞组成的肉芽肿，中央可陷于成片凝固性坏死。肉眼常可见明显的肿块，表面则因坏死溃破而有溃疡形成。

3. 坏死性肾小球肾炎

表现为在局灶性或弥漫增生性肾小球肾炎的基础上，有节段性毛细血管袢的纤维素样坏死、血栓形成。如未经治疗，可发展为快速进行性肾炎，病情凶险，可出现进行性肾衰竭。

## 七、混合性结缔组织病（mixed connective tissue disease，MCTD）

1972 年，Sharp 等首先提出一种同时或不同时具有系统性红斑狼疮（SLE）、多发性肌炎（PM）、硬皮病（SSc）、类风湿性关节炎（RA）等疾病的混合表现，血中有高滴度效价的斑点型抗核抗体（ANA）和高滴度 U1 抗核糖核蛋白（U1-RNP）抗体的疾病，命名为混合性结缔组织病（MCTD）。多年来，尽管对 MCTD 是上述某个病的早期表现或为某病的亚型还是一独立的病种尚存争议，但多数学者仍接受了这一命名，因为无论从临床表现还是实验室抗体测定的特征上，确实存在一组表现如此的病症。MCTD 主要表现为雷诺现象、手指肿胀、皮疹、关节及肺部损害等病变，血中可检测到高滴度 ANA 及抗 U1-RNP 抗体。

（一）病因和发病机制

混合性结缔组织病的病因与自身免疫相关，即该疾病可能是在遗传免疫调节功能失调的基础上，对自身组织损坏、退化和变异的成分产生自身抗体，从而引起免疫病理过程。其理由如下：

（1）本病与自身免疫疾病中的系统性红斑狼疮、皮肌炎和系统性硬化症有很多共同表现。

（2）测得敏感而特异的高滴度抗 RNP 抗体，表皮基底膜处有 Ig 沉着，免疫荧光学检查有与系统性红斑狼疮相似的斑点型抗核抗体。

（3）抗核抗体几乎全部阳性，而且其他血清抗体如类风湿因子、抗核因子等也有部分阳性。

（4）在自身免疫疾病的代表性疾病系统性红斑狼疮患者的肾脏病变处，部分患者可查出抗 RNP 抗体。混合性结缔组织病的病因仍不清楚。

有报道提示，聚氯乙烯和硅可能与混合性结缔组织病的发生有关。研究发现，反转录病毒及流感病毒携带有与混合性结缔组织病的主要自身免疫原 U1-RNP 相同的氨基酸序列。B 细胞可识别这些病毒的氨基酸片段，将其呈递给 T 细胞，并由此介导自身反应性 T 细胞产生。这些 T 细胞可产生对 U1-RNP 及上述病毒的免疫反应。

混合性结缔组织病自身免疫异常表现在以下两个方面：①血清中出现抗 U1-RNP 等多种自身抗体，免疫球蛋白及免疫复合物增高；② 血管壁、肾脏、肌肉及唾液腺等组织中淋巴细胞及浆细胞浸润、免疫复合物及补体沉积。

混合性结缔组织病的发病可能与遗传因素有关。研究证明，人类白细胞抗原（HLA）-DRb1 * 0401、DRb4 * 0101、DQA1 * 0103 及 DQb1 * 0301 亚型携带者的混合性结缔组织病发病率增加。U1-RNP 抗体阳性率与 HLA-DR4 和 DR2 亚型有密切关系。进一步研究发现，HLA-DR4/DR2 分子 b 链抗原结合槽的第 26、28、30、31、32、70 和 73 位氨基酸完全相同，可能通过结合相同或结构相似的抗原诱导混合性结缔组织病的发生。

（二）病理改变

混合性结缔组织病的基本病理改变是中小血管内膜增殖及炎细胞浸润。本病的神经系统并发症为从中枢神经至末梢神经呈现出多样的临床表现，肌症状以四肢远端较为显著。肌活检可发现轻度的肌纤维坏死和肌束膜、肌内膜的单核细胞浸润。

（郭凌川）

# 第七章

## 常见自身抗体与风湿病

随着人们生活水平的提高及诊疗技术的进步，常见的急性或病因明确的疾病较易快速诊治，而一些病因不明、发病迟缓的慢性疾病（如风湿性疾病等）的诊断问题越来越突显出来。

风湿病是以皮肤、关节、血管及多系统损害为主或伴免疫功能异常，且可侵犯多个系统的一类疾病。其致病因素较为复杂，除物理、化学物质刺激及药物影响等外部因素外，还与遗传易感，免疫耐受功能下降或丧失导致机体将自体物质视为异己的内部因素有关。通常该类患者血清中存在不同水平的多种自身抗体，而且随着研究的深入，针对机体的自身抗体数量正在不断地上升。

自身抗体（autoantibody）是指抗机体自身组织、器官、细胞及细胞成分的抗体。目前，临床常见的自身抗体类别主要有：① 抗细胞内抗原的抗体，如 ANA、ANCA；② 抗细胞表面抗原的抗体，如针对淋巴细胞、单核细胞等表面抗原决定簇的抗体，可与多种抗原，包括 HLA 分子发生反应；③ 抗细胞外抗原的抗体，如类风湿因子、抗甲状腺球蛋白抗体、抗血浆成分抗体等。不同自身免疫性疾病患者（包括风湿性疾病）血液中基本上都伴有高效价、特征性的自身抗体（谱），自身抗体检测为临床确诊自身免疫性疾病提供了重要的依据，是临床诊断和监测自身免疫性疾病的重要手段。

目前，自身抗体常用的检测方法包括间接免疫荧光测定（IIF）法、免疫印迹（IBT）法、酶联免疫吸附（ELISA）法、免疫散

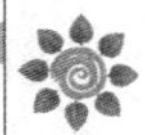

射比浊(immunoturbidimetric assays,ITA)法、化学发光(chemiluminescent immunoassay,CLIA)法、斑点金免疫渗滤(dot immunogold filtration assay, DIGFA)法、乳胶凝集(latex agglutination test,LAT)法、放射免疫(radioimmunoassay,RIA)法、双向免疫扩散(double Immunodiffusion ,DID)法和免疫斑点法(dot immunobinding assay, DIBA)等,它们各有不同的方法学特征。

## 第一节 抗核抗体测定

抗核抗体(anti-nuclear antibody,ANA)是最常出现于自身免疫性疾病患者血清中的一组自身抗体的总称,其靶抗原为真核细胞的核成分,广义上也包括某些细胞质和细胞骨架等成分。核染色质中的抗原有DNA、组蛋白、高活动组蛋白、DNA拓扑异构酶-1、增殖细胞核抗原(PCNA/cyclin)、RNA聚合酶-1以及核仁结构区相关蛋白等;核质中的抗原为核糖核蛋白,包括U1~U6 RNA、转运RNA(tRNA)、信使RNA(mRNA)、异质性细胞核RNA(hnRNA)以及许多其他的小RNA,即小的细胞核RNA(snRNA)与特定蛋白质的结合物,如U1、U2 、U4~U6-RNP(Sm抗原)、U1-nRNP和hnRNP等;核膜上的靶抗原主要有膜孔复合物(一组蛋白质)和核膜内层的板层素(lamins)。除此之外,在细胞质中也有一些核糖核蛋白,即小细胞质RNP(scRNP),如SS-A抗原。

**【标本采集】** 用非抗凝的真空采血管(黄头管)静脉采血3.0~4.0 mL,3000 r/min离心5 min,取上层血清0.5~1.0 mL,待检。

**【检测方法】** 采用IIF法、ELISA法等。国内外有相关试剂,按说明书规范操作。

**【方法学评价】** IIF法(现多采用Hep-2细胞片)存在灵敏

度较低的问题,但可以通过细胞核型预测疾病的发展方向,也可以做滴度半定量检测。

ELISA 法可以做定量和定性实验,试剂质量的好坏取决于所包被抗原的质量,包被天然抗原(如:Hela 细胞抗原)较重组抗原为好,主要原因是 ANA 的 ELISA 筛查试验要求抗原越多越好;IIF 法和 ELISA 法都是筛查实验。

另外,标本溶血可致结果假阳性;反复冻融样本会导致结合力下降,微孔板也是如此;孵育温度和时间、洗涤方式和时间、离子浓度及不同试剂批号等均可对测试结果产生不同程度的影响。

**【报告方式】** (1)定性试验:阴性、阳性、滴度。(2)定量分析。

**【临床意义】** (注:因各实验室须制定本实验室的参考值,因此本章节未列出定量数值!)

ANA 检测实际上是指总抗核抗体检测。它是临床上一个极其重要的筛选实验,ANA 阳性(高滴度)标志具有自身免疫性疾病的可能性。ANA 检测对风湿性疾病的诊断和鉴别具有重要意义。各种自身免疫性疾病 ANA 阳性率见表 7-1。

**表 7-1 各种自身免疫性疾病 ANA 阳性率**

| 疾 病 | ANA 阳性率 |
|---|---|
| 系统性红斑狼疮(SLE) | |
| 活动期 | 95% ~100% |
| 非活动期 | 80% ~100% |
| 药物性狼疮(DLE) | 95% ~100% |
| 混合性结缔组织病(MCTD) | 95% ~100% |
| 系统性硬化(SSc) | 70% ~90% |
| 干燥综合征(SS) | 60% ~80% |
| 多发性肌炎/皮肌炎(PM/DM) | 40% ~60% |
| 类风湿性关节炎(RA) | 30% ~50% |

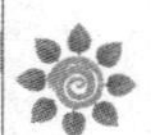

续表

| 疾　病 | ANA 阳性率 |
| --- | --- |
| 幼年类风湿性关节炎(JRA) | 20% ~40% |
| 非结缔组织病慢性活动性肝炎(CAH) | 10% ~20% |
| 重症肌无力(MG) | 10% ~20% |
| 慢性淋巴性甲状腺炎 | 10% ~20% |
| 正常人(尤其是老年人) | 5% ~10% |

底物:Hep-2 细胞片;阳性:滴度 >1∶40

**间接免疫荧光(IIF)法测定 ANA 的临床价值**　阳性者细胞核发黄绿色荧光,胞质不发荧光。阳性被测血清连续稀释后可测定效价。根据细胞核着染荧光的图像,可区分均质型、周边型、颗粒型和核仁型。用 Hep-2 细胞作为抗原片还可检出着丝粒型和核浆点型 ANA 等。

(1) 均质(homogeneous) 型: 又称弥散型,核呈均质染色,表现为核呈均匀、一致的荧光。此型与抗组蛋白抗体、抗 dsDNA 抗体和抗核小体抗体等有关,其对应抗原为富含赖氨酸、精氨酸的碱性 DNA 结合蛋白 H1、H2A、H2B、H3、H4 型组蛋白。此抗体又称 LE 因子,可引起 LE 细胞的形成。

(2) 核仁(nuclear)型: 仅核仁着荧光或核内呈现块状荧光。此型与针对核内核糖体、U3-RNP、RNA 聚合酶的抗体有关。当核仁与胞质同时着染荧光时,抗核内核糖体抗体阳性的可能性较大。

(3) 周边(peripheral) 型: 又称粗毛(shaggy)型、核膜(membranous)型。细胞核周围呈现荧光,主要针对膜孔复合物和板层素(lamins) 的抗核抗体,可能为 ds-DNA 和较少抗单链 DNA(抗 ss-DNA)、抗组蛋白抗体与相应核抗原结合引起,是围绕着分裂间期的核膜形成环状的荧光,而核的中心部位荧光相对较暗。

(4) 颗粒(particle)型或斑点(speckled)型: 细胞核内呈现

颗粒状荧光,表现为核内散布大小不等的着染荧光的颗粒或斑纹。此型相关的抗体为抗 U1-nRNP、抗 Sm、抗 Scl-70、抗 SS-B(La)、抗 SS-A(Ro)、抗 Ki、抗 Ku 以及其他非组蛋白抗体。

核内非组蛋白核蛋白质有数百种,因此待测血清如呈现此型图谱,应进一步做有关特异性抗体的检查。此型 ANA 多见于混合性结缔组织病(MCTD),且滴度较高;也见于 SLE 和60%以上的进行性全身性硬化(PSS)患者。

(5)核浆点型或着丝粒型:为细胞核浆产生的大小相同的细颗粒状荧光。抗着丝粒抗体阳性时,间期细胞(Hep-2 细胞)的荧光颗粒均匀地分布于细胞核(通常每个细胞核为 46 个或 92 个着丝粒)。

## 第二节 抗 DNA 抗体测定

抗 DNA 抗体可分为两种基本类型:抗双链 DNA 或天然 DNA(double-stranded DNA, dsDNA 或 nDNA)抗体和抗单链或变性 DNA(single-stranded DNA, ssDNA)抗体。抗 dsDNA 抗体的反应位点位于 DNA(外围区)脱氧核糖磷酸框架上,而抗 ssDNA抗体的靶位主要是嘌呤及嘧啶碱基多聚体。

**【标本采集】** 用非抗凝的真空采血管(黄头管)静脉采血 3.0~4.0 mL,3000 r/min 离心 5 min,取上层血清 0.5~1.0 mL 待检。

**【检测方法】** 采用 IIF、ELISA、DIGFA、IBT 等方法。国内外有相关试剂,按说明书规范操作。

**【方法学评价】** 一般来说,ELISA 法的敏感性优于荧光法,但荧光法的特异性优于 ELISA 法;ELISA 法可以定量。国内主要以 IIF 法和 DIGFA 法为主。

其他影响因素同 ANA 测定。

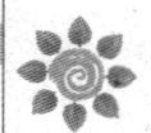

**【报告方式】** （1）定性试验：阴性、阳性、滴度。（2）定量分析。

**【临床意义】** 抗 ds-DNA 抗体主要见于 SLE，是目前公认的 SLE 高度特异性抗体，被列入 SLE 诊断标准之一，可用于监视 SLE 病情变化、SLE 疾病活动期判断、药物治疗效果观察等；抗 dsDNA 抗体直接与肾小球细胞内 DNA 结合或与循环中 DNA 结合形成免疫复合物沉积于肾小球基底膜，故与狼疮性肾炎密切相关，特别是当血清补体 C3、C4 水平降低时；抗 dsDNA 抗体与 SLE 疾病活动指数（SLEDI）关系密切，其抗体效价随疾病的活动缓解而升降（表 7-2）。

**表 7-2　SLE 与非 SLE 患者抗 ds-DNA 抗体阳性率**

| 疾病 | 抗 ds-DNA 抗体阳性率 |
| --- | --- |
| 活动性 SLE（肾型或非肾型） | 60% ~90% |
| 非活动性 SLE | 80% ~100% |
| 非 SLE 或正常人 | 小于 30% 或阴性 |

抗 ss-DNA 抗体即抗单链（变性）DNA 抗体。它不仅存在于 SLE 患者体内，也可以存在于非 SLE 的其他疾病患者体内，包括炎症性疾病、慢性活动性肝炎、药物性 SLE、硬皮病等。虽然它在致病性方面与抗 ds-DNA 相同，但特异性差，对 SLE 的诊断价值较小。

## 第三节　抗可提取的核抗原抗体测定

通常核抗原有三个组成部分：DNA、组蛋白、可溶性核抗原。后者是指可溶于盐溶液（生理盐水或磷酸盐缓冲液）而被提取的多肽抗原，故名可提取性核抗原（extractable nuclear antigen，ENA）。ENA 抗体就是机体针对核内可提取性核抗原的一

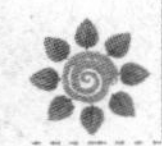


种自身抗体，目前报道有数十种，主要为抗核糖核蛋白抗体(RNP)和酸性核蛋白(Sm)抗体。通常将待检血清与ENA进行对流免疫电泳后，根据沉淀线有无及其性质判定有无抗ENA抗体。

**【标本采集】** 用非抗凝的真空采血管(黄头管)静脉采血3.0～4.0 mL，3000 r/min离心5 min，取上层血清0.5～1.0 mL待检。

**【检测方法】** 采用IIF法、对流电泳法(counter immune electrophoresis)、DID法、ELISA法等。国内外有相关试剂，按说明书规范操作。

**【方法学评价】** 荧光法(现多采用Hep-2细胞片)存在灵敏度较低的问题，但可以通过细胞核型预测疾病的发展方向，也可以做滴度半定量检测；ELISA法灵敏度较高，但试剂质量的好坏取决于所包被抗原的质量，包被抗原多以重组单项混合抗原为主；IIF法和ELISA法都是筛查实验。

其他影响因素同ANA测定。

**【报告方式】** (1)定性试验：阴性、阳性、滴度等。(2)定量试验。

**【临床意义】** ENA是指可溶于盐溶液(生理盐水或磷酸盐缓冲液)而被提取的核物质中一类蛋白质抗原的总称，主要包括Sm、U1-RNP、SS-A、SS-B、Scl-70、Jo-1、P0等，属于酸性核蛋白(不含组蛋白)。ENA抗体的检测对自身免疫性疾病有很重要的筛查意义。

### 一、抗Sm抗体测定

该抗体是以一位病人的名字(Smith)来命名的。已知Sm是核内小核糖体蛋白(SnRNP)，含有除U3-RNA外的所有U族RNA。其抗原决定簇主要在与U1、U2、U4～U6 RNA连接的B和D蛋白多肽上，已知蛋白多肽的分子量B(29 kD)、B(28 kD)、D(16 kD)。

**【标本采集】** 同抗ENA抗体测定。

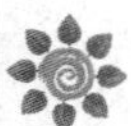

**【检测方法】** 同抗 ENA 抗体测定。

**【方法学评价】** 传统的 DID 法检测敏感性较低,同时存在抗原纯度的问题;IIF 法用 Hep-2 细胞片,荧光模式:核浆呈粗颗粒着色,有时伴有细小核点,核仁及胞质呈阴性。ELISA 法、IB 法检测 Sm 抗体多包被的是天然的或生物合成多肽(如:SmD1)。国内主要以 ELISA 法和 IB 法为主。

其他影响因素同 ANA 测定。

**【报告方式】** (1)定性试验:阴性、阳性。(2)定量分析。

**【临床意义】** Sm 抗体是系统性红斑狼疮(SLE)的标记性抗体,但目前主要用的是天然提纯的 Sm 抗原检测,对 SLE 患者的阳性率为 30%,特异度可达到 99%。

国外有选用 SmD1 抗原(生物合成多肽,氨基酸 83 ~ 119)来检测 Sm 抗体,在确保高特异性的同时,用 SmD1 检测 Sm 抗体对于 SLE 患者的阳性率可达到 70%[1]。同时,Sm 和 nRNP 是同一分子复合物(RNA -蛋白颗粒)中的不同抗原位点,其中的 RNA 富含尿嘧啶核苷(U1、U2、U4 ~ U6),如前述,Sm 含有 U1、U2 和 U4 ~ U6,而 nRNP(U1-RNP)仅含 U1-RNA。从理论上讲,测得抗 Sm 抗体的同时,也应测得抗 U1-RNP;而测得抗 U1-RNP 则抗 Sm 抗体亦可为阴性。临床经验总结抗 Sm 抗体阳性均伴有抗 U1-RNP 抗体,而抗 U1-RNP 抗体可以单独存在。

抗 U2-RNP 抗体在系统性硬化症伴多发性肌炎的重叠综合征中阳性频率较高。银屑病及有雷诺现象的患者也可呈阳性。抗 U3-RNP 抗体常与系统性硬化相关,且常伴有原发性肺动脉高压及骨骼肌和小肠受累。

### 二、抗 nRNP 抗体测定

抗 nRNP(nuclear RNP)抗体是一组自身抗体,以抗核内的核糖核蛋白而得名。临床上应用较多的是 U1-RNP 抗体。通常又把 nRNP 称为 U1-RNP。U1-RNP 由 U1-RNA 和 9 种不同的蛋白质组成。具有抗原性蛋白的分子量有 70 kD、30 kD(A)和 22

kD(C)。抗 U1-RNP 抗体在混合性结缔组织病中几乎均为阳性,且其滴度很高;在其他结缔组织病中阳性率低且滴度低;它是区分结缔组织病和非结缔组织病的指标。抗 U1-RNP 抗体阳性的患者常有双手肿胀、雷诺现象、肌炎和指(趾)端硬化。有人认为,抗 U1-RNP 抗体阳性的 SLE 患者,如抗 dsDNA 抗体阴性,则肾病发生率较低;若与抗 dsDNA、抗 Sm 抗体同时存在,则发生狼疮性肾炎的可能性较大。

**【标本采集】** 同抗 ENA 抗体测定。

**【检测方法】** 同抗 ENA 抗体测定。

**【方法学评价】** 传统的 DID 法检测敏感性较低,另存在抗原纯度的问题;IIF 法用 Hep-2 细胞片,荧光模式:核浆呈粗颗粒着色,有时伴有细小核点,核仁及胞质呈阴性。ELISA 法、IBT 法检测 snRNP 抗体多包被的是天然的(snRNP/Sm)或生物重组抗原(如:U1-RNP)。国内主要以 ELISA 法和 IBT 法为主。

其他影响因素同 ANA 测定。

**【报告方式】** (1) 定性试验:阴性、阳性。(2) 定量分析。

**【临床意义】** 以抗核内的核糖核蛋白(nRNP)得名。目前已发现的有抗 U1-RNP 抗体、抗 RNP 抗体、抗 U4/U6-RNP 抗体、抗 U5-RNP 抗体、抗 U11-RNP 抗体等。抗 snRNP 抗体在混合性结缔组织病(MCTD)中有很高的检出率,抗 RNP 抗体阳性的患者通常抗 DNA 抗体阴性,肾脏受累较少。其和抗 dsDNA 抗体、抗 Sm 抗体同时存在,则发生狼疮性肾炎的可能性较大。但因为 snRNP 抗原成分较为复杂,反映出特异性不够的问题;比如:Sm 抗体是 SLE 的标记物抗体,用天然的 snRNP/Sm 抗原在检测中 Sm 抗体阳性总是伴随着 snRNP 抗体的检出;U2-RNP 可以在 15% 的 SLE 患者中检出,U4/U6-RNP 可以在干燥综合征患者中检出,U11-RNP 可以在系统性硬皮病患者中检出等。而真正 100% 针对混合性结缔组织病的只有 U1-RNP 抗体,用 U1-RNP 重组抗原检测混合性结缔组织病特异度接近 100%,而

且与Sm抗体的检出与否无关。高滴度的抗U1-RNP抗体是诊断混合性结缔组织病的重要血清学依据。据报道,德国IMTEC公司首家应用基因重组技术制备出U1-snRNP特异性成分A、C和70 kD蛋白作为检测抗原,只有上述三种蛋白同时阳性,才能判为阳性,使抗U1-snRNP抗体检测结果不受Sm抗体干扰。

**三、抗SS-A和SS-B抗体测定**

由于该抗体与干燥综合征(Sjogren syndromes)相关,故取名为SS-A,也有人取名于最早检测到的病人名字Ro。SS-A与Ro的抗原性、生化特点一致。SS-A是含有Y-YRNA的蛋白质,更多存在于胞质内。在以鼠肝为底物的ANA检测中,抗SS-A抗体常呈阴性反应,而以Hep-2细胞为底物,则ANA为阳性。另有一种与干燥综合征相关的抗体,称为SS-B,也有人将SS-B抗体以病人的名字La或Ha命名。SS-B是RNA多聚酶转录中的小RNA磷酸蛋白质。

**【标本采集】** 同抗ENA抗体测定。

**【检测方法】** 同抗ENA抗体测定。

**【方法学评价】** 传统的DID法检测敏感性较低,ELISA法、IBT法较DID法敏感;IIF法用Hep-2细胞片,SS-A与SS-B荧光模式相同:间期细胞核呈细小颗粒型着色,核仁不着色,分裂期染色质阴性。IBT法检测SS-A抗体具有52 kD和60 kD两个显色带。国内主要以ELISA法和IBT法为主。

其他影响因素同ANA测定。

**【报告方式】** (1)定性试验:阴性、阳性。(2)定量分析。

**【临床意义】** 抗SS-A和SS-B抗体为干燥综合征(SS)的标记性抗体,抗SS-B抗体较抗SS-A抗体诊断SS更为特异。抗SS-A抗体常伴随SS-B抗体同时出现。近年来发展的免疫印迹检测中的抗SS-A与分子量为60 kD和52 kD的两条蛋白多肽发生反应。有人认为,60 kD的多肽在SLE中较SS更为多见。抗SS-B与分子量为48 kD、47 kD、45 kD的三条蛋白多肽反应,但 48 kD 更具有特异性。如上所述，抗 SS-A 和抗 SS-B 与 SS 有关。在原发性 SS 病人中，抗 SS-A 和抗 SS-B 阳性率分别为 60% 和 40%，但在其他结缔组织病人中，这两种抗体亦可存在。

SS-A 是小分子细胞质核糖核蛋白（scRNPs），是蛋白和小分子核糖核酸形成的复合物。抗 SS-A 抗体主要见于原发性干燥综合征，阳性率高达 60% ~75%。抗 SS-A 抗体在新生儿红斑狼疮的发生率几乎是 100%，该抗体通过胎盘传递给胎儿可引起炎症反应并且可引起先天性新生儿心脏阻滞。此外，抗 SS-A 抗体常与亚急性皮肤性红斑狼疮、ANA 阴性狼疮临床现象相关联。

抗 SS-B 抗体较抗 SS-A 抗体诊断干燥综合征更为特异。在临床上，所谓 ANA 阴性的 SLE 病人，大多有抗 SS-A 抗体。进一步的研究还表明，抗 SS-A 和抗 SS-B 抗体阳性可造成新生儿狼疮及婴儿心脏传导阻滞等先天性心脏病。抗 SS-A 和抗 SS-B 抗体常与血管炎、淋巴结肿大、白细胞减少、光过敏、皮损、紫癜等临床症状相关。相关疾病史患者抗 SS-A 抗体、抗 SS-B 抗体阳性率分别如表 7-3、表 7-4 所示。

**表 7-3 相关疾病史患者抗 SS-A 抗体阳性率**

| 相关疾病 | 抗 SS-A 抗体阳性率 |
| --- | --- |
| 原发性 SS | 40% ~95% |
| SLE | 20% ~60% |
| RA | 3% ~10% |
| 硬化症（SSc） | 24% |
| PBC | 20% |
| 新生儿红斑狼疮（NLE） | 90% |

**表 7-4　相关疾病史患者抗 SS-B 抗体阳性率**

| 相关疾病 | 抗 SS-B 抗体阳性率 |
|---|---|
| 原发性 SS | 65% ~85% |
| SLE | 10% ~15%(多为 SLE 合并 SS) |

注：抗 SS-A 两种蛋白质(52 kD 和 60 kD)的抗体均见于 SS 及 SLE。但单独出现 52 kD 抗体更多见于 SS 中，而只出现抗 60 kD 抗体则更多见于 SLE，尤其是亚急性皮肤型狼疮(SCLE)和 NLE。

**四、抗 α-胞衬蛋白抗体测定**

α-胞衬蛋白(α-fodrin)多肽是细胞骨架的主要组成成分。可参与细胞连接、运动及信号传导等多种正常生理活动。完整的 α-胞衬蛋白的相对分子质量为 240 kD，由 560 个氨基酸构成，其中包括 5 个由 106 个氨基酸组成的谱蛋白重复单位，每个重复单位的氨基酸序列形成 3 个 α 螺旋结构。α-胞衬蛋白与相对分子质量为 235 kD 的 β-胞衬蛋白结合在一起形成异二聚体。异二聚体彼此连接形成同形异源四聚体，共同“锚”在胞浆膜上，并与肌动蛋白、钙调节蛋白和微管紧密结合。唾液腺内的 α-胞衬蛋白与离子通道和离子泵密切相关，可控制腺体分泌。

**【标本采集】** 同抗 ENA 抗体测定。

**【检测方法】** 采用 ELISA 法等测定。

**【方法学评价】** 其他影响因素同 ANA 测定。

**【报告方式】** 定量分析。

**【临床意义】** 抗 α-胞衬蛋白抗体阳性率 SS 患者高于 SLE 和 RA 患者。在 SS 患者中，抗 α-胞衬蛋白抗体的敏感度高于抗 SS-A、抗 SS-B 抗体和 ANA。而特异度与抗 SS-A、抗 SS-B 抗体相近。

**五、抗核糖体抗体测定**

抗核糖体抗体(anti-ribosomal antibodies，抗 rRNP)是由 Elkon 等和 Francoeur 等于 1985 年分别报道的，又称抗 rRNP 抗体和抗核糖体 P 蛋白，或者称为抗 Rib1 抗体。靶抗原为细胞质中 60S 核糖体大亚基上 3 个磷酸化蛋白。Hep-2 细胞常表现为胞质核仁荧光谱型。rRNP(ribosome RNP)与 nRNP 抗原性不同,它是主要存在于胞质中的一种磷酸蛋白。

**【标本采集】** 同抗 ENA 抗体测定。

**【检测方法】** 同抗 ENA 抗体测定。

**【方法学评价】** IIF 法所用 Hep-2 细胞为抗原片;荧光染色型为细胞胞质内致密的斑点状或均匀着染,细胞核内也有,但较胞质弱。ELISA 法和 IBT 法多以提纯或重组的核糖体 Po 蛋白为包被抗原检测 rRNP 抗体。

其他影响因素同 ANA 测定。

**【报告方式】** (1) 定性试验:阴性、阳性。(2) 定量分析。

**【临床意义】** rRNP 抗体是 SLE 的血清高特异性抗体,阳性率为 10% ~40%。如仅有抗 rRNP 抗体阳性的 SLE 患者,ANA 常为阴性;rRNP 抗体存在种族差异性,中国人 SLE 患者的阳性率为 38%。SLE 患者出现 rRNP 抗体与中枢神经系统、肝脏或肾脏受累相关;具有脑炎和精神病症状的 SLE 患者,抗 rRNP 抗体的敏感度为 56% ~90%。抗 rRNP 抗体与抗 dsDNA 抗体的消长相平行,但与抗 dsDNA 抗体不同的是,它不会随病情好转立即消失,可持续 1 ~2 年后才转阴。

对于仅有 rRNP 抗体阳性而 ANA 阴性的病人,应密切随访,若干年后可能发展为典型的 SLE。

### 六、抗 Scl-70 抗体测定

Douvas 等于 1979 年报告硬皮病患者血清中有一种抗核抗体,其靶抗原为细胞核中的一种非组蛋白蛋白质,因在十二烷基硫酸钠-聚丙烯酰胺凝胶电泳(SDS-PAGE)中移动的分子量为 70 kD,因其主要见于硬皮病,故取名为抗 Scl-70 抗体。1986 年,Shero 等证实,Scl-70 的本质是 DNA 拓扑异构酶 - I,其天然分子量为 100 kD,70 kD 的抗原为其降解片段。

**【标本采集】** 同抗 ENA 抗体测定。

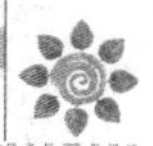

【检测方法】 同抗 ENA 抗体测定。

【方法学评价】 IIF 法用 Hep-2 细胞片，荧光图形为核仁颗粒型着色，核浆内有致密颗粒型着色；ELISA 法和 IBT 法主要是应用天然提纯的或重组来源的抗原包被，但重组来源的抗原更好，其灵敏度为 61%，特异度为 98%。

其他影响因素同 ANA 测定。

【报告方式】 (1) 定性试验：阴性、阳性。(2) 定量分析。

【临床意义】 抗 Scl-70 抗体主要见于全身性进行性硬化症（PSS）中的弥漫型，是该病的标志性抗体，其阳性率为 25% ~ 70%，但有较高的特异性，抗 Scl-70 阳性硬化症（SD）患者发生肺间质变的危险性较抗 Scl-70 阴性的 SD 患者增加 10 多倍。抗 Scl-70 抗体似与心、肾受累无关。阳性率的差异可能与免疫扩散法所用可提取性核抗原（ENA）的浓度不同以及选择的病例类型不同有关，在重型弥漫型硬皮病患者可高达 75%，在 CREST 综合征患者抗 Scl-70 检出率仅 4% ~ 11%。此抗体阳性者抗着丝粒抗体多为阴性。局限型硬皮病患者此抗体的检出率很低，仅 20% 左右。在其他结缔组织和非结缔组织病偶有阳性。另抗 Scl-70 抗体与恶性肿瘤明显相关，而正常人均阴性。本抗体有较高的特异性，是系统性硬化的标记抗体。

Scl-70 是系统性硬化（SSc）的血清学特异性抗体。对诊断 SSc 的特异度为 100%，敏感度为 40%。Scl-70 抗体被视为预后不良的指标。相关疾病患者的抗 Sd-70 抗体阳性率如表 7-5 所示。

**表 7-5 相关疾病患者的抗 Scl-70 抗体阳性率**

| 相关疾病 | 抗 Scl-70 抗体阳性率 |
|---|---|
| 未经选择的系统性硬化（SSc） | 25% ~40% |
| 重症弥漫型 PSS | 75% |
| CREST 综合征 | 13% |
| PM/Scl 重叠综合征 | 12% |
| 局限性硬皮病患者 | 0 |

## 七、抗 Jo-1 抗体测定

Jo-1 抗原是组氨酰 tRNA 合成酶在胞质中以小分子核糖核蛋白(scRNPs)形式出现的。体外实验中,抗 Jo-1 可以抑制酶活性,抗原是亚基分子量为 $50 \times 10^3$ kD 的二聚体。抗 Jo-1 在多发性肌炎和皮肌炎中的阳性率为 20% ~40%。抗 Jo-1 阳性典型患者的三联征为:(1) 多发性肌炎;(2) 多关节滑膜炎、关节痛、非侵袭性变性关节炎、腱鞘炎;(3) 肺泡纤维化或肺纤维化。硬皮病相关症状也偶见与其相关。这组综合征被命名为 Jo-1 综合征或抗合成酶综合征;后者源于抗氨基酰- tRNA 合成酶的其他抗体也有同样的临床症状。抗 Jo-1 阳性对这几种综合征或至少其中一种的预测价值大于 95%;一般来说,抗体的产生早于症状。抗 Jo-1 极少在儿童中查及,90% 以上抗 Jo-1 阳性的白种人患者具有 HLA-DR3。

**【标本采集】** 同抗 ENA 抗体测定。

**【检测方法】** 同抗 ENA 抗体测定。

**【方法学评价】** IIF 法为常用的筛查方法,用 Hep-2 细胞片,荧光特征为细胞质内有斑点状荧光颗粒,细胞核核浆内也显示明显的斑点状颗粒,分裂期细胞在染色质周围显示散在的细颗粒。以重组组氨酰 tRNA 合成酶(HRS)为抗原包被的 ELISA 法和 IBT 法是快速、简单的测定方法。

其他影响因素同 ANA 测定。

**【报告方式】** (1) 定性试验:阴性、阳性。(2) 定量分析。

**【临床意义】** Jo-1 抗体为多发性肌炎/皮肌炎(PM/DM)的血清标记性抗体,在 PM/DM 中的阳性率为 20% ~30%(在 PM 中阳性率为 40%,DM 中为 5%),特异度大于 95%。抗体效价与疾病的活动性相关,与患者的肌酸激酶水平及肌炎活动的临床指标有关。Jo-1 抗体阳性多伴有间质性肺部疾病(ILD)和多关节炎或关节疼。

在合并肺间质变的 PM/DM 患者中,抗 Jo-1 抗体高达 60%,

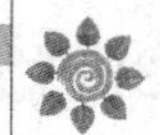

临床上还发现以急性发热、对称性关节炎、“技工手”、雷诺现象、肌炎合并肺间质变的患者抗 Jo-1 抗体常呈阳性，有人称之为“抗 Jo-1 抗体综合征”。

**八、抗 PM-1(PM-Scl)抗体测定**

抗 PM-1(PM-Scl)抗体因疾病多发性肌炎(PM)而命名。该抗体主要存在于 PM 和 SD 相叠的患者，其抗原为分子量 110～120 kD 的多种蛋白。

**【标本采集】** 同抗 ENA 抗体测定。

**【检测方法】** 同抗 ENA 抗体测定。

**【方法学评价】** DID 法和 IIF 法为常用的筛查方法，IIF 法用 Hep-2 细胞片，荧光特征为核浆弱均质型，而核仁呈强均质型着色；以重组 PM-Scl 100 kD 蛋白为抗原包被的 ELISA 法和 IBT 法是快速、简单的测定方法。

其他影响因素同 ANA 测定。

**【报告方式】** (1) 定性试验：阴性、阳性。(2) 定量分析。

**【临床意义】** 抗 PM-Scl 抗体多见于多发性肌炎/硬皮病(PM/SD)重叠综合征患者，检出率为 50%；在单独的 PM 患者中阳性率为 8%，单独的 SD 患者中阳性率为 2%～5%；抗 PM-Scl 抗体阳性的 SD 患者常合并肌炎。即使肌炎症状不明显，也可见到肌酶升高。与其他 ANA 阳性患者相比，抗 PM-Scl 抗体阳性的患者更容易发生严重的肌肉、肌腱与肾脏损害。

**九、抗着丝粒抗体测定**

着丝粒(centromere)即着丝点，是染色体中一个狭小区段结构，是纺锤丝在染色体上的附着点。在细胞分裂前，每一条染色体由基因完全相同的两条染色单体组成，它们在着丝粒处结合在一起，在有丝分裂中又借此分别与纺锤体两极的牵引丝相连，将两条染色单体向它们相应的中心粒方向牵拉。着丝粒抗原由 3 种着丝粒蛋白(Cen P)组成，即 Cen P-A(17 kD)、Cen P-B(80 kD)、Cen P-C(140 kD)。Cen P-A 是着丝粒特异的核心组蛋白，可能在染色体着丝粒的包装和功能中有直接作用;Cen P-B 是着丝粒抗原的主要成分,是一种 DNA 结合蛋白,富含 α 卫星 DNA(又称随体 DNA),集中于分裂的染色体和分裂间期的细胞核内;Cen P-C 是着丝粒抗原中的大分子量蛋白,作用不明。在分裂细胞中,着丝粒抗原与浓缩染色体分离;而在细胞分裂间期,抗原存在于浓缩染色体上;在伸展的单个染色体上;抗原定位于染色体主缢痕区。

**【标本采集】** 同抗 ENA 抗体测定。

**【检测方法】** 同抗 ENA 抗体测定。

**【方法学评价】** 应用分裂细胞染色体为抗原基质的 IIF 法检测抗着丝粒抗体(ACA)效果较佳(如 Hep-2 细胞);ACA 荧光染色型为散点型。ELISA 法和 IBT 法多以提纯或重组的着丝粒蛋白 B(Cent P-B)为包被抗原检测的主要是靶抗原着丝粒蛋白 B 抗体。其他影响因素同 ANA 测定。

**【报告方式】** (1) 定性试验: 阴性、阳性。(2) 定量分析。

**【临床意义】** 抗着丝粒抗体是硬皮病的血清特异性抗体。硬皮病中的良性变异型 CRES 综合征阳性率可达 80%。抗着丝粒抗体在不同疾病中的阳性率分别为:CREST 17% ~96%,弥散型硬皮病 8% ~12%,雷诺现象 20% ~29%,MCTD 7%,SLE 小于 5%,其他 CTD 为 0。

抗着丝粒抗体阳性的 CREST 患者皮肤和内脏受累的情况要比抗体阴性者轻。在全身性进行性硬化症(PSS)患者,抗着丝粒抗体的阳性率为 22% ~36%。

**十、抗核小体抗体测定**

核小体(nucleosome)是染色质最基本的亚结构,它由 146 个碱基对组成的 DNA 链缠绕 8 个组蛋白分子(2 个 H2A-H2B 杂二聚体之间夹着 2 个杂二聚体(H3-H4)2 圈构成的核心和核心外的组蛋白 H1 与连接的 DNA(约 60 个碱基对)组成。

**【标本采集】** 同抗 ENA 抗体测定。

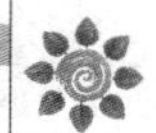

**【检测方法】** 同抗 ENA 抗体测定。

**【方法学评价】** ELISA 法、IBT 法检测核小体抗体多包被的是天然提纯的核小体抗原。国内主要以 ELISA 法和 IBT 法为主。

其他影响因素同 ANA 测定。

**【报告方式】** (1)定性试验:阴性、阳性。(2)定量分析。

**【临床意义】** 抗核小体抗体是 SLE 新的诊断指标。在 SLE 中的诊断敏感度为58%~71%,特异度为97%~99%。抗核小体抗体多见于活动性 SLE,特别是狼疮性肾炎。

**十一、抗 Ku 抗体测定**

抗 Ku 抗体(ku autoantibody,Ku;也称抗 P70/P80 抗体)为 DNA 结合蛋白含 70 kD 和 82 kD 两个亚单位的异二聚体;只有两条带同时出现时,才能判断为阳性。20%~30%的硬皮病/多肌炎患者可检测到,SLE 的检出率较低。

**【标本采集】** 同抗 ENA 抗体测定。

**【检测方法】** 同抗 ENA 抗体测定。

**【方法学评价】** IIF 法为常用的筛查方法,用 Hep-2 细胞片,荧光特征为分裂间期细胞的核质、核仁呈现均质斑片状着色,分裂期细胞浓缩的染色体区为阴性,染色体区外围呈细颗粒型着色;ELISA 和 IBT 法是快速、简单的测定方法。

其他影响因素同 ANA 测定。

**【报告方式】** (1)定性试验:阴性、阳性。(2)定量分析。

**【临床意义】** Ku 抗体是多发性肌炎/系统性硬化(PM/SSc)重叠综合征的特异性抗体。阳性率为30%,特异度为99%。Ku 抗体阳性的 PM/SSc 患者的预后较好。

**十二、抗 Mi-2 抗体测定**

抗 Mi-2 抗体(Mi-2 autoantibody)是特发性炎性肌病的肌炎特异性抗体(myositis specific antibodies,MSAs)之一,由 Reichlin 于1976 年在肌炎患者血清中首次发现该自身抗体,因而取名为

Mi 抗体。以牛胸腺提取物为抗原的免疫双扩散法检测发现，Mi 抗体有两型，Mi-1 型抗体仅在低浓度抗原中可检测到，而 Mi-2 则仅在高浓度抗原中能检测到。研究认为，它和皮肌炎（dennatomyositis，DM）的皮肤损害密切相关。但国内外系统研究其临床和病理学特征的报道较少。

**【标本采集】** 同抗 ENA 抗体测定。

**【检测方法】** 同抗 ENA 抗体测定。

**【方法学评价】** DID 法和 IIF 法为常用的筛查方法。IIF 法用 Hep-2 细胞片，荧光特征为细胞核呈强的细颗粒着色，核仁呈弱阳性染色，胞质则完全阴性。抗 Mi-2 抗体阳性通常为高滴度（大于 1 ∶ 640）。ELISA 法和 IBT 法是快速、简单的测定方法。

**【报告方式】** （1）定性试验：阴性、阳性。（2）定量分析。

**【临床意义】** 抗 Mi-2 自身抗体是皮肌炎的特异性血清学标志（大于97%）。在20%的皮肌炎患者血清中能被检测到，它是急性发病的标志，预后良好，治疗效果佳。

相关疾病患者与正常人的 Mi-2 抗体阳性率如表 7-6 所示。

**表 7-6　相关疾病患者与正常人的 Mi-2 抗体阳性率**

| 相关疾病 | Mi-2 抗体阳性率 |
|---|---|
| 成人皮肌炎（DM） | 15% ~25% |
| 幼年型皮肌炎（DM） | 10% ~15% |
| 多发性肌炎/皮肌炎（PM/DM） | 5% ~10% |
| 多发性肌炎（PM） | ＜3% |
| 正常人及其他结缔组织病患者 | 0 |

注：Mi-2 抗体阳性的患者：① 95% 有皮肤病变，多表现为 V 型及“围巾”型皮疹与表皮增生；② 对治疗的反应和预后均较好；③ 抗体效价不随病情改变。

## 第四节 抗组蛋白抗体测定

组蛋白是核内最丰富的蛋白质,是染色质基本结构核小体的重要组成部分。H1 在双螺旋之外,H2A、H2B、H3、H4 被双螺旋包绕。抗组蛋白抗体(human anti-histone antibody,AHA)可在多种自身免疫性疾病(DIL、SLE、SSc、幼年类风湿性关节炎)中出现,不具诊断特异性。活动期 SLE 患者阳性率为 90%,药物性狼疮(DIL)患者阳性率达 95%。

**【标本采集】** 同抗 ENA 抗体测定。

**【检测方法】** 同抗 ENA 抗体测定。

**【方法学评价】** IIF 法是简单特异的方法,但不能检测抗 H3、H4 抗体,也不能鉴别 AHA 和抗 DNA 抗体共存的血清;IBT 法和 ELISA 法是敏感的检测方法,其特异性取决于组蛋白的纯度,采用纯化的天然组蛋白为抗原可大大提高检测的特异性。

其他影响因素同 ANA 测定。

**【报告方式】** (1) 定性试验:阴性、阳性。(2) 定量分析。

**【临床意义】** 组蛋白是主要的核蛋白,5 种组蛋白都有各自对应的自身抗体,它与抗 DNA 的自身免疫反应间具有一定的连锁性,抗 DNA 抗体阳性患者常同时能检出 AHA,但 AHA 阳性并不一定伴有抗 DNA 抗体。AHA 主要出现于 95% 的药物(如盐酸普鲁卡因胺等)诱导的狼疮患者中,其抗原为 H2A、H2B 和 H2A-H2B 复合物。当患者血清中仅检出 AHA(和抗 ss-DNA 抗体)而无其他 ANA 时,强烈支持药物性狼疮的诊断。抗 H2A-H2B 二聚体的 IgG 类抗体与疾病的临床活动性相关。此外,AHA 还见于 30% ~70% 的非药物诱导的红斑狼疮以及 15% ~50% 的 RA 患者,但与病情是否活动及临床表现无关。

AHA 检测对结缔组织病,尤其是药物性狼疮(DIL)的诊断及鉴别诊断有重要临床意义。在药物性狼疮患者中的阳性率大于90%;但AHA也可在多种结缔组织病中出现,如:SLE30%~80%,RA15%~75%,PBC40%~60%,SSc约30%等,显示出AHA不具有诊断特异性。

## 第五节 抗C1q抗体测定

补体C1q是构成补体C1的重要成分。C1是由1个C1q分子、2个C1r分子和2个C1s分子构成的钙离子依赖性复合物,是补体经典途径的启动因子。抗C1q抗体(C1q autoantibody)也称抗CLR抗体。

**【标本采集】** 同抗ENA抗体测定。

**【检测方法】** 采用ELISA法等。

**【标本采集】** 静脉采血2mL,注入干燥试管中,2000~3000 r/min离心5 min,取上层血清0.5~1.0mL待检。

**【方法学评价】** ELISA法以提纯或重组的C1q的胶原样区域(CLR)为靶抗原包被抗原检测C1q抗体。

其他影响因素同ANA测定。

**【报告方式】** 定量分析。

**【临床意义】** C1q抗体是狼疮性肾炎(LN)诊断及评价其活动性的重要指标,对LN的阳性率为70%;血清抗核小体抗体、抗C1q抗体、抗dsDNA抗体联合检测是反映SLE患者并发肾脏损害的重要指标,在LN诊断和判定活动性方面有重要作用[2]。

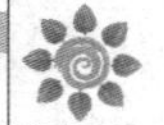

## 第六节 自身免疫性肝病相关抗体

### 一、抗 SP100 抗体测定

抗 SP100(anti-soluble acidic nuclear protein of 100 000 antibody,SP100)抗体靶抗原为分子量 100 kD 的可溶性酸性磷酸化核蛋白(SP100),抗 Sp100 抗体在原发性胆汁性肝硬化(PBC)中的特异度约为 97%,其敏感度为 10% ~30%,在抗线粒体抗体(ASMA)-M2 阴性的 PBC 患者中的阳性率为 60%,尤其对于 AMA 阴性的 PBC 患者的诊断具有重要意义,在其他肝病患者中均为阴性。抗 SP100 抗体亦少见于风湿性自身免疫病患者,但阳性率低(一般 <3%),且阳性患者多与 PBC 密切相关,并在临床上常出现于肝损伤之前。抗 SP100 抗体与 PBC 的临床表现密切相关。该抗体阳性的 PBC 患者出现肝硬化的概率明显增加,血清中胆红素升高,患者病情进展快,预后较差。

**【标本采集】** 同抗 ENA 抗体测定。

**【检测方法】** 采用 IIF、ELISA、IBT 等方法。

**【方法学评价】** IIF 法以 Hep-2 细胞片作为抗原。荧光图形:分裂间期细胞核核质呈 6 个以上(平均 10 个左右)、大小不等且分散的圆点状荧光染色,有丝分裂期细胞浓缩的染色体区为阴性。ELISA 法可以定量检测。

其他影响因素同 ANA 测定。

**【报告方式】** (1)定性试验:阴性、阳性。(2)定量试验。

**【临床意义】** SP100 抗体对 PBC 患者具有较高的灵敏性和特异性,在 PBC 患者中的阳性率为 30%,在其他肝病患者中均为阴性。抗 SP100 抗体在 AMA 阴性的 PBC 患者中的阳性率为 60%,该抗体对于 AMA 阴性 PBC 患者的诊断具有重要意义。

**二、抗 gp210 抗体测定**

抗 gp210(anti-nuclear membrane glycoprotein 210 kD antibody, gp210)抗体的靶抗原为位于核孔复合物上的 210 kD 跨膜糖蛋白,所识别的表位是 gp210 羧基末端上的 15 个氨基酸残基。该自身抗体被一致认为是 PBC 的高度特异性抗体。

**【标本采集】** 同抗 ENA 抗体测定。

**【检测方法】** 采用 ELISA、IBT 等方法。

**【方法学评价】** 其他影响因素同 ANA 测定。

**【报告方式】** (1) 定性试验: 阴性、阳性。(2) 定量试验。

**【临床意义】** gp210 抗体是 PBC 患者的高度特异性抗体。诊断 PBC 的敏感度为 41%,特异度为 99%。抗 gp210 抗体可以同 AMA 抗体同时出现,也可存在于 AMA 阴性的 PBC 患者中(20% ~47%);gp210 抗体阳性与阴性的 PBC 患者在预后有显著差异。抗 gp210 抗体可能作为一种独立的预后指标,阳性提示患者预后不良(主要是肝衰竭),因此 gp210 抗体也可作为 PBC 患者的预后指标。

**三、抗肝/肾微粒体自身抗体测定**

抗肝/肾微粒体(liver/kidney microsomal autoantibodies, LKM)抗体有三种亚型。LKM-1 是Ⅱ型自身免疫肝病(AIH-Ⅱ)的血清学标志,另大约有 70% 的慢性丙型病毒性肝炎患者也可检测到 LKM-1;LKM-2 只出现在由替尼酸引起的药物诱导性肝炎患者;LKM-3 主要出现于 10% ~15% 的慢性丁型肝炎患者。

**【标本采集】** 同抗 ENA 抗体测定。

**【检测方法】** 同抗 ENA 抗体测定。

**【方法学评价】** IIF 法是用肝、肾、胃组织片,抗 LKM-1 的典型荧光模型: (1) 肝细胞质致密的斑点状着染;(2) 肾组织中近端肾小管上皮细胞着染(抗 LKM-1 抗体不能使远端肾小管着染)。IIF 法有组织鉴别和定位的能力。ELISA 法多用重组的细胞色素 P450 Ⅱ D6 50 kD 的蛋白作为抗原包被。

其他影响因素同 ANA 测定。

**【报告方式】** (1) 定性试验:阴性、阳性等。(2) 定量试验。

**【临床意义】** 抗 LKM-1 抗体是Ⅱ类自身免疫肝病(AIH-Ⅱ)的血清学指标。AIH-Ⅱ常始于少儿期,且女性好发。LKM-1 抗体在慢性丙型肝炎患者血清中也有 70% 的检出率;有报道显示,一些 LKM-1 阳性的丙肝患者在接受干扰素治疗时会使病情加重的风险增高。LKM-1 是反映疾病进程和治疗效果的一个较好的免疫学指标。

## 四、抗肝细胞浆Ⅰ型抗原自身抗体测定

抗肝细胞浆Ⅰ型抗原(liver cytoplasmic antigen-1 autoantibodies,LC-1)自身抗体的靶抗原为亚胺(代)甲基转移酶 - 环化脱氨酶。

**【标本采集】** 同抗 ENA 抗体测定。

**【检测方法】** 同抗 ENA 抗体测定。

**【方法学评价】** IIF 法是用肝、肾、胃组织片,抗 LC-1 的典型荧光模型应符合以下两条标准:(1) 仅肝组织呈均匀的胞质荧光,而肾组织完全阴性;(2) 中央静脉周围的肝组织荧光强度较弱。IIF 法有组织鉴别和定位的能力。ELISA 法多用肝胞质中 60 kD 的蛋白作为抗原包被。

其他影响因素同 ANA 测定。

**【报告方式】** (1) 定性试验:阴性、阳性。(2) 定量试验。

**【临床意义】** 抗 LC-1 抗体是Ⅱ类自身免疫性肝病(AIH-Ⅱ)的特异性抗体,阳性率为 56% ~72%,其滴度与疾病活动程度明显相关。在临床上,抗 LC-1 抗体多见于年龄小于 20 岁的年轻 AIH 患者,而少见于年龄大于 40 岁的 AIH 患者。抗 LC-1 抗体阳性的患者中,32% ~67% 可检测出抗 LKM-1 抗体,高效价的抗 LC-1 只在有着高活动度的慢性肝炎或肝硬化中检测到。抗 LC-1 抗体对 AIH 的特异性要优于抗 LKM-1 抗体。与 LKM-1 抗体相反,抗 LC-1 对皮质醇和硫唑嘌呤的疗效具有预测意义。

### 五、抗可溶性肝抗原自身抗体测定

目前认为，可溶性肝抗原（soluble liver antigen autoantibodies，SLA）和 LP 是同一抗原，SLA/LP 抗原是分子量为 50 kD 的细胞溶质分子，称为 UGA 抑制物 tRNA 相关蛋白。抗 LP 抗体和抗 SLA 抗体合称为抗 SLA/LP 抗体，为Ⅲ型 AIH 高度特异性抗体。虽然抗 SLA/LP 抗体的确切功能和作用还不清楚，但已发现它与疾病严重程度相关，参与了 AIH 的发病过程，与 AIH 的发病机制有关。大约 25% 的自身免疫性肝炎患者仅该抗体阳性，其为区分是否为自身免疫性肝炎及临床用药提供了重要线索。

**【标本采集】** 同抗 ENA 抗体测定。

**【检测方法】** 同抗 ENA 抗体测定。

**【方法学评价】** ELISA 法多用重组的 50 kD 的蛋白作为抗原包被。

其他影响因素同 ANA 测定。

**【报告方式】** （1）定性试验：阴性、阳性。（2）定量试验。

**【临床意义】** SLA 抗体对于Ⅲ型自身免疫肝病具有高度特异性，其阳性率占自身免疫性肝病的 11% ~32%，还没有发现在其他疾病或正常人群中存在 SLA 抗体，因而其诊断价值很高。抗 SLA/LP 抗体阳性患者多为年轻女性，有高免疫球蛋白血症。另研究发现，约 30% 的Ⅰ型 AIH 患者仅该抗体阳性，而缺乏所有其他自身抗体标志，但对免疫抑制治疗有效，抗 SLA 抗体测定对发现这一部分 AIH 患者有重要意义。

（注：自身免疫性肝病的分类目前国际上存在争议。有人认为不存在 AIH-Ⅲ型，所谓的Ⅲ型实际上是 AIH-Ⅰ型中的一种亚型；也有报道称，SLA 抗体在 AIH-Ⅰ和Ⅱ型患者中阳性率高达 58%，认为 SLA 抗体的特异性不佳。）

### 六、抗肝细胞膜抗体测定

抗肝细胞膜抗体（anti-liver membrane antibody，LMA）无疾

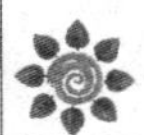

病特异性,最常发生于病毒性肝炎及Ⅰ型自身免疫性肝炎,在非肝病患者的发生率低,是异质性的,主要有三种抗体,包括LMA、肝特异性膜脂蛋白(LSMA)抗体、人唾液酸糖蛋白受体(ASGPR)抗体。部分自身免疫性肝炎可见阳性,且与疾病的活动性有关。

**【标本采集】** 同抗ENA抗体测定。

**【检测方法】** 同抗ENA抗体测定。

**【报告方式】** 定性试验:阴性、阳性。

**【临床意义】** LMA抗体不是疾病的特异性抗体,多出现在病毒性或自身免疫性的慢性感染性肝病中。抗LMA抗体对慢性肝炎的病理作用以及在临床中的应用还需要进一步探讨。

**七、抗去唾液酸糖蛋白受体抗体测定**

去唾液酸糖蛋白受体(asialoglycoproteinreceptor ,ASGPR)是肝特异性脂蛋白(LSP)的重要成分之一,为肝特异性跨膜糖蛋白,含多聚精约10% 。现已在自身免疫性肝病患者血清中发现有高水平的抗 ASGPR 抗体。

**【标本采集】** 同抗ENA抗体测定。

**【检测方法】** 采用ELISA法和免疫印迹法等。

**【报告方式】** (1)定性试验:阴性、阳性。(2)定量分析。

**【临床意义】** Ⅰ型自身免疫性肝病患者血清中该抗体阳性。

**八、抗肝细胞膜特异性脂蛋白抗体测定**

抗肝细胞膜特异性脂蛋白抗体(anti-liver-specific membrane lipoprotein antibody,LSP)是一种大分子的脂质相关复合物,由20多个亚单位组成,并含有多种磷脂(包括脑磷脂、神经磷脂、卵磷脂和溶血卵磷脂等)、胆固醇、脂肪酸和三酰甘油。定位于肝细胞质膜上,其中大部分是器官非特异性的,部分是肝脏特异性的。LSP抗原有种属非特异性的抗原决定簇。

**【标本采集】** 同抗ENA抗体测定。

**【检测方法】** 同抗ENA抗体测定。

**【方法学评价】** IIF法有组织鉴别和定位的能力。ELISA法多用去唾液酸糖蛋白受体(ASGPR)作为抗原包被。

其他影响因素同ANA测定。

**【报告方式】** (1)定性试验:阴性、阳性。(2)定量分析。

**【临床意义】** 抗LSP抗体不是疾病的特异性抗体,多出现在病毒性或自身免疫性的慢性感染性肝病中。比如,在有些非肝疾病以及非自身免疫肝病患者中也呈ASGPR阳性,尤其是乙型肝炎和急性肝炎。抗LSP抗体对慢性肝炎的病理作用以及它在临床中的应用还需要进一步探讨。

**九、抗线粒体抗体测定**

抗线粒体抗体(anti-mitochondrial antibody,AMA)由Maokey等在1958年首次于原发性胆汁性肝硬化(primary biliary cirrhosis,PBC)患者血清中发现,是一种无器官特异性、无种属特异性的自身抗体。研究发现,AMA也见于其他自身免疫性疾病患者。线粒体抗原位于真核细胞线粒体膜内,抗原成分为2-氧酸脱氢酶复合体(2-OADC)的亚单位,为一组自身抗原。AMA靶抗原分为9型(M1~M9)。M1为线粒体外膜的心磷脂;M2是PBC患者血清中AMA反应的主要成分,M2的靶抗原为线粒体上2-OADC的一些成分。2-OADC包括丙酮酸脱氢酶复合体E2亚单位(PDC-E2)、支链二酮酸脱氢酶复合体E2亚单位(BCOADC-E2)、2-酮戊二酸脱氢酶复合体E2亚单位(OGDC-E2)以及二氢硫辛酰胺脱氢酶结合蛋白(E3BP),最常见的反应是针对PDC-E2。PDC的抗原表位主要位于内酯酰区和部分外酯酰区,在PBC患者血清中阳性率为95%;BCOADC和OGDC的抗原表位位于酯酰区,阳性率分别为38%、39%~88%。三种抗原之间无交叉反应,其联合检测阳性率可达95%~99%。以线粒体内膜上的2-酮酸脱氢酶复合物为靶抗原的AMA-M2亚型抗体,是PBC患者的高度特异性自身抗体,敏感度为95%~98%,

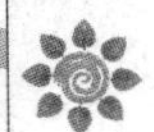

特异度达97%。M3的本质尚不清楚；M4为亚硫酸氧化酶，可能与丙酮酸脱氢酶复合体E1亚单位（PDC-E1）有关；M5是一种分子量为65 kD的蛋白；M6、M7、M8的性质不明；M9是一种糖原磷酸化酶，可能为PBC的早期诊断指标。M2、M4、M8同时阳性表示疾病处于活动期。因此认为，M2、M4、M8和M9同时检测对PBC的诊治具有重要意义[3]。

**【标本采集】** 同抗ENA抗体测定。

**【检测方法】** 采用IIF、IBT、ELISA以及DIGFA等方法。

**【报告方式】** （1）定性试验：阴性、阳性等。（2）定量试验。

**【临床意义】** 由于抗M1抗体即抗心磷脂抗体，目前不列入抗线粒体抗体中。抗M2见于90%～95%的PBC患者，常用作该病的重要实验室诊断指标。PBC早期，AMA-M2常为低滴度，随着病情的进展，AMA可逐渐升高，但其滴度高低与疾病严重程度或预后并不相关。若AMA高滴度阳性，即使无PBC症状及生化异常，亦强烈提示为PBC。极少数患者临床、生化及组织学均符合PBC诊断但AMA阴性，其自然病程及相关的自身免疫状况和AMA阳性的PBC患者无差异。除PBC外，抗M2也见于慢性活动性肝炎（CAH）、HBsAg阴性的肝病。抗M3见于吡唑酮（pyrazolone）系列药物诱发的药物性红斑狼疮（PLE）综合征患者；抗M4也见于PBC；抗M5见于SLE、自身免疫性溶血性贫血；抗M6见于异丙烟肼（iproniazid，一种单胺氧化酶抑制药）诱导的肝炎；抗M7出现于一些原因不明的心肌病患者，它的靶抗原有器官特异性，存在于心肌细胞的线粒体中；抗M9见于PBC早期。

### 十、抗平滑肌抗体测定

抗平滑肌抗体（anti-smooth muscle antibody，ASMA）主要以平滑肌微丝中的肌动蛋白（actin）为靶抗原。SMA是以机体平滑肌组织为抗原的一种自身抗体，无器官及种属特异性，主要为

IgG 和 IgM 类型。

**【标本采集】** 同抗 ENA 抗体测定。

**【检测方法】** 采用 IIF、ELISA 等方法。

**【报告方式】** (1) 定性试验：阴性、阳性。(2) 定量试验。

**【临床意义】** ASMA 是自身免疫性肝炎的血清学标志抗体。在该疾病患者中，ASMA 的阳性检出率可达 90%。高滴度的 ASMA（大于 1∶1000）对诊断自身免疫性肝炎的特异度可达 100%。在自身免疫性肝炎患者，ASMA 主要为 IgG 型，而在原发性胆汁性肝硬化与自身免疫性肝炎重叠时，常以 IgG 和 IgM 型 ASMA 同时出现。此抗体与病毒性肝炎的类型无相关性。急性病毒性肝炎早期，ASMA 检出率约 80%。ASMA 多在发病第 1 周即可出现，与 HBsAg 阳性与否无关，持续时间较短，2～3 个月内明显下降；慢性活动性肝炎患者 ASMA 阳性率高达 80% 以上；高滴度的 IgM 主要为抗 G－肌动蛋白（与酒精性肝硬化）相关和非肌动蛋白成分（与病毒性肝炎相关），与肝和胆管的自身免疫病有关，因此对慢性活动性肝炎（狼疮性肝炎）和 PBC，实验结果有助于诊断以及与其他肝病的鉴别诊断。

皮肤黏膜淋巴结综合征的小儿患者 ASMA 检出率达 36%；梅毒、干燥综合征、类风湿性关节炎也有一定的检出率；巨细胞病毒性肝炎、支原体性肺炎、传染性单核细胞增多症、麻疹患者等可出现 IgM 类 ASMA。此外，恶性肿瘤也常出现阳性，正常人阳性率不超过 2%。

## 第七节 血管炎相关抗体

### 一、抗中性粒细胞胞质抗体测定

抗中性粒细胞胞质抗体（anti-neutrophil cytoplasmic antibody，ANCA）分三种类型：cANCA、pANCA 和非典型 ANCA（atypical

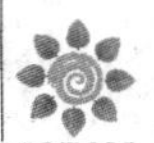

ANCA,aANCA)。cANCA 最主要的靶抗原是丝氨酸蛋白酶 3(PR3),因此 cANCA 用 ELISA 法检测,即 PR3 试剂盒;pANCA 最主要的靶抗原是髓过氧化物酶(MPO),因此 pANCA 用 ELISA 法检测,即 MPO 试剂盒。由于 aANCA 不易与 pANCA 区分,并且主要的靶抗原还不清楚,所以许多实验室仍将其列入 pANCA 之列,作为 pANCA 的一个亚型。

**【标本采集】** 同抗 ENA 抗体测定。

**【检测方法】** 采用 IIF、ELISA、IBT 等方法。

**【方法学评价】** 临床常规检测 ANCA 一般选用 IIF 法作为筛查试验,选用 ELISA 法或 IBT 法作为确认试验。ELISA 法可以定量,而量化结果与病情程度呈正相关。

其他影响因素同 ANA 测定。

**【报告方式】** (1) 定性试验:阴性、阳性。(2) 定量分析。

**【临床意义】** cANCA 主要见于围格纳肉芽肿(WG)。活动性 WG 患者在病变尚未影响到呼吸系统时 cANCA 敏感度为 65%;当患者已出现呼吸系统、肾脏损伤时,其敏感度达 90% 以上。cANCA 阳性的其他疾病包括坏死性血管炎、微小多动脉炎、结节性多发性动脉炎等。

pANCA 主要与多发性微动脉炎相关,还见于风湿性和胶原性血管炎、肾小球肾炎、溃疡性结肠炎、原发性胆汁性硬化等快速进行性血管炎性肾炎、多动脉炎、Chur-Strauss 综合征,自身免疫性肝炎患者中 pANCA 阳性率达 70% ~80% 。

aANCA 代表了 pANCA 和 cANCA 的混合物,其阳性见于溃疡性结肠炎、自身免疫性肝炎和慢性炎症疾病。相关疾病抗 cANCA/PR3 和抗 pANCA/MPO 抗体阳性率如表 7-7 所示。

表 7-7　相关疾病患者血清中两种抗体的阳性率

| 相关疾病 | 抗 cANCA/PR3 抗体阳性率 | 抗 pANCA/MPO 抗体阳性率 |
|---|---|---|
| Wegener 肉芽肿(WG) | 10% | |
| 在初发不活动期的 WG | 50% | |
| 活动期典型的 WG | 100% | |
| 多发性脉管炎(MPA) | 45% | 45% |
| 变应性芽肿性血管炎(CSS) | 10% | 60% |
| 新月体性肾小球肾炎(NCGN) | 25% | 65% |
| 多结节性脉管炎(PAN) | 5% | 15% |

## 二、抗肾小球基底膜抗体测定

肾小球基底膜靶抗原也称为 Goodpasture(GP)抗原,即基底膜Ⅳ型胶原 α3 链的非胶原区 1[α3(Ⅳ)NC1]。在正常情况下,该抗原隐蔽在基底膜Ⅳ型胶原的非胶原区。在环境因素或其他因素的作用下,一旦该抗原决定簇暴露,即可诱发自身免疫反应,产生抗肾小球基底膜抗体(glomerularbasalmembrane,GBM)。

**【标本采集】** 同抗 ENA 抗体测定。

**【检测方法】** 采用 IIF、ELISA 等方法。

**【方法学评价】** 目前常用的方法是 IIF 和 ELISA 方法。IIF 法的荧光特点是:肾小球基底膜处显示典型的花瓣状或斑点状、颗粒状着色。ELISA 法和 RIA 法的灵敏度和特异性依赖抗原的纯度。IIF 法有组织鉴别和定位的能力。ELISA 法可以定量检测。

其他影响因素同 ANA 测定。

**【报告方式】** (1)定性试验:阴性、阳性。(2)定量分析。

**【临床意义】** 对于怀疑原发性系统性小血管炎的患者,除检测 ANCA 外,还应该检测 GBM 抗体。抗 GBM 抗体是抗 GBM 抗体肾炎(GBM-GN)的特异性抗体。在肺出血-肾炎综合征

(Goodpasture syndrome)中，抗 GBM 抗体几乎 100% 阳性；抗 GBM 抗体的滴度与肺出血-肾炎综合征的活动性相关，可用于监视病情变化、观察临床治疗效果。肺出血-肾炎综合征中有 1/3 的患者出现 ANCA 阳性（以 pANCA/MPO 为主），此类患者多表现为重叠综合征（肺出血-肾炎综合征和血管炎重叠）；抗 GBM 抗体出现往往预后较差。

## 第八节 抗心磷脂抗体测定

抗心磷脂抗体(anti-cardiolipin antibodies，ACA)是一种以血小板和内皮细胞膜上带负电荷的心磷脂作为靶抗原的自身抗体。

**【标本采集】** 同抗 ENA 抗体测定。

**【检测方法】** 同抗 ENA 抗体测定。

**【方法学评价】** ELISA 法所包被的抗原不仅仅是心磷脂，还必须包括 $\beta_2$ 糖蛋白 Ⅰ（$\beta_2$-GP Ⅰ），这是因为 $\beta_2$-GP Ⅰ 第 5-C 端功能区含有主要磷脂结合位点，是 ACL 抗体的主要结合区域；心磷脂不能单独作为免疫原。ELISA 法可以做定量检测。其他影响因素同 ANA 测定。

**【报告方式】** (1) 定性试验：阴性、阳性。(2) 定量分析。

**【临床意义】** ACA 的特异性、同种性、滴度水平以及抗体的持续时间均与临床疾病密切相关。ACA 是抗磷脂抗体综合征(antiphospholipid syndrome，APS)很重要的指标，灵敏度很高，但特异性相对较低，常用作筛选试验。ACA 在自身免疫、感染、恶性肿瘤、药物诱发性疾病等都会出现。目前，公认的与 ACA 有关的疾病包括原发性 SLE、干燥综合征、各种静脉栓塞、动脉栓塞、习惯性流产、血小板减少症和溶血性贫血等 20 多种疾病；APS 的实验室诊断指标：IgG ACA 中、高滴度，IgM ACA 中、高滴度。习惯性流产是 APS 主要的并发症之一，可出现在怀孕的任一阶段。由 ACA 所致的流产通常发生在第二、第三期。初产妇女 ACA 的阳性率为 24%，其中 15.8% 发生流产。

抗 $\beta_2$ 糖蛋白（beta2 glycoprotein1，$\beta_2$-GP1）抗体测定方法同抗心磷脂抗体检测。

## 第九节 类风湿性关节炎相关抗体

### 一、类风湿因子测定

类风湿因子（rheumatoid factor，RF）是一种以变性 IgG 为靶抗原的自身抗体，无种属特异性。其与天然 IgG 结合能力较差，但易与免疫复合物中的 IgG 或聚合 IgG 有反应性。RF 有 IgG、IgA、IgM 等多种类型，通常以 IgM 类型多见。检测 RF 对类风湿性关节炎（RA）的诊断、分型和疗效观察有重要意义。

**【标本采集】** 同抗 ENA 抗体测定。

**【检测方法】** 采用 LAT、ITA、ELISA 等方法。

**【方法学评价】** 乳胶凝集实验只能过筛或半定量；散射免疫浊度分析法试剂盒在国际上已经标准化，以国际参照标准定量，但主要是检测 IgG 型；ELISA 法可以检测 IgG、IgM 和 IgA 型，但标准化仍然不够理想，如：IgM RF 阳性血清易出现 IgA 等。其他影响因素同 ANA 测定。

**【报告方式】** （1）定性试验：阴性、阳性。（2）定量分析。

**【临床意义】**

（1）RF 阴性：不能排除类风湿性关节炎（RA）的可能性，可继续做 RA33、CCP、AKA、Sa 等抗体测定以进一步确认。

（2）IgM RF 阳性：主要见于类风湿性关节炎、干燥综合征、混合性冷球蛋白血症和一些传染病。

（3）IgG RF 阳性：见于类风湿性血管炎和高滴度 IgM 患

者,正常人和非类风湿性关节炎患者中少见。

(4) IgA RF 阳性:多见于干燥综合征,其多聚体与关节炎严重程度及骨质破坏有较强的相关性。

## 二、抗 RA33 抗体测定

抗 RA33 是相对分子质量为 33 kD 的一致性核糖核蛋白(hnRNP) 的核心蛋白 A2,参与核蛋白剪接体的形成与 RA 患者的自身抗体反应,以 IgG 型为主。

**【标本采集】** 同抗 ENA 抗体测定。

**【检测方法】** 同抗 ENA 抗体测定。

**【方法学评价】** ELISA 法包被的重组的不均一核糖核蛋白(hnRNP-A2/RA33)。可定量检测。

反复冻融样本会导致结合力下降,微孔板也是如此。其他:孵育温度和时间、洗涤方式和时间、离子浓度及不同试剂批号等均可对测试结果产生不同程度的影响。

**【报告方式】** (1) 定性试验:阴性、阳性。(2) 定量分析。

**【临床意义】** RA33 抗体是类风湿性关节炎(RA)的早期血清学诊断指标。由于 RA33 抗体的阳性与 RF 的阳性不具有相关性,所以该指标对于 RF 阴性的 RA 尤为重要。诊断灵敏度为 35%,特异度为 96%。当 U1-RNP 阴性而 RA33 阳性时,即可确定为 RA。

## 三、抗环瓜氨酸肽抗体测定

抗环瓜氨酸肽抗体(anti-cyclic citrullinated peptide antibody,CCP)是环状聚丝蛋白的多肽片段,是以 IgG 型为主的抗体。它是由类风湿性关节炎患者 B 淋巴细胞分泌的较为特异的自身抗体。

**【标本采集】** 同抗 ENA 抗体测定。

**【检测方法】** 采用 ELISA 法等。

**【方法学评价】** ELISA 方法包被的生物合成的 CCP 蛋白。可定量检测。

其他影响因素同 ANA 测定。

**【报告方式】** 定量分析。

**【临床意义】** 抗 CCP 抗体的检测对类风湿性关节炎(RA)的诊断有高度的特异性,尤其可作为鉴别侵蚀性、非侵蚀性 RA 的指标,并可用于 RA 的早期诊断。目前认为,抗 CCP 抗体对 RA 的诊断敏感度为 50% ~78%,特异度为 96%,早期患者阳性率可达 80%。抗 CCP 抗体阳性患者比抗体阴性患者易发展成为影像学能检测到的骨关节损害。联合检测 CCP 抗体和 RF 将明显提高诊断 RA 的敏感性。

**四、抗核周因子测定**

抗核周因子(anti-perinuclear factor , APF)靶抗原为相对分子质量 37 ~41 kD 的原聚角蛋白微丝蛋白及其降解产物,是 1964 年荷兰学者 Nienhuis 和 Mandema 用口腔颊黏膜细胞作为抗原片检测 ANA 时偶然发现的。

**【标本采集】** 同抗 ENA 抗体测定。

**【检测方法】** 采用 ELISA 法等。

**【方法学评价】** 其他影响因素同 ANA 测定。

**【报告方式】** 定量分析。

**【临床意义】** APF 对 RA 诊断的敏感度为 61.4%(抗 CCP 为 88.6%),特异度为 91.2%(抗 CCP 为 96.0%)。APF 水平不仅与 RA 疾病的活动程度相关,而且在一定程度上可弥补 RF 对 RA 诊断的不足,特别是对 RA 早期患者和 RF 阴性的 RA 患者有较高的诊断价值。在 RA 以外的风湿病患者很少阳性。

**五、抗角蛋白抗体测定**

角蛋白(keratin)系硬蛋白之一,是一类具有结缔和保护功能的纤维状蛋白质。由处于 α-螺旋或 β-折叠构象的平行的多肽链组成不溶于水的、起着保护或结构作用的蛋白质。1979 年,Young 等研究发现,RA 患者血清中有一种能与鼠食管角质层反应的抗体,并对 RA 具有特异性,命名为抗角蛋白抗体(an-

ti-keratin antibody ,AKA)。

【标本采集】 同抗 ENA 抗体测定。

【检测方法】 采用 ELISA 法等。

【方法学评价】 其他影响因素同 ANA 测定。

【报告方式】 定量分析。

【临床意义】 AKA 与抗 CCP 抗体的临床意义类似,在 RA 以外的风湿病患者很少阳性。AKA 对 RA 诊断的敏感度为 63.6%(抗 CCP 为 88.6%),特异度为 94.7%(抗 CCP 为 96.0%)。

AKA 水平不仅与 RA 疾病的活动程度相关,而且在一定程度上可弥补 RF 对 RA 诊断的不足,特别是对 RA 早期患者和 RF 阴性的 RA 患者有较高的诊断价值。

**六、抗突变型瓜氨酸波形蛋白抗体测定**

波形蛋白是一种中间丝纤维,直径 10 nm 左右,是细胞骨架成分,来源于间充质细胞及中胚层来源细胞,连接核膜和细胞表面桥粒,维持细胞核和细胞器的空间位置。生理条件下它在体内无相应抗体,患类风湿性关节炎时病理改变为滑膜血管翳增生并侵蚀骨质,伴巨噬细胞的活化,可能导致破坏的间质细胞释放出波形蛋白,进而形成相应的抗突变型瓜氨酸波形蛋白(mutated citrullinated vimentin, MCV)抗体。

【标本采集】 同抗 ENA 抗体测定。

【检测方法】 采用 ELISA 法等。

【方法学评价】 其他影响因素同 ANA 测定。

【报告方式】 定量分析。

【临床意义】 抗 MCV 抗体 在早期 RA 中即可存在,但对初发关节炎不能有效地进行鉴别诊断。抗 MCV 抗体对 RA 诊断具有较高的敏感性,但特异性尚不如抗 CCP 抗体,联合检测能够提高诊断价值,且抗 MCV 抗体对 RA 具有重要的预后判断意义,但与抗 CCP 抗体在对 RA 的诊断效能上相差不大[4]。

## 第十节 其他自身抗体

脱氧核糖核蛋白(DNP)由DNA和组蛋白组成。由于抗原存在不溶性和可溶性两部分,可分别产生相应的抗体。不溶性抗体通常不完全被DNA和组蛋白吸收,它是形成狼疮细胞的因子;可溶性抗原存在于各种关节炎患者的滑膜液中,其相应抗体也存在RA患者中。患者血清中存在抗DNP抗体时,与DNP致敏乳胶发生凝集反应。SLE阳性率为55%~75%。也可见于其他自身免疫性疾病,如RA、SS、SSc,但阳性率很低。

自身抗体检测是自身免疫性疾病诊治中的重要工具。随着早期诊断、规范化治疗的开展,自身抗体检测在疾病诊断、监测及预后评估中的价值也在不断地提高[5]。

随着生物技术的发展,实验诊断方法和新的标记物不断涌现(如:质谱分析研究的各种小分子蛋白、微小RNA甚至长链非编码RNA等),同时强化自身抗体的检测质量控制,逐步运用定量检验方法(如化学发光法)对患者进行动态监测,将为风湿性疾病的规范诊治提供精准检验信息。

## 参考文献

[1] Riemekasten G, Marell J, Trebeljahr G, et al. A novel epitope on the C-terminus of SmD1 is recognized by the majority of sera from patients with systemic lupus erythematosus[J]. J Clin Invest, 1998,102(4):754-763.

[2] 郭珲,罗静,李荣山,等.抗核小体抗体与抗C1q抗体在狼疮性肾炎血清的表达及其临床意义[J].中华风湿病学杂志,2005,9(8):479-481.

[3] Poupon R. Primary biliary cirrhosis: a 2010 update[J]. Hepatol,2010,52(5):745-758.

[4] 王朝旭,律英华. 抗突变型瓜氨酸波形蛋白抗体对类风湿关节炎诊断的研究进展[J]. 国际检验医学杂志,2013,34(24):3371-3373.

[5] 中国免疫学会临床免疫分会. 自身抗体检测在自身免疫病中的临床应用专家建议[J]. 中华风湿病学杂志,2014,18(7):437-443.

（姜玉章）

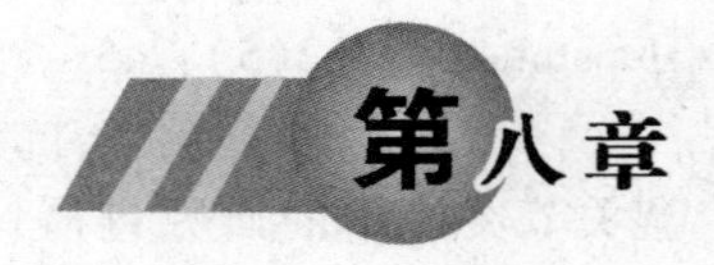


# 风湿科常见综合征

风湿科常见综合征见表8-1。本章仅介绍前六种综合征。

**表8-1 风湿科常见综合征**

| 疾病名称 | 定 义 |
|---|---|
| Felty 综合征 | 是一种少见的严重型RA,主要表现为RA、白细胞减少、脾肿大,常伴有发热、乏力、食欲减退等。 |
| SAPHO 综合征 | 即滑膜炎、痤疮、脓疱病、骨肥厚和骨髓炎综合征,是一种少见疾病。 |
| 嗜酸粒细胞增多综合征 | 是一组病因不明,以血液和(或)骨髓嗜酸粒细胞(EC)持续增多、组织中大量EC浸润为特征的疾病。 |
| Poncet 综合征 | 又称结核风湿症、结核变态反应性关节炎,是由结核杆菌毒素引起的细胞介导的过敏性免疫反应。 |
| 腕管综合征 | 是指正中神经在腕管内受压,引起以手指麻木、疼痛和乏力为主的症候群。 |
| 慢性疲劳综合征 | 又称雅痞病,是一组以持续或反复发作的疲劳,伴有多种神经、精神症状,但无器质性及精神性疾病为特点的症候群。 |
| Reiter 综合征 | 是以关节炎、尿道炎和结膜炎为特征的一种血清阴性脊柱关节病。 |
| RS3PE 综合征 | 即缓解性血清阴性对称性滑膜炎伴凹陷性水肿综合征,临床表现为对称性腕关节、屈肌腱鞘及手指小关节的急性炎症,伴手背部可凹性水肿。 |

续表

| 疾病名称 | 意　义 |
| --- | --- |
| POEMS 综合征 | 即多发性周围神经病(polyneuropathy),以脏器肿大(organomegaly)、内分泌障碍(endocrinopathy)、M 蛋白(monoclonal protein)血症和皮肤病变(skin changes)为特征。 |
| CREST 综合征 | 属于系统性硬化症的一种良性变异型,临床表现主要包括钙质沉着(calcinosis, C)、雷诺现象(Raynaud's syndrome, R)、食管运动功能障碍(esophageal dysmotility, E)、指端硬化(sclerodactyly, S)、毛细血管扩张(telangiectasis, T)。 |
| Congan 综合征 | 又称间质角膜炎-眩晕-神经性耳聋综合征,其主要特征为:非梅毒性间质性角膜炎;眩晕等前庭神经症状;严重双侧性神经性耳聋;系统性血管炎表现,如充血性心力衰竭、胃肠道出血等。 |
| SWEET 综合征 | 即急性发热性中性粒细胞增多性皮肤病,是由于中性粒细胞增多,广泛浸润真皮浅、中层引起的皮肤疼痛性隆起性红斑,同时伴有发热及其他器官损害。 |
| 抗合成酶综合征 | 指 PM/DM 患者有抗 JO-1 或其他合成酶抗体阳性,同时合并肺间质病变、技工手、雷诺现象、关节炎、皮肤过度角化、面部毛细血管扩张和钙化,其中尤以肺间质病变、关节炎和雷诺现象表现突出,主要与 HLA-DRw52 相关。 |
| 抗磷脂综合征 | 是一种血清中抗磷脂抗体阳性,临床上以血栓形成、流产和血小板减少等为主要表现的综合征。 |
| Caplan 综合征 | 即类风湿尘肺,可能由于 RA 患者对吸入的粉尘发生过度的组织反应,引起肺部多发性结节状阴影,50%有空洞,多位于肺周边部,可迅速增大、长期不变、钙化或消退等。 |

## 第一节 费尔蒂综合征

费尔蒂综合征(Felty's syndrome, FS)又称 Felty 综合征,由 Felty 于 1924 年首先提出,是指除有典型的类风湿性关节炎临床表现外,还伴有脾脏肿大和白细胞计数减少的一种严重型类风湿性关节炎。

**一、病因及发病机制**

本病的发病机制可能与免疫复合物介导损伤有关。白细胞计数减少与脾功能亢进,或存在针对中性粒细胞的特异性抗体,或存在骨髓抑制因子等有关。有人认为本病的白细胞减少是脾功能亢进所致,但脾切除后仍有部分患者的白细胞减少并不能被纠正。

**二、临床表现**

(一) 关节症状

本病患者粒细胞减少和脾大可出现在类风湿性关节炎症状之前,关节病变常较一般类风湿性关节炎严重,多有骨侵袭和畸形,但亦有轻型者。约 30% 的患者有非活动性滑膜炎。脾脏大小不等,从刚可触及至巨脾。1/3 的患者可有中性粒细胞减少和类风湿性关节炎的典型费尔蒂综合征特点,但无脾肿大。

(二) 感染

本病中约半数以上的患者常继发感染,感染可能与粒细胞减少有关。感染部位以呼吸道和皮肤多见。致病菌多为常见的葡萄球菌、链球菌以及革兰阴性杆菌。

(三) 关节外表现

暴露部位皮肤色素沉着、皮肤-黏膜-小腿溃疡、紫斑,也可发生干燥综合征、心包炎、胸膜炎、周围神经病变、肝轻度肿大、淋巴结肿大、体重减轻等。另外,费尔蒂综合征可伴有肝结节性再生性增殖，这种特征性的肝病变在红斑狼疮和其他结缔组织病中很少见到。组织学上肝受累见于60%的费尔蒂综合征患者，可有肝功能异常；部分患者组织学异常，但肝功能正常。

## 三、检查

### （一）实验室检查

血液系统各细胞系均有变化。除类风湿性关节炎常见的由血清铁结合力降低所致的轻度贫血症外，红细胞寿命缩短亦为其特征。血小板轻度下降。粒细胞减少极为突出，严重者可低至 $0.1\times10^9/L$ 以下。

### （二）其他辅助检查

（1）骨髓象显示有粒细胞成熟障碍。

（2）免疫学检查结果显示类风湿因子及抗核抗体常为阳性。

## 四、诊断

具有类风湿性关节炎、脾大及粒细胞减少三个主征，再结合其他免疫检查即可确定诊断，但还应结合临床表现、病史和体格检查进一步确立诊断。

## 五、治疗

该病治疗难度大，最好的治疗方案为控制 RA。近期报道用激素冲击疗法可获显效，环磷酰胺因具有粒细胞减少的副作用，应限制其使用，利妥昔单抗（RTX）为 FS 复发患者的二线治疗药物，静脉用丙种球蛋白效果不确切，重组促粒细胞生长因子（如 G-CSF、GM-CSF）能迅速有效提升患者粒细胞数量，对严重感染患者至关重要；脾切除手术只适用于药物治疗无效并出现反复严重感染的患者，80%的患者术后可获得血液学改善，且反复感染与小腿溃疡亦多有好转。

## 六、预后

本病常较一般类风湿性关节炎严重，RA 患者出现 FS 往往提示关节炎及关节外表现严重、预后差,约60%的患者易继发感染,感染部位以皮肤和呼吸道多见。

## 第二节 SAPHO综合征

SAPHO综合征是Charnot等于1987年提出的一种主要累及皮肤、骨和关节的慢性疾病,SAPHO为下列5个英文单词的首字母:滑膜炎(synovitis)、痤疮(acne)、脓疱病(pustulosis)、骨肥厚(hyperostosis)和骨髓炎(osteomyelitis)。

### 一、病因及发病机制

本病的病因和发病机制尚不清楚,有下列几种假说:

(1)循环免疫复合物。在暴发性痤疮中发现有循环免疫复合物,可能是对痤疮丙酸杆菌免疫反应的结果。这些免疫复合物沉着在骨中引起炎症过程,导致临床上溶骨性损害。

(2)环境因素。掌跖脓疱病在某些地区发病率高,认为与环境因素有关。

(3)遗传因素。约1/3的患者HLA-B27阳性,在SAPHO综合征患者的家族中,有掌跖脓皮病的占14%,有银屑病的占19%,有痤疮的占5%。

### 二、临床表现

以青年和中年多发,患者常有骨关节肿痛,最常累及的是胸锁关节、胸肋关节、肩关节、髂骨、耻骨等,其中以胸骨为主,其次为骶髂关节。多数患者有两处以上病变,同时可伴有关节周围炎症。半数患者有掌跖脓皮病,少数患者有痤疮、银屑病。

主要症状为前胸壁疼痛和肿胀,常呈双侧性,天气潮湿和寒冷时加重。病程长久后,胸肋锁骨连接处融合,骨肥厚,可压迫邻近的神经血管。

骨病变可发生于脊柱、长骨、髂骨、下颌骨和耻骨,损害常始

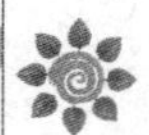

于腱和韧带附着处，而后二者本身也有骨肥厚病变，常有关节炎，特别是骶髂关节炎。皮肤损害可表现为掌跖脓疱病、化脓性汗腺炎或重症痤疮。

**三、检查**

（1）实验室检查：C－反应蛋白增高，类风湿因子阴性，白细胞计数和血细胞计数增多，ANA 阳性，HLA-B27 约 30% 阳性。

（2）X 线检查：早期可无明显改变，随着病情的进展，可见到胸锁关节和胸肋关节不规则侵蚀，骨皮质肥厚。还可累及腕关节、颈、胸、腰、骶，表现为相邻的 2～4 个椎体弥漫性增生。骶髂关节病变常不对称。

**四、诊断**

根据症状、体征、典型滑膜炎、痤疮、脓疱病、骨肥厚、骨髓炎等表现，本病不难诊断。

**五、治疗**

由于本病相对良性的病程以及其病因不明，因此目前的治疗以对症治疗为主，首选非类固醇药物治疗。部分炎症反应重且非类固醇药物疗效不明显者，可短期使用中小剂量皮质激素，外周关节滑膜炎明显或皮损明显者，可与甲氨蝶呤联用，合并炎性肠病者可试用柳氮磺吡啶。

最近的研究表明，新一代的二磷酸盐类药物帕米二磷酸盐对本病的治疗有效。通常口服帕米二磷酸盐治疗 6 个月左右，可有效缓解症状。

少数报道 TNF-α 受体融合蛋白对本病有一定的疗效，但均为个案报道。

**六、预后**

本病预后良好，进展缓慢，无明显的致残性，无严重的并发症发生。

## 第三节 嗜酸粒细胞增多综合征

嗜酸粒细胞增多综合征(hypereosmophilic syndromes,HES)是一组病因不明,以血液和(或)骨髓嗜酸粒细胞(EC)持续增多,组织中大量EC浸润为特征的疾病。根据所累及的组织器官不同,嗜酸粒细胞增多症常以不同的疾病名称描述,主要有嗜酸粒细胞肺炎(肺嗜酸粒细胞浸润,PIE)、嗜酸粒细胞胃肠炎、嗜酸粒细胞肉芽肿血管炎(Churg-Strauss综合征)、嗜酸粒细胞性心内膜炎、嗜酸粒细胞性肌痛综合征等。

### 一、病因及发病机制

本病病因尚不十分清楚,可能为一种超敏和自身免疫反应。在免疫反应中,肥大细胞、嗜碱粒细胞、中性粒细胞均能释放嗜酸粒细胞趋化因子,补体碎片以及迟发型变态反应中淋巴细胞所产生的某些因子都能使嗜酸粒细胞向组织中游走聚集,对抗原抗体复合物起吞噬作用,其发病机制与Ⅰ、Ⅲ、Ⅳ型变态反应有关。

### 二、临床表现

本病以中年男性多见,有皮疹者占27%~53%。皮疹一般分两类:① 荨麻疹和血管性水肿;② 红斑、丘疹和结节,包括水肿性红斑、弥漫性浸润性红斑、多形红斑、麻疹样红斑、红皮病等。此外,有荨麻疹样、痒疹样、脓皮病样及黄色瘤样皮疹,亦有水疱、溃疡、瘀点、色素沉着斑、角化过度等。皮疹消退后多不留痕迹,亦可有色素沉着和瘢痕。可以仅有一种疹型,或两种或多种疹型并存。皮疹分布呈全身性,无好发部位,可分布于头面、躯干和四肢,或仅限于肢体一部分。自觉瘙痒或剧痒。皮疹持续,或缓解后复发。

全身症状可有发热、疲倦、体重下降、浮肿、关节肿痛、肌肉疼痛、肌无力等。

心血管系统可有心肌病变、充血性心力衰竭,此外有心脏扩大、心律失常、高血压、心电图及超声心动图异常等表现。

呼吸系统表现有咳嗽、胸痛、呼吸困难、哮喘,可闻及干湿啰音、哮鸣音,亦有胸腔积液及胸部X线表现为浸润阴影等。

神经系统有昏迷、精神错乱、视力模糊、言语不清、运动失调和周围神经炎等表现。

此外,可有腹痛、腹泻、肝脾肿大、全身浅表淋巴结肿大等表现。

## 三、检查

实验室检查:血常规显示贫血,大多数患者外周血白细胞增多,总数为(10~30)$\times 10^9$/L,嗜酸粒细胞增多,达0.3~0.7,甚至达0.9。骨髓象显示颗粒细胞增生,主要为嗜酸粒细胞。血清IgE增高,IgG、IgA、IgM、$\gamma$-球蛋白、补体亦可增高,类风湿因子和C反应蛋白可阳性。

## 四、诊断

诊断依据:① 外周血持续嗜酸粒细胞增多,绝对计数超过1500$\times 10^6$/L达6个月以上;② 骨髓中嗜酸粒细胞增多;③ 除外嗜酸粒细胞增多的其他疾病,如寄生虫病、过敏性疾病等;④ 有皮肤等组织和脏器受累证据。

## 五、治疗

治疗的原则是通过降低外周血EC数来控制症状及减轻器官损害。应用皮质类固醇和免疫抑制剂(环磷酰胺等)治疗可获暂时临床缓解。因药物疗效不肯定,且有严重副作用,故有主张出现进行性脏器受损和功能障碍为使用指征。雷公藤和其他中医药疗法亦有效。曾有报告应用肥大细胞稳定剂色甘酸钠200 mg,1日4次饭前服,取得了令人满意的疗效。

## 六、预后

除嗜酸粒细胞性白血病外,多数患者病程呈慢性进行性。死亡原因主要为嗜酸粒细胞增多性心肌病和心脏扩大引起的心力衰竭,此外为肝肾功能障碍。

## 第四节 Poncet 综合征

Poncet 综合征又称结核风湿症、结核变态反应性关节炎，是由 Poncet 于 1887 年首先描述的一种特殊类型的反应性关节炎。

### 一、病因及发病机制

该病是由结核杆菌毒素引起的细胞介导的过敏性免疫反应，具体机制目前尚不清楚。

### 二、临床表现

（一）发热

热型多为弛张热和不规则热。

（二）关节症状

患者表现为多发性、游走性关节疼痛。急性期常有关节红、肿、热、痛，亦可有关节活动受限及关节腔积液；非急性期多为关节发凉和酸胀感。病情变化与天气改变有明显关系，遇寒冷或阴雨天加重。主要受累关节有指(趾)、腕、踝、膝、肩、胸椎及髋关节等，关节疼痛以踝及足部小关节最常见，其次为膝关节。其发作形式有风湿样关节炎表现、类风湿样关节炎表现、全身大小关节交替性疼痛 3 种，由小关节起病，逐渐波及大关节。关节症状可反复发作，有自愈和再发、再愈倾向，但不留任何关节强直和肌肉萎缩后遗症。

（三）皮肤损害

大多数患者伴有皮肤损害。皮损有两种表现：（1）结节性红斑：较常见，尤其见于伴颈部淋巴结结核及肺结核者。结节性红斑好发于四肢，尤其小腿伸侧面及踝关节附近。其特点是此起彼伏或间歇性分批出现，复发倾向重。（2）皮下结节：较少见，多与结节性红斑并存，分布部位同结节性红斑。

（四）其他表现

有口腔生殖器溃疡、眼疱疹性结膜炎、肌炎、滑膜炎、虹膜炎、脂膜炎及大动脉炎等风湿样表现。

（五）原发性结核灶

以肺结核居多，颈部淋巴结核次之。此外，肠结核、肾结核、结核性胸膜炎、支气管内膜结核、附睾结核等亦可引起该病。结核灶活动与否同关节症状轻重并非平行，须特别指出的是，陈旧性肺结核并发该病并非少见。

**三、检查**

血常规大多正常，血沉可轻度增快，少数可以正常，抗链球菌素“O”多数正常。结核菌素呈强阳性反应占80%。

胸部X线检查可发现各型肺结核，少数可找不到结核灶。受累关节X线表现仅见关节周围软组织肿胀，无骨质破坏、骨质疏松或增生等改变，亦无关节强直、变形等。

**四、治疗**

该病一经确诊，即给予系统抗结核治疗，疗程为6个月至1年，发热需2周左右、结节性红斑和血沉需2~3周才能得到控制。关节症状对治疗反应较慢，需3周以上方可见效。该病复发后再经抗结核治疗仍有效，复发大多与用药时间短有关。不主张采用水杨酸制剂和肾上腺皮质激素治疗，因其只能使症状暂时缓解但不能治愈，并且激素有可能加重结核病。另外，可给予补充B族维生素等辅助治疗。

**五、预后**

早期诊断，积极治疗，一般预后尚好。

## 第五节 腕管综合征

腕管综合征（carpal tunnel syndrome）是指正中神经在腕管内受压，引起以手指麻木、疼痛和乏力为主的症候群，临床多见于中老年妇女。其发病率在美国约为0.4%，我国尚无明确统计数据。

**一、病因及发病机制**

腕管综合征发生的原因是腕管内压力增高导致正中神经受到卡压。腕管是一个由腕骨和屈肌支持带组成的骨纤维管道，正中神经和屈肌腱由腕管内通过，尽管腕管两端是开放的入口和出口，但其内组织液压力却是稳定的，无论是腕管内的内容物增加还是腕管容积减小，都可导致腕管内压力增高。特发性腕管内腱周滑膜增生和纤维化是最常见的导致腕管内压力增高的原因，其发生机制尚不清楚。有时也可见到其他一些少见病因，如屈肌肌腹过低、类风湿等滑膜炎症、创伤或退行性变导致腕管内骨性结构异常压迫神经、腕管内软组织肿物（如腱鞘囊肿）等。另外，相关研究认为，过度使用手指，尤其是重复性的活动，如长时间用鼠标或打字等，可造成腕管综合征。腕管综合征还容易出现于孕期和哺乳期妇女，其机制尚不十分清楚。有观点认为与雌激素变化导致组织水肿有关，但许多患者在孕期结束后症状仍然未得到缓解。

**二、临床表现**

腕管综合征在女性的发病率较男性更高，原因尚不清楚。常见症状包括正中神经支配区（拇指、示指、中指和环指桡侧半）感觉异常和（或）麻木，夜间手指麻木常常是腕管综合征的首发症状。手指麻木可通过改变上肢的姿势或甩手而得到一定程度的缓解。患者在白天从事某些活动（做针线活、驾车、长时间手持书本阅读）也会引起手指麻木加重，部分患者早期只感到中指或中环指指尖麻木感，而到后期才感觉拇指、示指、中指和环指桡侧半均出现麻木不适，某些患者甚至会有前臂甚至整个上肢的麻木或感觉异常。随着病情的加重，患者可出现明显的手指感觉减退或丧失，拇短展肌和拇对掌肌萎缩或力弱，大鱼际最桡侧肌肉萎缩，拇指不灵活，与其他手指对捏的力量下降甚至不能完成对捏动作。

## 三、诊断

腕管综合征最重要的诊断依据是患者存在典型的临床症状,即正中神经分布区麻木不适,白天好转,夜间加重。除了主观症状,客观检查也非常重要。明确出现手指感觉减退或消失以及大鱼际肌萎缩是病情严重的表现;确诊需要电诊断检查。基于诱发诊断试验的客观检查也有助于诊断,包括 Tinel 征、Phalen 试验和正中神经压迫试验。

### (一) Tinel 征

沿正中神经走行从前臂向远端叩击,如果在腕管区域叩击时出现正中神经支配区域麻木不适感,为 Tinel 征阳性。但由于该检查的敏感度和特异度不高,不能单独作为诊断依据。

### (二) Phalen 试验

让患者手腕保持于最大屈曲位,如果 60 s 内出现桡侧三个手指的麻木不适感,则为 Phalen 试验阳性。66% ~88% 的腕管综合征患者可出现 Phalen 试验阳性,但 10% ~20% 的正常人也会出现 Phalen 试验阳性。

### (三) 正中神经压迫试验

检查者用拇指压迫患者腕管部位,如果 30 s 内出现正中神经支配区域皮肤麻木不适,则为阳性。Durkan 报道,87% 的腕管综合征患者正中神经压迫试验阳性,还有作者报道了更高的阳性率。因此,该项检查是诊断腕管综合征的一个重要物理检查方法。

神经传导检查和肌电图、腕管切线位 X 线检查对于确定诊断有一定的帮助作用。

## 四、鉴别诊断

### (一) 旋前圆肌综合征

旋前圆肌综合征系正中神经通过旋前圆肌或指浅屈肌时神经受压后产生的所支配肌肉的运动功能障碍。除示指和拇指屈曲功能受损外,旋前方肌肌力减弱或消失,但无皮肤感觉障碍。

该病不易与正中神经在腕部受压相混淆，有别于腕管综合征。

(二) 桡骨茎突狭窄性腱鞘炎

该病的主要表现为腕部桡侧茎突处疼痛，在拇指与腕关节活动时疼痛加重；桡骨茎突处有压痛，慢性期可以在该处扪及黄豆大小的硬结。拇指活动不灵活，以晨间明显，偶尔可有弹响。该病的体征以试验阳性（拇指屈向掌心、握拳尺偏疼痛加重）为其特点，可区别于腕管综合征。

(三) 神经根型颈椎病

尤其是颈5～8神经根受累时，可有手部疼痛、麻木、乏力等症状，此外尚有颈肩部及上肢的症状。该病好发于中老年，男性多于女性。症状往往在颈部活动或腹压增加时加重。体检时棘突旁有压痛，椎间孔挤压试验（颈后伸压颈试验）阳性，颈椎X线片显示退行性改变等，可与腕管综合征鉴别。

(四) 雷诺病

腕管综合征有时需与雷诺病引起的手指疼痛相鉴别。该病多见于“神经质”的青年女性，主要表现为双手遇冷后的阵发性手指苍白、末端发冷、麻木、疼痛等血管神经功能紊乱表现。后期可因长期缺血、缺氧发作造成指端溃疡或坏疽。但既没有明显的神经定位体征，也没有神经传导的异常，且手指的累及并无规律性，这些特点可区别于腕管综合征。

**五、治疗**

(一) 非手术治疗

腕管综合征非手术治疗方法很多，主要包括支具制动和皮质类固醇注射等。

(1) 最常用的方法是佩戴预制的支具，佩戴后腕关节被控制在背伸30度位。但这样的背伸角度会增加腕管内压力。有研究证实，腕管综合征患者腕管内压力增高，腕关节背伸时压力进一步增加。控制症状的最有效体位是中立位。将腕关节固定于中立位可以降低腕管内压力，但最有利于手功能发挥的腕关

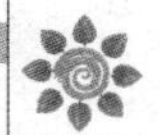

节位置是背伸30度位。考虑到中立位不利于手功能发挥，因此，通常建议白天不固定，晚上用支具将腕关节固定在中立位。

（2）口服消炎药和局部注射皮质类固醇药物也是常用方法，文献报告成功率不一。尽管该类药物可以暂时缓解症状，但不建议常规应用皮质类固醇注射。

（二）手术治疗

如果保守治疗方案不能缓解症状，则要考虑手术治疗，包括各种切开手术、小切口减压及内镜手术等。

## 第六节 慢性疲劳综合征

慢性疲劳综合征（chronic fatigue syndrome，CFS）又称雅痞病，是一组以持续或反复发作的疲劳，伴有多种神经、精神症状，但无器质性及精神性疾病为特点的症候群。该病临床症状复杂，一般体检及实验室检查结果无重大异常。通常表现程度不同，症状也轻重不一。

### 一、病因及发病机制

该病病因尚不明确，人类疱疹病毒第四型曾经被认为是一种可以引起慢性疲劳综合征的病毒，但后来证实该病并非由单一因素引起，目前研究认为与长期过度劳累（包括脑力和体力）、饮食生活不规律、工作压力和心理压力过大等精神环境因素以及应激等造成的神经、内分泌、免疫、消化、循环、运动等系统的功能紊乱关系密切。

### 二、临床表现

（一）心理方面

慢性疲劳综合征患者有时心理上的异常表现要比躯体的症状出现得早，自觉也较为突出。多数表现为心情抑郁、焦虑不安或急躁、易怒，情绪不稳，脾气暴躁，思绪混乱，反应迟钝，记忆力下降,注意力不集中,做事缺乏信心、犹豫不决。

(二) 身体方面

慢性疲劳综合征患者的体型常表现为瘦、胖两类,应该说多数为身体消瘦,但也不能排除少数可能显示出体态肥胖。后一类慢性疲劳综合征患者在现代社会中并非少见,面容多数表现为容颜早衰、面色无华、过早出现面部皱纹或色素斑,肢体皮肤粗糙、干涩、脱屑较多,指(趾)甲失去正常的平滑与光泽,毛发脱落、蓬垢、易断、失去光泽。

(三) 运动系统症状

全身疲惫,四肢乏力,周身不适,活动迟缓,有时可能出现类似感冒的症状,如肌痛、关节痛等。如果症状持续时间较长,累积数月或数年,则表现得尤为明显,可有一种重病缠身之感。

(四) 消化系统症状

主要表现为食欲减退,对各种食品均缺乏食欲,尤以油腻为著,无饥饿感,有时可能出现偏食、食后消化不良、腹胀;大便形状多有改变,发生便秘、大便干燥或大便次数增多等。

(五) 神经系统症状

表现为精神不振或精神紧张,初期常有头晕、失眠、心慌、易怒等;后期则表现为睡眠不足、多梦、夜惊、中间早醒、失眠等,甚至嗜睡、萎靡、懒散、记忆力减退等。

(六) 泌尿生殖系统症状

可以出现尿频、尿急等泌尿系统症状,此外,疲劳过甚的人在容器中排尿最容易起泡沫,且泡沫停留时间长久。生殖系统症状:男性出现遗精、阳痿、早泄、性欲减退,女性出现月经不调或提前闭经、性冷淡等。

(七) 感官系统症状

在视觉系统主要表现为眼睛疼痛、视物模糊、对光敏感等,在听觉系统则主要表现为耳鸣、听力下降等。

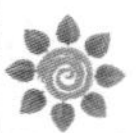

### 三、诊断

根据美国疾病预防与控制中心的标准，判断患慢性疲劳综合征必须符合以下两项标准：

（1）排除其他疾病的情况下疲劳持续6个月或者以上。

（2）至少具备以下症状中的四项：① 短期记忆力减退或者注意力不能集中；② 咽痛；③ 淋巴结痛；④ 肌肉酸痛；⑤ 不伴有红肿的关节疼痛；⑥ 新发头痛；⑦ 睡眠后精力不能恢复；⑧ 体力或脑力劳动后连续24 h身体不适。

### 四、治疗

该病往往是自限性疾病，多数人不用任何治疗能在半个月内靠自身免疫力康复。

#### （一）药物治疗

效果有限，主要以缓减头痛和其他疼痛为治疗目的。另外，摄取含有药用蕈类或芦荟的营养补充剂也有一定的疗效。

#### （二）适量运动

有证据显示，温和运动对本病颇有帮助，但应注意避免运动过度。

#### （三）饮食调整

多吃新鲜水果、蔬菜。

## 参考文献

[1] 王友莲，陈红，张娜. 青少年费尔蒂综合征一例[J]. 中华风湿病学杂志，2008，12(12):863－864.

[2] 徐惠萍，戚务芳，李维奇. 费尔蒂综合征的临床分析[J]. 中华风湿病学杂志，2003，7(6):369－370.

[3] Rashba EJ, Rowe JM, Packman CH. Treatment of the neutropenia of Felty syndrome[J]. Blood Rev, 1996, 10 (3): 177－184.

[4] Boutin RD, Resnick D. The SAPHO syndrome: an evolving concept for unifying several idiopathic disorders of bone and skin [J]. AJR Am J Roentgenol, 1998, 170(3): 585-591.

[5] Hurtado-Nedelec M, Chollet-Martin S, Nieaise-Roland P, et al. Characterization of the immune response in the synovitis, ache, pustulosis, hyperostosis, osteitis (SAPHO) syndrome[J]. Rheumatology (Oxford), 2008, 47 (8): 1160-1167.

[6] 张磊,高照猛.依那西普治疗难治性 SAPHO 综合征 2 例[J].实用医学杂志,2016,32(2):340.

[7] 赵越,赖维,马寒.累及胫骨和下颌骨的 SAPHO 综合征一例[J].中华皮肤科杂志,2013,46(2):143.

[8] Crane MM, Chang CM, Kobayashi MG, et al. Incidence of myeloproliferative hypereosinophilic syndrome in the United States and an estimate of all hypereosinophilic syndrome incidence [J]. J Allergy Clin Immunol, 2010,126(1): 179-181.

[9] Hardy WR, Anderson RE. The hypereosinophilic syndromes[J]. Ann Intern Med, 1968,68 (6): 1220-1229.

[10] Klion AD, Bochner BS, Gleieh GJ, et al. Approaches to the treatment of hypereosinophilic syndromes: a workshop summa report[J]. J Allergy Clin Immunol, 2006,117 (6): 1292-1302.

[11] 田新平,李发新,于孟学.原发嗜酸粒细胞增多症临床分析[J].北京医学,2005,27(4):225-227.

[12] 钱虹.结核性风湿症误诊 28 例分析[J].中国误诊学杂志,2007,7(19):4548-4549.

[13] Simcock DE, Mukheriee D, Gendi NS. Poncet's disease—a novel cause of noncompliance with anti-tuberculosis drugs [J]. Respiratory Medicine,2004(08):795-797.

[14] 曹绍岐,孟小芹,王惠红,等.Poncet 综合征 18 例误诊分析[J].实用医学杂志,2007,23(7):1042.

[15] 张英凯,张心中. 结核风湿症[J]. 新医学,1993,24(11):573-574.

[16] 张凯莉,徐建光. 临床实用神经肌电图诊疗技术[M]. 上海:复旦大学出版社,2005:101.

[17] Chang MH, Liu LH, Lee YC, et al. Comparison of sensitivity of transcarpal median motor velocity and conventional conduction techniques in electrodiagnosis of carpal tunnel syndrome[J]. Clin Neurophysiol, 2006, 117:984-988.

[18] 张丽香(综述),李吕力(审校). 神经肌电图在腕管综合征中的诊断价值[J]. 中国临床新医学,2010,3(7):688-691.

[19] 金涛. 神经电生理检测在腕管综合征临床诊断中的意义[J]. 河北医药,2012,34(2):215-216.

[20] 刘鲲鹏,房敏,姜淑云,等. 推拿对慢性疲劳综合征患者四肢骨骼肌力学性能的影响研究[J]. 中国中西医结合杂志,2012,32(5):599-602.

[21] 顾晓园,张勤,陈文红. 偏瘫患者膝屈伸肌力等速测试的研究[J]. 中华物理医学与康复杂志,2002,24(3):170-172.

[22] Cockshell SJ, Mathias JL. Cognitive deficits in chronic fatigue syndrome and their relationship to psychological status, symptomatology, and everyday functioning[J]. Neuropsychology, 2013, 27(2):230-242.

[23] 戴德纯,房敏,姜淑云,等. 慢性疲劳综合征患者生存质量和疲劳特征及中医推拿干预研究[J]. 中国康复医学杂志,2010(8):751-755.

(龙现明　郭雨凡)

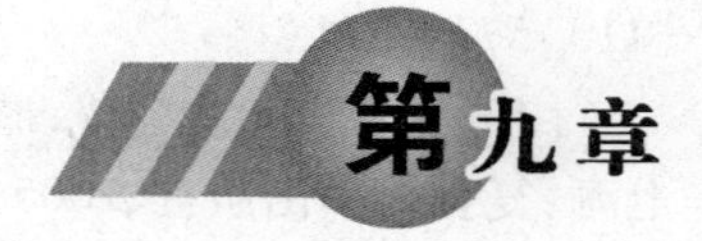


# 结缔组织病的皮肤表现

结缔组织病(connective tissue disease, CTD)是一组与免疫相关,侵犯全身多系统疏松结缔组织中的胶原纤维和基质的疾病,主要包括红斑狼疮、皮肌炎、硬皮病、干燥综合征、混合性结缔组织病、嗜酸性筋膜炎、类风湿性关节炎及结节性多动脉炎等。多数结缔组织病都有特征性的皮肤表现,许多以皮肤损害为首发临床表现,而且皮肤表现往往是这些疾病最为突出,有时甚至是唯一的表现。因此,全面地了解结缔组织病的皮肤表现对正确诊断、评估病情及判断预后等均具有非常重要的价值。

## 第一节 红斑狼疮

红斑狼疮是一种自身免疫性疾病,常见于青年女性。患者体内有多种自身抗体形成,常有多系统多脏器损害。在临床上,红斑狼疮为一病谱性疾病。病谱的一端为盘状红斑狼疮,病变主要局限于皮肤;另一端为系统性红斑狼疮,有内脏多系统受累并常有皮肤损害;中间有很多亚型,如深在性红斑狼疮、亚急性皮肤型红斑狼疮及狼疮性脂膜炎等。

红斑狼疮的临床表现复杂多样,而皮肤损害常是其首发临床表现,如盘状红斑狼疮、亚急性皮肤型红斑狼疮、深在性红斑狼疮,多以皮肤损害为首发表现。雷诺现象常是系统性红斑狼

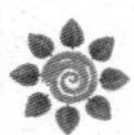

疮最早的表现之一。另外，红斑狼疮有许多特异性或较特异性的皮肤损害，如盘状损害、系统性红斑狼疮的蝶形红斑、甲周或指（趾）腹红斑、亚急性皮肤型红斑狼疮的环形红斑、深在性红斑狼疮的杯状凹陷等，这些皮肤损害在红斑狼疮的诊断及鉴别诊断中具有重要的价值。在目前采用的美国风湿病学会 1982 年修订的系统性红斑狼疮诊断标准中，总计 11 项诊断标准，其中就有 4 项为皮肤黏膜损害，包括面部蝶形红斑、盘状红斑、光敏感、口腔或鼻咽部溃疡。而且，在系统性红斑狼疮病情活动程度的 SLEDAI 评分系统中，总分变化范围为 0 ~ 105 分，皮肤黏膜和血管炎损害所占积分最高可达 14 分。由此可见，正确地识别各类皮肤损害，掌握其临床意义，有助于红斑狼疮的诊断及治疗。

红斑狼疮皮肤损害的分类目前尚无统一的标准，JN. Gilliam 最早将红斑狼疮的皮肤损害分为特异性皮损与非特异性皮损，然后从红斑狼疮的病谱角度出发，将红斑狼疮特异性皮损分为急性皮肤型红斑狼疮、亚急性皮肤型红斑狼疮和慢性皮肤型红斑狼疮，并将红斑狼疮非特异性皮损分为血管炎性皮损、非瘢痕性脱发以及其他比较少见的皮损，详见图 9-1。

- 特异性皮损（皮肤红斑狼疮）
  - 急性皮肤型红斑狼疮：局限性、播散性
  - 亚急性皮肤型：环状红斑型、丘疹鳞屑型
  - 慢性皮肤型
    - 经典型盘状：局限性、播散性
    - 肥厚型（疣状）盘状
    - 深在型（狼疮性脂膜炎）
    - 黏膜型盘状
    - 肿胀型
    - 冻疮样
    - 红斑狼疮-扁平苔藓重叠综合征

- 非特异性皮损
  - 皮肤血管疾病
    - 血管炎
      - 白细胞碎裂性血管炎
        - 可触及的紫癜
        - 荨麻疹性血管炎
        - 结节性动脉周围炎样
      - 血管病变
        - 恶性萎缩性丘疹病样
        - 白色萎缩症样
      - 甲周毛细血管扩张
      - 网状青斑
      - 血栓性静脉炎
      - 雷诺现象
      - 红斑性肢痛症
    - 脱发
      - 狼疮发
      - 休止期脱发
      - 斑秃
    - 指端硬化
    - 类风湿结节
    - 皮肤钙质沉积
    - 红斑狼疮非特异性大疱性皮损
      - 后天性大疱性表皮松解
      - 疱疹性皮炎样大疱性红斑狼疮
      - 红斑型天疱疮
      - 大疱性类天疱疮
      - 迟发性皮肤卟啉病
    - 荨麻疹
    - 丘疹性结节性粘蛋白沉积症
    - 皮肤松弛
    - 黑棘皮病
    - 多形性红斑
    - 小腿溃疡
    - 扁平苔藓

图 9-1 红斑狼疮相关皮损的 Gilliam 分类

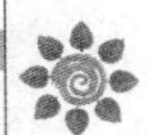

## 一、红斑狼疮特异性皮损

### （一）慢性皮肤型红斑狼疮的皮肤表现

#### 1. 经典型盘状红斑狼疮

早期皮肤损害为淡红斑或丘疹，境界清楚，以后逐渐向四周扩大，边缘略隆起，中央微凹陷，类似盘状，表面覆黏着性鳞屑，不易剥离，剥离鳞屑后可见毛囊角质栓及扩张的毛囊口，后期损害中心逐渐萎缩，形成萎缩性瘢痕，局部出现色素沉着、色素减退或毛细血管扩张。皮损具有光敏性，日晒后可加重。

皮损局限者称为局限性盘状红斑狼疮，好发于面颊部、鼻背、额部、下唇、耳轮、头皮等部位，单发或多发，皮损多不融合，面部皮损可呈蝶形分布。在唇部和口腔黏膜的盘状损害呈灰白色斑块，可形成糜烂及浅溃疡，最后发生萎缩。发生在头皮的损害有1/3可导致永久性秃发。如果皮肤损害广泛分布于躯干、四肢、手背及手指等，则为播散型盘状红斑狼疮。

#### 2. 肥厚型（疣状）盘状红斑狼疮

好发于面部、四肢伸侧及上背部，皮损肥厚呈疣状，临床上易误诊为角化棘皮瘤或肥厚性扁平苔藓。

#### 3. 深在型红斑狼疮（狼疮性脂膜炎）

可见于任何部位，以面颊部、臀部、上臂多见，皮损为深部皮下结节或斑块，单个或多个，蚕豆至巴掌大小，境界清楚，质地坚实，表面正常肤色或淡红色，皮损经过缓慢，结节可持续不变，也可逐渐增大，与邻近皮损融合。结节可液化或吸收，呈特征性的杯状凹陷，也可向表皮破溃，形成窦道，愈合后局部形成萎缩性瘢痕。

#### 4. 黏膜型盘状红斑狼疮

除口腔黏膜外，鼻腔、眼结膜及外阴黏膜均可累及，多见于口腔颊黏膜，初为无痛性红斑，后期为境界清楚的斑片，边缘白色，呈不规则扇贝壳状，斑片间有放射状排列的白色条纹和毛细血管扩张，陈旧性皮损中央可有凹陷，有时可形成痛性溃疡，如

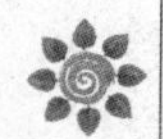



同密集分布的钉状凹陷。

5. 肿胀型红斑狼疮

多见于青年男性,皮肤肿胀、发热,类似荨麻疹样的斑块,光敏感明显。

6. 冻疮样红斑狼疮

多见于女性,好发于指(趾)尖、足跟、鼻及耳等末梢部位,皮损与冻疮非常类似,为紫红色斑片,表面可有黏着性白色鳞屑。

7. 红斑狼疮-扁平苔藓重叠综合征

该综合征较少见。患者同时具有红斑狼疮和扁平苔藓的皮损特点,可见三种皮损:盘状红斑狼疮样损害、苔藓样丘疹及疣状损害。所有患者都有盘状红斑狼疮样损害,好发于面部和四肢末端,为境界清楚的圆形紫红色斑或斑块,表面可有萎缩、色素沉着、色素减退、毛细血管扩张和瘢痕形成。有的患者可见苔藓样扁平紫红色丘疹,疣状损害为紫红色质硬的丘疹、结节。

(二) 亚急性皮肤型红斑狼疮

中青年女性多见,好发于暴露部位,主要分布于面部、颈部、躯干上部、上肢伸侧、手和指背等部位。基本皮损为水肿性斑疹,之后可表现为以下两种类型:

1. 环状红斑型

初为水肿性红斑和(或)斑块,逐渐向周围扩大成环形或弧形,彼此可相互融合,呈多环形或脑回状,边缘红色隆起,内侧缘覆细小鳞屑,中央消退后遗留色素沉着和毛细血管扩张。或呈离心性环,环中央消退处又起新环。

2. 丘疹鳞屑型

初为红色丘疹,逐渐扩大成大小不等、形状不规则的斑丘疹,上覆菲薄鳞屑,呈银屑病样或糠疹样,但无黏着性鳞屑和角质栓。

在亚急性皮肤型红斑狼疮中,还有一种特殊类型,即新生儿

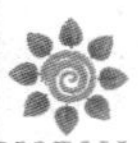

红斑狼疮。本病是由母亲体内的抗 SS-A 抗体经胎盘转移给胎儿的,其皮损与亚急性皮肤型红斑狼疮中的环状红斑型皮损类似,表现为出生后数周内面颈部或躯干部出现环状红斑,4～6个月后可自行消退。

(三) 急性皮肤型红斑狼疮

1. 局限型

系统性红斑狼疮的蝶形红斑是局限型急性皮肤型红斑狼疮最常见的皮肤损害,其基本皮损为小片状红斑、多形红斑样皮损或小丘疹,可散在分布或融合成片,对称分布于两侧颧颊部和鼻背部,呈蝶翼状。蝶形红斑往往有不同程度的水肿,红斑在活动期为淡红或鲜红色,消退期多呈暗红色,红斑和丘疹表面可有程度不等的毛细血管扩张及少许脱屑。

2. 播散型

播散型急性皮肤型红斑狼疮的皮损可见于头面部、颈部、上胸部、肩背部、上臂伸侧和手背、指背等处,也可泛发全身,皮损急性发生,消退后多有色素沉着,但不留瘢痕。

(1) 指(趾)腹红斑:指(趾)腹毛细血管扩张性红斑,指(趾)尖可见散在出血点及点状凹陷;部分患者在红斑的基础上可见丘疹或小结节,绿豆至黄豆大小,触痛明显;少数可出现坏死性血管炎表现,局部可见微梗死,愈合后遗留凹陷性萎缩性瘢痕。趾腹红斑的表现同指腹红斑,但在易摩擦部位尚可见瘀斑。

(2) 甲周红斑:为甲周的毛细血管扩张性红斑。

(3) 手(指)背红斑:发生在手背和(或)指背的红斑或丘疹,淡红色或暗红色,表面可有鳞屑、毛细血管扩张,部分融合,持续时间长,消退后局部多有色素沉着。

(4) 掌红斑:为手掌部位的毛细血管扩张性红斑。

**二、红斑狼疮非特异性皮损**

红斑狼疮非特异性皮损除见于红斑狼疮外,还可见于其他疾病。常见的非特异性皮损包括非特异性红斑、寒冷性多形红斑、多形红斑、光敏感、黏膜溃疡、脱发、雷诺现象、血管炎、血管病、大疱性皮损、荨麻疹、甲病变及扁平苔藓等。

1. 非特异性红斑

常见于上肢伸侧、头面部、胸前“V”字区、腹部、背部及臀部等处，皮损表现为大小不一、形态不规则、弥漫性分布的红斑、斑片或斑丘疹，压之褪色，可融合成片或呈网状，境界欠清楚，表面可有毛细血管扩张及少许鳞屑，消退后局部常遗留色素沉着。

2. 寒冷性多形红斑

好发于冬季，多见于手足、面部、耳郭及臀部，皮损为绿豆至黄豆大小的红色水肿性丘疹，中央可有水疱、出血或坏死，呈虹膜状，可融合呈斑块状或冻疮样，自觉轻度疼痛或瘙痒。

3. 多形红斑

发病与季节无明显关联性，多见于面部、颈部、胸背部和上肢，皮损为水肿性红斑或丘疹，呈虹膜状，可散在分布，也可相互融合成系统性红斑狼疮的蝶形红斑、指背或手背红斑，严重者可出现水疱、大疱、坏死等。

4. 光敏感

主要见于光暴露部位，表现为光照后原有皮损加重或原本正常的皮肤出现新的皮损，也可表现为光照后除皮疹以外的其他临床表现加重。

5. 黏膜溃疡

常见于口腔颊黏膜、口唇、上腭、牙龈等处，初为水疱，周围红晕，易破溃形成糜烂或溃疡，疼痛明显，愈后不留瘢痕。

6. 脱发

前额部头发变细，易折断或脱落，长短不一，干枯无光泽；也可表现为头发弥漫性稀疏。

7. 雷诺现象

在遇冷或精神紧张时，肢端部位（如手指、足趾）出现阵发性变白、变紫、变红，最后恢复正常，可伴有麻木和疼痛。

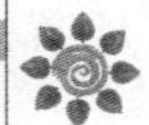

8. 坏死性血管炎

好发于四肢,特别是手指末端和小腿远端,初为红斑、丘疹或结节,局部干燥、脱屑,逐渐出现坏死,形成溃疡,自觉疼痛,愈后留有萎缩性瘢痕、色素沉着或色素减退。

9. 青斑样血管炎

好发于足背、足踝及小腿远端,早期为境界清楚的暗红色斑片或斑疹,后期局部可坏死、形成溃疡,疼痛明显,愈合后遗留白色网状萎缩性瘢痕。

10. 网状青斑

多见于四肢、手背、足背及躯干等处,为紫红带有青色的斑疹,网状分布。

11. 荨麻疹

皮损为风团,持续时间不定。一般认为,24 h 内可消退的为一般的荨麻疹,由 IgE 介导,抗组胺药治疗有效;而持续 2 ~ 4 d 的风团组织病理上为白细胞碎裂性血管炎改变,抗组胺药物治疗无效。

12. 大疱性损害

红斑狼疮患者出现的水疱或大疱性损害除本病所致外,尚须排除合并其他大疱性皮肤病,如大疱性类天疱疮或红斑型天疱疮等。

13. 扁平苔藓

多见于四肢,为紫红色多角形扁平丘疹,表面灰白色鳞屑,可有水疱、血疱和糜烂,瘙痒不明显。

## 第二节 皮肌炎

皮肌炎是一种累及皮肤和横纹肌的结缔组织病,可并发多器官损害。各年龄组均可发病,儿童皮肌炎多发生在 10 岁以前,常

伴钙质沉积,预后相对较好;成人皮肌炎在 40 ~ 60 岁高发,常伴恶性肿瘤。临床上,皮肌炎可仅表现为孤立的炎症性肌炎,即多发性肌炎,也可表现为仅有皮肤表现的无肌病性皮肌炎。

皮肌炎的皮肤损害种类很多,可分为疾病特异性和非特异性两类。前者通常只见于皮肌炎患者,对疾病的诊断有重要价值;后者虽多见于皮肌炎,也可见于其他疾病,对皮肌炎的诊断有提示价值。

**一、皮肌炎的特异性皮损**

(一) 双上眼睑和颜面部水肿性紫红斑

皮肌炎的早期皮损为高度特征性的对称性融合的水肿性紫红斑,常发生于面部,特别是双上眼睑、上颊部、额部和颧颞部,可有毛细血管扩张,红斑可融合呈蝶形,类似系统性红斑狼疮的蝶形红斑,但该皮疹水肿明显,呈斑片状,表面干燥,无糜烂、渗液及结痂,毛细血管扩张比较明显。

(二) Gottron 征和 Gottron 丘疹

Gottron 征:为掌指/指(趾)关节伸侧、肘关节、膝关节伸侧对称融合的紫红色斑,伴或不伴水肿。

Gottron 丘疹:为掌指/指(趾)关节伸侧、肘关节、膝关节伸侧的紫红色丘疹,其中心可发生萎缩并有色素减退和毛细血管扩张。

**二、皮肌炎的非特异性皮损**

(一) 皮肤异色病样疹

常见于面部、颈部、躯干和四肢,初为红斑,其间有毛细血管扩张,继之在红斑上出现针尖至针头大小的淡褐色或深褐色色素沉着斑,散在或密集分布呈片状或网状,进一步发展,在红斑和色素沉着斑处出现针头至绿豆大小的淡白色或瓷白色色素减退斑,色素减退斑处可有皮肤萎缩。

(二) 恶性红斑

多见于头面部、耳后、颈部、躯干和四肢,皮损较泛发,呈鲜

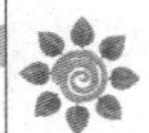

红色、火红色或棕红色。面部皮损颜色更深，呈醉酒样。恶性红斑提示皮肌炎往往合并恶性肿瘤。

（三）鳞屑性红斑

主要见于头皮，在头皮红斑的基础上有较多干燥、灰白色鳞屑，类似脂溢性皮炎，伴有瘙痒。

（四）坏死性血管炎

多见于关节伸侧，如指关节、掌指关节、趾关节或肘关节等处，初为暗红色斑疹或斑片，呈血管炎样，之后出现中央坏死、溃疡，表面结黑色痂。

（五）雷诺现象

皮肌炎出现雷诺现象占10%～20%，手指多见，遇冷或精神紧张时皮肤变白、变紫，然后变红，伴有刺痛或麻木。

（六）指端硬化

有雷诺现象的皮肌炎患者双手手指可肿胀、紧绷、硬化、皮纹减少，不易捏起，并可见褐色色素沉着。

## 第三节 硬皮病

硬皮病分为局限性硬皮病和系统性硬皮病。局限性硬皮病主要局限于皮肤，内脏器官不受累及；系统性硬皮病则有广泛的皮肤硬化、雷诺现象和多系统受累。

### 一、局限性硬皮病的皮肤表现

（一）硬斑病

1. 片状硬斑病

腹部、背部多见，其次为四肢和面颈部，皮损一般均经过水肿期、硬化期和萎缩期，初为淡红色或紫红色斑片，轻度水肿，之后颜色变淡，呈淡黄或牙白色，逐渐出现硬化，表面蜡样光泽，境界清楚，最后变成白色或淡褐色萎缩性斑片。

2. 点滴状硬斑病

多见于颈部、胸背部及肩部，呈簇状和线状排列的斑片，豆粒至伍分硬币大小。

3. 泛发性硬斑病

皮损泛发全身，数目多，为泛发的伴有色素异常的硬化性斑片。

4. 进行性特发性皮肤萎缩症

病变为灰褐色、紫红色的圆形、卵圆形或不规则的萎缩性皮损。

5. 深部硬斑病

其炎症和纤维化主要见于皮下组织，并可累及真皮下部和深筋膜。

6. 全硬化型硬斑病

病变可累及真皮、皮下组织、深筋膜、肌肉和骨骼，多见于四肢伸侧，易引起肘、膝、手、足屈曲挛缩。

（二）带状硬皮病

多见于儿童，皮损常沿肋间神经或肢体呈带状分布，一条或多条。发生在额颞部者可向头皮延伸，呈刀劈状，皮肤萎缩而不硬。

**二、系统性硬皮病的皮肤表现**

（一）雷诺现象

约70%的系统性硬皮病患者以雷诺现象为首发症状，可于皮损发生前数年或与皮损同时出现。雷诺现象是由肢端小动脉阵发性痉挛所引起的。患者遇冷或精神紧张时，手指、足趾等处阵发性变白、变紫、变红，可有麻木和疼痛感，每次发作持续十余分钟至半小时不等。部分患者只有变白、变紫，或变白、变红两相表现。在同一只手上，发作的时相可不一致，主要是因为不同部位的小动脉发生痉挛的先后不同所致。雷诺现象主要见于冬季，夏季减轻。系统性硬皮病患者即使病情缓解，雷诺现象仍不会消失。

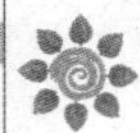

(二) 皮肤肿胀

部分系统性硬皮病患者的首发表现为手指、手背、上臂、面部甚至躯干部的凹陷性水肿。

(三) 皮肤硬化

系统性硬皮病患者的皮损一般均经过水肿期、硬化期及萎缩期,初为皮肤肿胀,可有红斑,逐渐出现皮肤硬化、绷紧,有蜡样光泽,用手难以捏起,最后皮肤出现萎缩。手指受累时,早期皮肤肿胀,可有红斑,随之皮肤硬化、绷紧,有蜡样光泽,手指活动可受限制,手指挛缩,呈爪形手。手指可变细,指尖凹陷或形成溃疡,指间及掌指关节伸侧可形成溃疡,难以愈合,或愈合后遗留凹陷性瘢痕。指(趾)长期慢性缺血可引起肢端骨溶解。面部累及时,皮肤硬化,使面部缺乏表情而呈假面具样;眼部皮肤萎缩可导致下睑外翻;口唇变薄,唇周出现放射状条纹,引发张口困难;口腔黏膜硬化萎缩,齿龈退缩,牙齿脱落,伸舌受限。

(四) 皮肤异色病样疹

患者可出现皮肤异色病样表现:皮肤色素沉着、色素减退,毛细血管扩张,皮肤萎缩。

(五) 皮肤毛细血管扩张

在局限皮肤型系统性硬皮病患者中尤为多见,面部等处出现点状或片状毛细血管扩张,密集或疏散分布。

(六) 皮肤钙质沉着

主要见于手指、鹰嘴前区、鹰嘴区、髋骨前滑囊、下肢前侧及头皮、皮下组织中有钙质沉积。

## 第四节 干燥综合征

干燥综合征是一种以泪腺和唾液腺的淋巴细胞浸润伴干燥性结膜炎及口腔干燥为主要临床表现的慢性炎症性疾病。临床上分为原发性和继发性。前者有干燥性角膜结膜炎和口腔干燥,不伴有其他结缔组织病;后者则伴发其他结缔组织病。干燥综合征的主要皮肤损害如下:

**一、血管炎**

血管炎是干燥综合征较为特征性的皮肤损害。最常见的为下肢紫癜及紫癜样丘疹,其次为荨麻疹性血管炎样皮损。部分患者出现类似亚急性皮肤型红斑狼疮的光感性红斑,约 1/4 的患者可出现雷诺现象。

**二、皮肤干燥、瘙痒**

约 50% 的干燥综合征患者表现为皮肤干燥,部分患者皮肤表面附有鳞屑,部分患者有全身性或肛门、外生殖器皮肤瘙痒,可继发苔藓样变。

**三、毛发改变**

毛发干燥、稀疏、易脆,头皮、躯干、腋下、耻骨等部位可有弥漫性脱毛。

## 第五节 混合型结缔组织病

混合型结缔组织病是临床上兼有系统性红斑狼疮、皮肌炎/多发性肌炎、系统性硬皮病及类风湿性关节炎的临床表现,但又不能独立诊断为其中任何一种疾病的结缔组织病。其免疫学表现为血清中有高滴度的 RNP 抗体,而 Sm 抗体阴性。混合性结缔组织病的主要皮肤损害表现如下:

**一、雷诺现象**

在混合性结缔组织病中,雷诺现象的发生率接近 100% ,表现为指(趾)遇冷或精神紧张时阵发性变白、变紫、变红,天气转暖或病情缓解时雷诺现象并不消失。

**二、肿胀手**

双手对称性弥漫性肿胀，手指与手背皮肤紧绷、肥厚，不易捏起。部分患者指尖变细、硬化，如腊肠样，肢端可形成溃疡；极少数患者可出现手指末端干性坏疽。

**三、面部肿胀**

面部肿胀，质地韧、光滑。

**四、面部红斑**

面部可出现红斑，多位于颧部、面颊部、额部或眼睑等处，多呈不典型的蝶形红斑。

**五、指关节背面萎缩性红斑及丘疹**

指背可出现类似皮肌炎的 Gottron 征或 Gottron 丘疹样皮疹。

**六、其他皮肤损害**

可有口腔溃疡、网状青斑、面部毛细血管扩张、青斑样血管炎、甲皱毛细血管扩张和结节性红斑等。

## 第六节 嗜酸性筋膜炎

嗜酸性筋膜炎是一种累及肢体皮肤深筋膜而有硬皮病样表现的结缔组织病。该病以 30～69 岁男性发病为多，常发生于秋冬季，发作突然，常在外伤、受寒或感冒后发病。

嗜酸性筋膜炎首发的皮肤损害以肢体皮肤肿胀、硬紧或兼有红斑、肢体活动受限占多数，其次为躯干部硬块。病变部位以下肢特别是小腿下端为多，其次为前臂，面部一般不累及。皮肤损害为皮下深部组织硬肿，边缘清楚或弥漫不清，呈弥漫性对称性累及；肢体上举时，皮损表面凹凸不平，呈橘皮样外观；在静脉或肌腱部位可呈明显条沟状凹陷；皮面正常或为红斑，亦有色素沉着者。本病患者无雷诺现象、指尖溃疡和甲周毛细血管扩张等表现。

## 第七节 类风湿性关节炎

类风湿性关节炎是一种以关节损害为主要表现的结缔组织病。临床上以对称性多发性关节炎为特征，常侵犯手、足小关节，晨僵明显，可同时伴有心肺及神经系统等多器官损害。类风湿性关节炎的主要皮肤损害如下：

**一、类风湿结节**

多见于疾病后期，类风湿因子持续阳性，结节好发于关节隆突和易受压部位的皮下组织，结节呈圆形或卵圆形，大小不等，直径2 mm～3 cm或更大，质硬如橡皮，无压痛，其下方常与骨面相连。

**二、类风湿性血管炎**

包括类风湿性动脉炎、白细胞碎裂性血管炎和混合性血管炎、风湿性动脉炎，引起相应部位的损害，呈节段性分布于手足和小腿，表现为指(趾)梗死，严重者出现肢端坏疽。另外，还可出现皮肤溃疡、网状青斑，甚至发生结节性动脉炎样的血管炎。白细胞碎裂性血管炎的皮肤损害可有紫癜或荨麻疹等；混合性血管炎同时累及小动脉和小静脉，可出现网状青斑、皮肤溃疡或坏疽性脓皮病等。

**三、类风湿性嗜中性皮炎**

手背和关节伸侧对称性分布的风团样斑丘疹、斑块和结节等，可出现溃疡。

**四、其他**

包括色素沉着、雷诺现象、Sweet病样皮损、类脂质结节等。

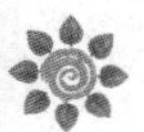

## 第八节 结节性多动脉炎

结节性多动脉炎是一种累及中、小动脉的坏死性血管炎。起病突然,症状严重,典型者常有数周或数月的发热、腹痛、体重下降和关节痛等全身症状,此时可能出现突发事件,如肠缺血和肠梗阻、手指坏疽、缺血性皮肤溃疡与心肾等其他重要器官的梗死以及多发性单神经炎引起的突发性多神经功能障碍。由于血管病变产生的局部循环障碍,可导致缺血、血栓形成、栓塞、血管破裂等改变,引起多种多样的临床表现。

临床上结节性多动脉炎可分为系统型和皮肤型。其中,系统型结节性多动脉炎以心、肝、肾等重要脏器损害为主;皮肤型结节性多动脉炎以皮肤结节为主,无内脏器官累及。结节性多动脉炎的主要皮肤损害如下:

**一、皮下结节**

皮下结节为结节性多动脉炎最具有诊断意义的皮肤损害。结节可单发或成群发生,多沿血管走行路径分布,常见于下肢,特别是膝下、小腿伸侧和足背;直径 5 ~ 10 mm,表面皮肤肤色正常、微红或鲜红,有压痛或自发痛,触压时可有波动感;结节中心可发生坏死,也可形成水疱或大疱,或直接形成溃疡,结节破溃后表面结黑痂;结节常在网状青斑的基础上发生,周围分布有网状青斑。

**二、网状青斑**

双下肢多见,是除皮下结节外的第二种常见皮肤损害。

**三、其他**

包括肢端坏疽、肢端发绀、雷诺现象及瘢痕性损害等。

(杨子良　周乃慧)

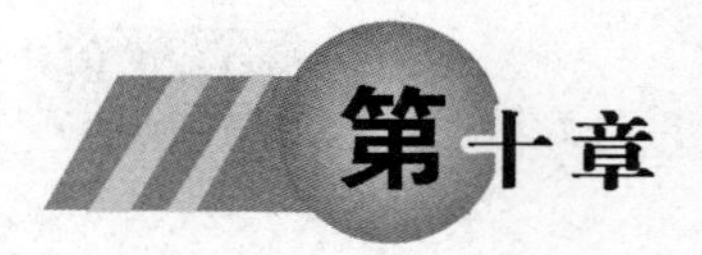

# 第十章

# 风湿病眼部表现的诊治与研究进展

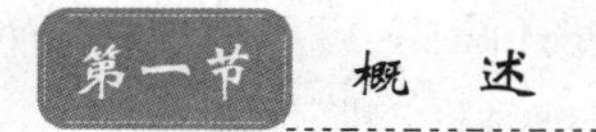

## 第一节 概述

风湿性自身免疫性疾病在激活骨、关节周围组织免疫炎症的同时，致病性免疫复合物、异己抗原、致敏的淋巴细胞及其分泌的炎症因子和补体可攻击其他器官组织，或者沉积在其他器官组织中而引发同性质的疾病。眼球及其附属器就是容易受累的器官之一，主要表现为眼睑皮炎、结膜炎、Sjögren 综合征、角膜炎、葡萄膜炎、视网膜血管病变等多种形式。

### 一、共同的发病基础

（1）风湿性自身免疫性疾病与某些类型的自身免疫性眼病具有共同的免疫遗传基因。例如，人类白细胞抗原（HLA）－B27阳性的前葡萄膜炎患者 78% 伴有风湿性关节炎。

（2）诱发风湿性自身免疫性疾病的炎症介质同样可以诱发自身免疫性眼病。例如，前列腺素、肿瘤坏死因子（TNF）－α、白细胞三烯、白细胞介素（IL）－17、γ－干扰素（INF-γ）等炎症因子参与风湿性自身免疫性疾病发病的同时，也与自身免疫性眼病的发病、进展及炎症复发密切相关。

（3）特异性抗体可诱发眼部疾病。例如，多数类风湿性关节炎（rheumatoid arthritis，RA）患者出现抗泪腺、抗唾液腺、抗甲

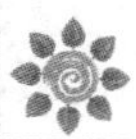

状腺等特异性抗体,伴发 Sjögren 综合征等眼部疾病。

(4)免疫复合物、补体等致病原可同时诱发多种自身免疫性疾病。免疫复合物攻击结缔组织,导致全身坏死性血管炎,眼球及其附属器官血管均会受累;也可攻击多个眼部组织,导致角膜炎、巩膜炎、葡萄膜炎、泪腺肿大及眼眶充血、眼肌麻痹等多种眼部病变。

(5)致敏的淋巴细胞、中性粒细胞功能异常、活性氧亢进、病毒感染等因素都可能参与自身免疫性疾病的发病机制,且影响各系统,导致关节、肾、皮肤、眼部等多器官损伤。

## 二、临床表现

眼球中的葡萄膜因富含色素和血管、存在抗原性物质、可以产生抗体等特殊解剖和生理学特点而成为风湿性自身免疫性疾病并发眼部症状的高发部位。风湿性自身免疫性疾病伴发葡萄膜炎的临床表现如下:

1. 症状

急性炎症患者可出现眼红、眼痛、畏光、流泪、视物模糊,前房出现大量纤维蛋白渗出,瞳孔粘连、变形,视力下降;慢性炎症患者症状可不明显,但易发生并发性白内障或继发性青光眼,导致视力严重下降。

2. 体征

(1)睫状充血或混合性充血。睫状充血是指位于角膜缘周围的表层巩膜血管充血,是急性前葡萄膜炎的一个常见体征。

(2)角膜后沉着物(keratic precipitates,KP)。KP 是指房水中的炎症细胞或色素沉积于角膜后表面。其形成需要角膜内皮损伤和炎症细胞或色素的同时存在。根据 KP 的形状,可将其分为 3 种类型,即尘状、细点状和羊脂状。

(3)前房闪辉(anterior chamber flare)。该体征是由于血-房水屏障功能破坏,蛋白进入房水所造成的。

(4)前房炎症。炎症细胞是反映眼前段炎症的可靠指标。

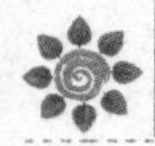


当房水中大量炎症细胞沉积于前房下方时，可见到液平面，称为前房积脓（hypopyon）。

（5）虹膜改变。虹膜与晶状体前表面的纤维蛋白性渗出发生粘连，称为虹膜后粘连；虹膜与角膜后表面粘连，称为虹膜前粘连；粘连发生于房角处，称为房角粘连；广泛虹膜后粘连，后房房水推挤虹膜向前呈膨隆状，称为虹膜膨隆；炎症损伤可导致虹膜脱色素、萎缩、异色等改变。炎症可引起3种结节：① Koeppe结节：发生于瞳孔缘的灰白色半透明结节；② Busacca结节：发生于虹膜实质内的白色或灰白色半透明结节；③ 虹膜肉芽肿：发生于虹膜实质中的粉红色不透明结节。

（6）瞳孔改变。虹膜后粘连不能拉开，常出现多种形状的瞳孔外观，如梅花瞳、梨状；虹膜发生360°后粘连，则称为瞳孔闭锁，如纤维膜覆盖整个瞳孔区，称为瞳孔膜闭。

（7）晶状体改变。色素可沉积于晶状体前表面，虹膜后粘连被拉开后，晶状体前表面可遗留下环形色素。长期炎症或者玻璃体炎症可导致晶状体后囊混浊。

（8）玻璃体及眼后段改变。玻璃体内可见大量炎性细胞且明显混浊，视网膜上散在弥漫性边界不清的黄白色水肿病灶、视网膜硬性渗出、棉绒斑、出血、脱色素、色素沉着、浆液性视网膜脱离；视网膜血管周围有白线、白鞘状改变，血管呈节段性，严重者可引起视网膜缺血，产生血管生成因子，形成新生血管，导致玻璃体积血、视网膜脱离。

**三、治疗**

治疗风湿性自身免疫性疾病全身症状的同时，局部采用糖皮质激素和（或）免疫抑制剂控制眼部炎症。一些较顽固的葡萄膜炎，糖皮质激素和（或）免疫抑制剂应用时间应足够长，也可联合一些生物制剂，如TNF-α抗体等，以有效抑制炎症或减少疾病复发。

玻璃体腔注射糖皮质激素和（或）抗血管内皮生长因子抗

体,可减少视网膜渗出、黄斑水肿及新生血管。必要时联合眼底激光等治疗能有效抑制病情进展。

在治疗过程中,应密切关注药物可能引发的并发症,并定期检测肝肾功能、血常规等,以免出现严重的药物毒副作用。

不同的风湿性自身免疫性疾病伴发的眼部症状各具特点,下面具体阐述几种常见的风湿性自身免疫性疾病的眼部表现及其治疗。

## 第二节 强直性脊柱炎相关眼病

约 25% 的强直性脊柱炎(ankylosing spondylitis, AS)患者伴发眼部症状,包括结膜炎、巩膜炎和前葡萄膜炎,其中以前葡萄膜炎最常见。前葡萄膜炎可能发生在关节病变之前、之后或者同时出现,主要为急性非肉芽肿性前葡萄膜炎,表现为眼红、眼痛、视物模糊、视力下降。首次发病多单眼,反复发作者可能双眼交替或先后发病。检查发现睫状充血或混合充血、尘状角膜后沉着物(+ ~ ++++)、前房闪辉(+ ~ ++++)、前房炎症细胞(+ ~ ++++),严重者房水中出现大量纤维素性渗出。一般不影响眼后段,少数患者可引起玻璃体炎、反应性视盘水肿和黄斑水肿(彩图 12、13,见彩色插页)。

### 一、诊断

对于急性前葡萄膜炎的年轻患者,尤其是男性青年,须详细询问是否有强直性脊柱炎家族史,是否有腰背部疼痛、晨僵等全身不适,对无明显全身症状的患者,仍建议行骶髂关节影像学检查、HLA-27 等相关检查,判断是否为强直性脊柱炎伴发的葡萄膜炎。

二、治疗

1. 非甾体类和(或)糖皮质激素

轻度前葡萄膜炎局部用非甾体类消炎药和(或)糖皮质激素滴眼剂抑制炎症浸润和渗出,早期需要每 1 ~2 h 点眼 1 次,和(或)Tenon 囊下注射类固醇激素,待炎症反应改善后,滴眼液可逐渐减量,病情严重者或局部应用糖皮质激素无效者,可全身口服或静脉滴注糖皮质激素。

2. 睫状肌麻痹剂

急性前葡萄膜炎可用托吡咔胺活跃瞳孔,2 ~3 次/天,前房渗出严重或者瞳孔已粘连的患者可使用 1% 的硫酸阿托品眼膏或滴眼剂点眼,瞳孔扩大后再用短效制剂点眼。

3. 并发症的治疗

早期及时治疗的患者一般无明显并发症。反复发作或未及时治疗的患者因眼内炎性渗出可导致继发性青光眼、白内障,须联合抗炎剂和降眼压药物治疗。需要手术者,应在炎症完全控制后再进行。

## 第三节 类风湿性关节炎相关眼病

类风湿性关节炎的眼部症状包括巩膜炎、结膜和角膜干燥症等(彩图 14,见彩色插页)。

巩膜表层炎:该病起病急,临床症状为眼红、眼痛,但很少影响视力。该病常发生于巩膜前部。病变可以局限为结节,也可弥漫累及整个巩膜,病理学表现为淋巴细胞和浆细胞的慢性非肉芽肿炎症、血管扩张和水肿。病程长短不等,可一过性出现,亦可持续数日或数周。与类风湿性关节炎病情活动相关。

巩膜炎:临床症状为眼红、眼痛,巩膜变得透明,呈青石板样,常出现于巩膜前上部。未经控制的巩膜炎可以逐渐进展为

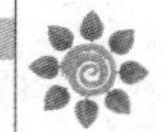

巩膜软化,甚至穿孔。如病变波及角膜,可导致角膜溶解、穿孔,亦称为角膜溶解综合征。病理组织学显示无细胞结构的类风湿结节和弥漫性巩膜组织坏死。该病与长期活动性关节炎、血管炎关系密切。

干燥综合征:结膜和角膜干燥症可见于10% ~35%的RA患者,是RA常见的眼部症状。临床症状为眼干、眼部灼烧感、异物感、泪少、畏光等。Schirmer试验和角膜染色呈阳性。干燥症状的严重程度与病情并不一致。

## 一、诊断

确诊类风湿性关节炎相关的眼病,除了有眼部的症状、体征外,还应特别注意关节炎等的症状,结合实验室检查,如抗"O"、血沉(ESR)、类风湿因子(RF)以及HLA等,有助于临床诊断。

## 二、治疗

### 1. 局部对症治疗

轻度巩膜表层炎和巩膜炎局部用非甾体类消炎药和(或)糖皮质激素滴眼剂抑制炎症浸润和渗出,早期需要每1 ~2 h点眼1次,和(或)Tenon囊下注射类固醇激素。若巩膜出现溶解的趋势,则禁止采用Tenon囊下注射类固醇激素。待炎症反应改善后,滴眼液可逐渐减量,病情严重者或局部应用糖皮质激素无效者,可全身口服或静脉滴注糖皮质激素。

### 2. 全身治疗

根据类风湿性关节炎的全身表现,按照风湿免疫科医师的意见进行治疗。

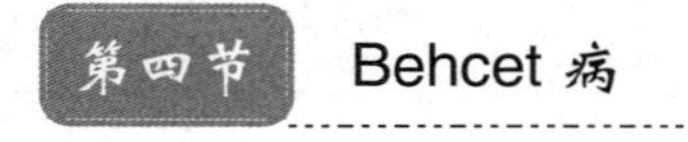

# 第四节 Behcet病

Behcet病(Behcet's disease)是一种以复发性葡萄膜炎、口腔溃疡、皮肤损害和生殖器溃疡为特征的多系统受累的疾病。此病被认为是一种自身炎症性疾病。该病可能与细菌、疱疹病毒感染有关，诱发的自身免疫应答导致 IL-23/IL-17、IL-12/IFN-γ 等炎症通路激活而引发疾病。

## 一、临床表现

### 1. 眼部损害

眼部损害表现为双眼反复发作的非肉芽肿性全葡萄膜炎，约 25% 的患者出现前房积脓。典型的眼底改变为闭塞性视网膜炎或视网膜血管炎。炎症反复发作，常导致并发性白内障、继发性青光眼、视网膜萎缩甚至眼球萎缩等并发症（彩图 15、16，见彩色插页）。

### 2. 口腔溃疡

口腔溃疡反复发作，一般为多发性，疼痛明显。

### 3. 皮肤损害

皮肤损害呈多形性改变，主要表现为结节性红斑、痤疮样皮疹、溃疡性皮炎、脓肿等。针刺处出现结节或脓疱（皮肤过敏反应阳性）是此病的特征性改变。

### 4. 生殖器溃疡

生殖器溃疡为疼痛性，愈合后可遗留瘢痕。

### 5. 其他症状

可出现关节红肿、血栓性静脉炎、神经系统损害、消化道溃疡、附睾炎等临床表现。

## 二、诊断

日本 Behcet 病研究委员会和国际 Behcet 病研究组制定的标准（表 10-1）最常用。

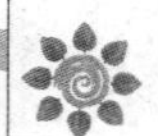

表10-1 Behcet病诊断标准

| Behcet病国际研究协会标准 | 日本Behcet病研究协会修订的标准 |
| --- | --- |
| • 复发性口腔溃疡（≥3次/年）<br>和<br>• 符合以下标准中的两项：<br>○ 复发性生殖器溃疡<br>○ 眼部病变（葡萄膜炎）<br>○ 皮肤病变（结节性红斑、假性毛囊炎、丘疹脓疱、痤疮样病变）<br>○ 过敏反应阳性（皮肤点刺试验） | • 主要标准<br>○ 复发性口腔溃疡<br>○ 生殖器溃疡<br>○ 眼部病变<br>○ 皮肤病变（结节性红斑、皮肤过敏性血栓性静脉炎）<br>• 次要标准<br>○ 关节炎<br>○ 消化道病变（肠道溃疡）<br>○ 附睾炎/睾丸血管炎<br>○ 血管病变（闭塞性血管炎、动脉瘤）<br>○ 中枢神经系统病变（神经精神症状、脑实质病变、血管栓塞、血管炎、脑膜炎/脑炎）<br>▲完全型：符合4项主要标准。<br>▲不完全型：3项或2项主要标准+2项次要标准或典型性眼部病变+1项主要（或2项次要）标准。<br>▲疑似型：2项主要标准（除外眼部病变）。<br>▲可能病例：1项主要标准。 |

## 三、治疗

治疗的主要目的是减少炎症发作的频率和程度。

1. 糖皮质激素

（1）眼局部可给予糖皮质激素滴眼液滴眼，根据病情程度调整药物使用频率。

（2）全身使用糖皮质激素：及时、足量给予糖皮质激素，大剂量使用时要关注其副作用，给予护胃、补钾、补钙等支持治疗。一般治疗时间较长。

（3）与其他免疫抑制剂联合应用时，剂量应减小。

2. 免疫抑制剂

环孢素 3～5mg/(kg·d),待病情稳定后逐渐减量,一般治疗时间在一年以上。此外,可选用秋水仙碱、硫唑嘌呤、苯丁酸氮芥、环磷酰胺。在治疗过程中,每两周应做一次肝肾功能、血常规和血糖等检查,如发现异常,则减药或停药。一些生物制剂已开始试用于顽固性 Behect 病的治疗,如抗肿瘤坏死因子的单克隆抗体或可溶性受体等。在糖皮质激素和免疫抑制剂治疗的基础上联合应用抗 TNF-α 抗体(如依那西普或英夫利昔),可快速控制炎症和减少复发。

3. 睫状肌麻痹剂

用于眼前段受累者。

4. 其他

玻璃体腔注射抗血管内皮生长因子抗体或小片段,类固醇激素(曲安奈得)或其缓释系统。文献报道,玻璃体腔注射抗血管内皮生长因子抗体或类固醇激素可有效减少视网膜水肿和渗出,减少视网膜新生血管生成。另有文献报道,给予玻璃体腔灌洗,清除玻璃体腔内的炎症因子,也可有效控制炎症发展。

5. 并发症的治疗

对于出现并发性白内障的患者,应在炎症完全控制后考虑手术治疗;出现继发性青光眼者,应给予相应的药物治疗;瞳孔闭锁或膜闭者,可给予激光治疗,沟通前后房,在炎症控制后可考虑手术治疗。术前、术后还应积极防治葡萄膜炎复发。

## 第五节 系统性红斑狼疮相关眼病

系统性红斑狼疮(systemic lupus erythematosus)是一种自身免疫性结缔组织病,典型的表现为多种自身抗体产生后经血液循环沉积于多个器官和组织,形成免疫复合物并激活补体系统,

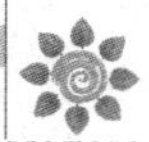

从而引起多系统、多器官炎症反应和组织损伤。血管炎是其最初和最基本的病理生理改变。眼部表现有眼睑皮炎、Sjögren 综合征、角膜炎、前葡萄膜炎、视网膜血管病变等。

**一、眼部表现**

(1) 眼睑可出现眼睑红肿、盘状红斑、鳞屑性丘疹等。

(2) 结膜和角膜病变。主要表现为继发性 Sjögren 综合征、干燥性角膜结膜炎、点状角膜损害、复发性结膜炎。一些患者可出现上皮下纤维化和结膜皱缩,少数患者可出现深层的间质性角膜炎、角膜新生血管。

(3) 巩膜炎和巩、膜外层炎。多表现为前巩膜炎或结节性巩膜炎,一般不发生坏死性巩膜炎。

(4) 葡萄膜炎。主要表现为闭塞性视网膜和脉络膜血管炎,还可引起非肉芽肿性虹膜睫状体炎、脉络膜炎,眼底可出现棉绒斑、视网膜血管鞘、视网膜出血、微血管瘤、视网膜新生血管膜等。荧光素眼底血管造影可发现视网膜无灌注区。单独的前葡萄膜炎少见,往往伴有巩膜炎和继发性青光眼。

(5) 神经眼科异常。此病可引起多种神经眼科异常,如短暂性黑蒙、皮质盲、视野缺损、视神经炎、球后视神经炎、缺血性视神经病变、视盘水肿、视神经萎缩、斜视、幻视、大脑假瘤、枕叶脑梗死等。

**二、治疗**

(1) 干燥性角膜结膜炎采用人工泪液、泪小点栓塞或局部点环孢素滴眼液治疗。

(2) 应用非甾体类抗炎药(NSAIDs)治疗巩膜外层炎。

(3) 全身使用糖皮质激素作为治疗巩膜、视网膜、脉络膜、神经系统或眼眶疾病的一线药物。治疗超过 3 个月,可考虑使用抗代谢药物和生物制剂。

(4) 眼周注射糖皮质激素可以作为辅助治疗方法。

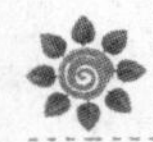



## 第六节 Wegener 肉芽肿及其伴发的眼部症状

Wegener 肉芽肿是一种抗中性粒细胞胞质抗体(ANCA)相关性全身性坏死性肉芽肿性血管炎。该疾病可累及所有的器官系统,经典三联征是上下呼吸道坏死性肉芽肿、全身性血管炎和肾小球肾炎。28% ~58% 的患者可出现多种眼部损害,如眼眶炎性假瘤或肿块、巩膜炎、巩膜外层炎、结膜炎、葡萄膜炎等。

**一、病因及发病机制**

该病的病因及发病机制不完全清楚。过敏反应、一些感染因素(如微小病毒 B19、金黄色葡萄球菌)可能与此病的发生有关,自身抗体、补体和免疫复合物沉积并释放多种活性产物也可能致病,Ⅳ型过敏反应激活的效应细胞释放多种炎症因子,引起炎症反应和组织损伤。

**二、眼部表现**

(1) 结膜炎:反复发作,偶尔可发生结膜溃疡。

(2) 巩膜外层炎:反复发作,但预后较好。

(3) 巩膜炎:是常见的眼部病变,为结节性、弥漫性或坏死性,呈慢性或反复发作,可导致眼球穿孔。坏死性巩膜炎预后差。

(4) 角膜炎:表现为周边部的基质性浸润,后期形成溃疡,易伴发巩膜炎。

(5) 葡萄膜炎:可累及全葡萄膜、视网膜,前葡萄膜炎多合并巩膜炎,累及视网膜可导致视网膜动脉炎或静脉炎症或阻塞,视网膜坏死、水肿、出血,视盘水肿等。

(6) 眼眶受累:发生率高达 32% ~50% ,眼球突出最常见,常伴有眼痛、上睑下垂、眼球运动受限。眼眶炎性假瘤或眼眶肿

块、眼眶脓肿、眶蜂窝织炎、眶漏易引起视物模糊或视力严重下降甚至视力丧失。

**三、诊断和诊断标准**

该病的诊断标准主要基于此病的三联征:上下呼吸道坏死性肉芽肿、全身性血管炎和局灶性坏死性肾小球肾炎。如果三种表现都出现,则称为完全型;如果只出现一种或两种表现,则称为不完全型。

活组织检查对诊断有较大帮助,最常见的病理改变为组织坏死、肉芽肿形成和血管炎,但同一标本中很难看到三种改变同时存在,因此,在发现一种或两种改变时,不要轻易排除 Wegener 肉芽肿的诊断。

此病无确定的实验室检查指标变化。一些患者可出现白细胞增多、正常红细胞性和红细胞色素正常性贫血、血小板增多、血沉加快。在疾病活动期 PR3－抗中性粒细胞胞质抗体测定敏感度高达 90%,疾病缓解期该检查的敏感度降为 40%。

胸部 X 线检查发现肺浸润和结节对诊断有帮助,但要排除其他原因。

**四、治疗**

全身性病变往往需要糖皮质激素联合氮芥类药物(环磷酰胺或苯丁酸氮芥)治疗,一般在疾病控制 1 年后开始逐步减量。在治疗过程中应定期进行血常规、尿常规和肝肾功能等方面的检查,以免引起严重副作用。

其他药物如硫唑嘌呤、氨甲蝶呤、环孢素等也可用于此病全身病变的治疗。静脉注射免疫球蛋白、利妥昔单抗治疗环磷酰胺不能耐受的患者也有较好的效果,但可能加重眼部病变。此报道涉及患者较少,因此,其应用指征、治疗时间、毒副作用等尚须进一步研究。

对眼部病变可给予糖皮质激素滴眼剂,并发严重威胁患者视力的眼部病变需要全身使用免疫抑制剂。对于严重眼眶受累者,可考虑行手术减压和引流;对坏死性巩膜炎患者,可手术覆盖变薄的巩膜。

## 第七节　大动脉炎及其伴发的眼部症状

大动脉炎(Takayasu's arteritis)是指主动脉及其主要分支和肺动脉的慢性非特异性炎性疾病。以头臂血管、肾动脉、胸腹主动脉及肠系膜上动脉为好发部位,常呈多发性,因病变部位不同而临床表现各异。可引起不同部位动脉狭窄、闭塞,少数可导致动脉瘤。本病多发于年轻女性。特征性的表现为头痛、颞侧触痛,颈动脉、桡动脉和肱动脉搏动减弱或消失(无脉征),眼部受累可出现缺血性视神经病变、视网膜中央动脉阻塞、葡萄膜炎、神经眼科病变等。

此病的病因和发病机制尚不完全清楚,体液免疫、细胞免疫可能都发挥作用。弹性蛋白、变性的平滑肌细胞可能是引起免疫反应的自身抗原。

**一、眼部表现**

此病在眼部主要引起缺血性视神经病变、视网膜中央动脉阻塞、脉络膜缺血、葡萄膜炎和神经眼科病变等。

缺血性视神经病变分为前部缺血性视神经病变和后部缺血性视神经病变。前部缺血性视神经病变表现为单侧或双侧视力下降或丧失,有传入性瞳孔阻滞和视盘水肿,常伴有视盘旁梭形出血,约 2 个月后视盘水肿消退,遗留视神经萎缩。后部缺血性视神经病变主要表现为视力丧失伴传入性瞳孔阻滞,无明显眼底异常,5 ~6 周后出现视盘萎缩。

视网膜中央动脉阻塞表现为视网膜灰白色水肿,而黄斑部呈樱桃红。

神经眼科病变:一些患者可伴有眼外肌病变,动眼神经、外

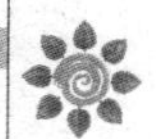

展神经和滑车神经均可受累。

## 二、诊断

主要依据临床表现进行诊断。40 岁以下女性,具有下列表现 1 项以上者,应怀疑本病:

(1) 单侧或双侧肢体出现缺血症状,表现为动脉搏动减弱或消失,血压降低或测不出。

(2) 出现脑动脉缺血症状,表现为颈动脉搏动减弱或消失以及颈部血管杂音。

(3) 近期出现的高血压或顽固性高血压,伴有上腹部二级以上高调血管杂音。

(4) 不明原因低热,闻及背部脊柱两侧或胸骨旁、脐旁等部位或肾区的血管杂音,脉搏有异常改变。

(5) 无脉及有眼底病变。

此外,血沉加快、C 反应蛋白水平升高及动脉活组织检查对诊断有重要价值,荧光素眼底血管造影、彩色多普勒超声波检查对眼部病变的诊断有重要价值。

血沉为非特异性指标,90% ~100% 的患者血沉加快,且血沉加快的程度与疾病的活动性密切相关。

C 反应蛋白由肝细胞产生,在急性炎症期升高,与疾病的活动性有很好的相关性,在使用糖皮质激素治疗后通常迅速降低。

荧光素眼底血管造影可发现臂 - 视网膜时间延长,大片脉络膜无灌注。

## 三、治疗

治疗药物首选糖皮质激素,初始剂量一般为 30 ~60 mg/d,治疗通常需持续 2 年以上。对糖皮质激素治疗效果不佳或出现明显副作用者,可联合免疫抑制剂苯丁酸氮芥、环磷酰胺、环孢素等治疗。扩张血管,以改善脑和肢体血运。一般在病变稳定后采取手术治疗,进行血管成形、动脉重建等。

## 参考文献

[1] 杨培增. 临床葡萄膜炎[M]. 北京:人民卫生出版社,2004.

[2] 李凤鸣. 中华眼科学[M]. 北京:人民卫生出版社,2005.

[3] 葛坚. 眼科学[M]. 北京:人民卫生出版社,2010.

[4] 赵堪兴,杨培增. 眼科学[M]. 北京:人民卫生出版社,2013.

[5] 张美芬,赵潺,温鑫,等. 依那西普治疗复发性 Behcet 病葡萄膜炎的短期疗效和安全性研究[J]. 中华眼科杂志,2010,46(2):145-150.

[6] 赵萌,王红,焦璇,等. 免疫抑制剂联合糖皮质激素治疗 Behcet 病葡萄膜炎患者 85 例临床观察[J]. 中华眼科杂志,2013,49(3):202-206.

[7] 姚蕾,宫媛媛,孙晓东. 抗 VEGF 药物治疗葡萄膜炎并发黄斑囊样水肿和脉络膜新生血管研究进展[J]. 中华实验眼科杂志,2014,32(7):659-663.

[8] 樊帆,周曼,罗怡. 抗肿瘤坏死因子-α 制剂治疗葡萄膜炎研究进展[J]. 中华眼科杂志,2013,49(3):285-288.

[9] 沈蕾. 强直性脊柱炎伴发葡萄膜炎的临床特征与治疗[J]. 中国实用眼科杂志,2010,28(10):1132-1133.

[10] 徐宇,赵春晖,程凌云. 他克莫司在非感染性葡萄膜炎及实验性自身免疫性葡萄膜炎治疗中的应用及展望[J]. 中华眼底病杂志,2012,28(6):653-656.

[11] 郑曰忠,时冀川. 免疫抑制剂在顽固性葡萄膜炎治疗中的应用[J]. 中华眼底病杂志,2010,26(5):492-496.

[12] 刘正峰,崔彦,毕宏生. 先天性与获得性免疫在葡萄膜

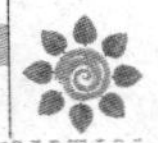

炎发生中病理机制的研究进展[J]. 中华实验眼科杂志,2013,31(5):505-509.

[13] 郑日忠. 重视葡萄膜炎药物治疗研究　提高葡萄膜炎药物治疗效果[J]. 中华眼底病杂志,2010,26(5):404-408.

[14] 胡小凤,卢弘,王婧,等. 人类白细胞抗原-B27 相关性前葡萄膜炎患者差异基因的表达特征[J]. 中华眼科杂志,2013,49(3):217-223.

[15] 乔玉好,郑日忠. 前葡萄膜炎临床诊治分析[J]. 中国实用眼科杂志,2014,32(4):474-477.

[16] 陶雪莹,杨培增,雷博. 葡萄膜炎基因治疗的研究进展[J]. 中华眼科杂志,2013,49(3):281-284.

[17] 郑日忠. 葡萄膜炎的免疫学研究现状与展望[J]. 中华眼科杂志,2013,49(3):277-280.

[18] 王梦华. 强直性脊椎炎伴发葡萄膜炎的治疗分析[J]. 中国实用眼科杂志,2013,31(4):477-479.

[19] 杨培增. 应重视葡萄膜炎的病史询问和临床检查[J]. 中华眼科杂志,2013,49(3):193-195.

[20] 吴红华,李国华,陈华,等. 白塞病眼病 111 例临床分析[J]. 中华内科杂志,2014,53(1):44-47.

(朱雪菲)

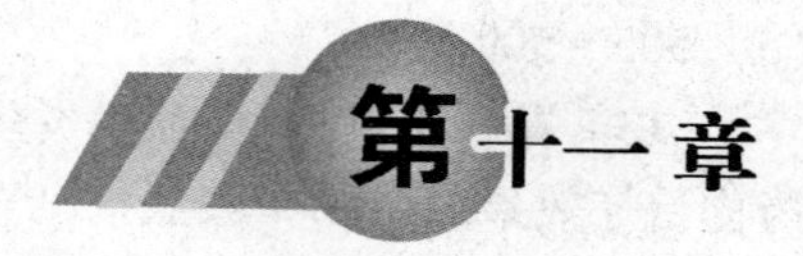

# 第十一章

# 风湿病与肿瘤

近年来,风湿病与恶性肿瘤(包括实体瘤和血液、淋巴系统肿瘤)的密切关系逐渐为人们所认识。其内容主要包括风湿病合并肿瘤发生率升高、恶性肿瘤出现风湿病临床症状和体征、抗风湿病药物诱发的肿瘤以及风湿病患者血清中可出现某些肿瘤相关性抗原异常升高的现象等。

## 第一节 发病原因和机制

风湿病合并肿瘤发生率明显升高可能与遗传、性别、年龄、环境、免疫系统功能紊乱及炎症等因素有关。

风湿病和肿瘤均具有一定的遗传倾向,遗传背景可能与二者的合并发生关系密切。某些风湿病的发生具有明显的性别倾向,如系统性红斑狼疮以女性多见,其发生可能与雌激素有关,而雌激素分泌的异常也是某些妇科肿瘤的发病原因。某些化学物质的接触以及病毒的感染与风湿病及肿瘤均有关联,抽烟与类风湿性关节炎及肺癌的发生密切相关;EB 病毒的感染可能是干燥综合征、系统性红斑狼疮及类风湿性关节炎等风湿病的重要发病原因,而其与鼻咽癌、淋巴瘤等恶性肿瘤关系密切。随着医疗技术的发展及诊治水平的提高,风湿病患者存活时间较以往明显延长,长期的炎症刺激以及免疫调节药物的使用是老年风湿病患者肿瘤发生率增高的重要原因。免疫系统功能的紊乱与风湿病及肿瘤的发生均有关联。人体免疫系统具有免疫自稳、免疫防御及免疫监视三方面的功能,其紧密联系构成一个完整的免疫体系。风湿病大多属于自身免疫性疾病,免疫自身稳定的打破是此类疾病发生的重要原因。自身抗体及自身反应性免疫细胞所诱发的自身免疫反应可引起疾病的发生及发展。而恶性肿瘤的发生在很大程度上归因于免疫监视功能的异常。因此,风湿病和肿瘤与免疫系统功能紊乱可能存在关联。

## 第二节 风湿病继发恶性肿瘤

不同的风湿病继发恶性肿瘤的类型有一定的差异。

### 一、干燥综合征(Sjogren's syndrome, SS)

SS 是一个主要累及外分泌腺的慢性炎症性自身免疫病,可分为原发性和继发性。淋巴增生及淋巴细胞浸润是腺体损伤的机制之一。有研究表明,SS 合并血液系统肿瘤,尤其是非霍奇金淋巴瘤(NHL)的发生率明显升高,其标准化发病率(SIR)介于2.0 至18.8 之间。4% ~10% 的原发性干燥综合征患者可能合并 NHL、黏膜相关性淋巴组织(MALT)淋巴瘤、Waldenstrom's 巨球蛋白血症、慢性淋巴细胞白血病及多发性骨髓瘤等血液系统恶性肿瘤。EB 病毒的感染可能与慢性 B 细胞增殖相关。低补体血症及反复腮腺肿大对 SS 合并 NHL 有一定的预测价值。

### 二、系统性红斑狼疮(systemic lupus erythematosus, SLE)

SLE 可合并多种实体瘤及血液系统恶性肿瘤,肿瘤发生的高峰期一般在 SLE 确诊后 5 ~10 年。有研究显示,SLE 合并各类实体瘤的标准化发病率(SIR)为 1.15,其中肺癌、皮肤癌和肝胆癌多见;而合并血液系统肿瘤的 SIR 为 2.75,以 NHL 多见。

SLE 患者肿瘤发生率升高可能与遗传背景、疾病活动度、炎症刺激、免疫功能紊乱及病毒感染等危险因素相关。

**三、类风湿性关节炎(rheumatoid arthritis)**

有荟萃分析显示,RA 合并肺癌的 SIR 为 1.18,而合并淋巴瘤的 SIR 为 2.00。而某些实体瘤,如乳腺癌和下消化道肿瘤的发生率较低,可能与使用非甾体类抗炎药(NSAIDs)有关。RA 合并实体瘤与性别相关,男性 RA 患者发生肺癌、食管癌及肝癌比值比(odds ratio, OR)升高。长期的炎症活动状态可能与 RA 合并实体瘤相关,慢性 EB 病毒感染可能与其合并淋巴瘤相关,吸烟可能是 RA 患者肺癌发生率升高的原因之一。

**四、系统性硬化症(systemic sclerosis, SSc)**

SSc 患者恶性肿瘤发生率升高与特异性的组织器官纤维化相关,尤以肺癌、食管癌、皮肤癌和乳腺癌多见,而 NHL 的发生率也有升高趋势。多项研究结果显示,SSc 合并各类恶性肿瘤的风险增加 1.5 ~ 10.7 倍,年龄及病程是其高危因素。抗 RNA 多聚酶Ⅲ(POL3)抗体对 SSc 合并肿瘤具有预测价值。

**五、多发性肌炎和皮肌炎(PM/DM)**

PM/DM 患者恶性肿瘤发生率升高目前已有较多文献报道,其中 DM 较 PM 更为多见。不同人种 DM 合并恶性肿瘤的类型有差异,乳腺癌、卵巢癌、肺癌及消化道肿瘤多见于欧洲人,而鼻咽癌以亚洲人多发。肌酶正常的活动性 DM 患者恶性肿瘤发生率更高,且预后更差。临床上对确诊 DM/PM 的患者进行常规肿瘤筛查及长期监测非常必要。抗核基质蛋白 2(NXP-2)和抗转录中介因子 1(TIF1)-γ 抗体可能对 DM 合并恶性肿瘤有一定的预测价值。

**六、巨细胞血管炎和风湿病多肌痛(GCA/PMR)**

GCA/PMR 合并恶性肿瘤的发生率因研究方法的不同而结论有差异。一项荟萃分析显示,GCA/PMR 患者发生恶性肿瘤的 SIR 为 1.14,以确诊后 6 ~ 12 个月升高尤为明显,其 SIR 达到

2.16。其中,皮肤癌、胃癌、肺癌、前列腺癌、肾癌、神经系统和内分泌腺肿瘤以及血液系统肿瘤(如 NHL 和白血病)多见,而子宫内膜癌发生风险降低。

### 七、ANCA 相关性血管炎(AAV)

AAV 中合并恶性肿瘤以肉芽肿性多血管炎(GPA)和显微镜下多血管炎(MPA)多见。研究显示,AAV 继发恶性肿瘤的 SIR 为 1.6~3.8,以泌尿道肿瘤、白血病及非黑色素瘤皮肤癌多发。其发生可能与免疫监视功能损害、持久的慢性炎症刺激以及免疫抑制剂的使用等因素相关。由于环磷酰胺(CTX)为 AAV 的主要治疗药物之一,CTX 的累积剂量与膀胱癌的发生有明显的关联性。

### 八、儿童风湿病(pediatric rheumatic diseases)

由于儿童自身生理机能的特点,儿童风湿病的病种和临床表现有别于成人,如儿童特有的风湿病川崎病等。儿童风湿病学是一门新兴学科,关于儿童风湿病合并恶性肿瘤的研究较少。儿童风湿病合并恶性肿瘤主要以血液、淋巴系统恶性肿瘤为主,也有合并胃肠道、皮肤及泌尿生殖道等部位恶性肿瘤的报道。关于肿瘤坏死因子拮抗剂(TNFi)在幼年特发性关节炎(JIA)患者中的使用是否会增加儿童风湿病患者恶性肿瘤发生率的问题有待评估。

## 第三节 恶性肿瘤伴发的风湿病症状与体征

副癌综合征(paraneoplastic syndrome)是指除肿瘤本身压迫及浸润转移所引起的症状以外的其他全身性表现。约 15% 的恶性肿瘤伴有副癌综合征,其中约 1/3 的患者可表现为风湿病症状。副癌综合征发生机制复杂,可能与肿瘤源性的调节分子及细胞有关。常见的以风湿病症状为主要表现的副癌综合征如下：

**一、狼疮样综合征**

恶性肿瘤伴发狼疮样综合征可表现为多肌炎、雷诺现象及血清 ANA 阳性。多见于卵巢癌、乳腺癌、间皮瘤和毛细胞白血病。

**二、多肌炎和皮肌炎**

DM/PM 可伴发于多种类型的肿瘤，包括肺癌、乳腺癌、卵巢癌和鼻咽癌等实体瘤，以及淋巴瘤等。这类肿瘤出现的皮肌炎症状可表现出严重的皮损及对免疫抑制剂的治疗反应性差。

**三、硬皮病样综合征**

这类肿瘤患者血清中可检测出抗 I 型拓扑异构酶抗体，主要见于肺癌、皮肤癌、乳腺癌和卵巢癌等。

**四、雷诺综合征**

雷诺综合征主要表现为寒冷或情绪激动所引起的手指苍白、发紫及潮红三相变化的一组综合征，可继发于胃肠道恶性肿瘤、肺癌、卵巢癌、肾癌和淋巴瘤等。

**五、增生性骨关节病**

其临床表现为杵状指以及外周关节疼痛、肿胀和僵硬感。多见于肺癌患者，血管内皮生长因子和血小板源性生长因子的异常表达与其发病相关。

**六、多发性关节炎**

其临床表现类似于类风湿性关节炎，多见于老年患者，以下肢为主，血清类风湿因子阴性，关节影像学表现多正常。与乳腺癌、结肠癌、肺癌、胃癌、食管癌、卵巢癌及淋巴瘤等相关。

**七、$RS_3PE$ 综合征**

以老年男性多发，常累及手足关节附件，表现为受累关节夜间疼痛、晨僵及手指、足趾肌腱背侧对称性凹陷性水肿。常见于 T 细胞淋巴瘤、结肠癌、肺癌、胃癌、前列腺癌和子宫内膜癌等。

## 八、风湿性多肌痛

风湿性多肌痛(PMR)多见于50岁以上,表现为颈、肩胛带及骨盆带等部位肌肉的疼痛和僵硬,伴有血沉增快,对小剂量激素治疗反应敏感。恶性肿瘤伴发的PMR多不典型,表现为年龄小于50岁、严重贫血、对激素不敏感等。可见于肾癌、肺癌、结肠癌和多发性骨髓瘤等。

## 九、红斑性肢痛症

红斑性肢痛症是以肢体远端皮肤阵发性皮温升高,皮肤潮红、肿胀,并产生剧烈灼热痛为特征的一种原因不明的疾病。有特发性和继发性两类。继发性红斑性肢痛症常继发于髓系增生性疾病,症状出现可早于疾病2.5年。

## 十、复发性多软骨炎

复发性多软骨炎是一种少见的累及全身多系统的疾病,有反复发作和缓解的进展性炎性破坏性病变,累及软骨和其他全身结缔组织,包括耳、鼻、眼、关节、呼吸道和心血管系统等。该病可继发于骨髓增生异常综合征。

## 十一、手掌筋膜炎

手掌筋膜炎是一种以进行性双侧手指挛缩及手掌筋膜纤维化为特征的炎症性疾病,临床较少见。其发病原因和机制不明,病理检查可见免疫球蛋白沉积,可能与自身免疫相关。手掌筋膜炎常继发于卵巢癌。另外,也有文献报道继发于胃癌、胰腺癌、肺癌及结肠癌。

## 十二、血管炎

恶性肿瘤伴发的血管炎可表现为颞动脉炎、结节性多动脉炎、肉芽肿性血管炎、嗜酸粒细胞性肉芽肿性多血管炎、冷球蛋白血症性血管炎等症状,常继发于毛细胞白血病及淋巴增殖性疾病等。

## 十三、结节性红斑

结节性红斑是一种累及真皮血管和脂膜组织的反应性炎性

疾病，常位于小腿胫前部皮肤，呈红色或紫红色结节性改变。一般认为与感染（尤其是链球菌感染）和药物反应有关。结核病亦是重要的诱发因素，特别是儿童。此外，病毒、真菌等感染，溴化物、碘化物、磺胺等药物亦可诱发本病。该病可继发于淋巴瘤、白血病等恶性肿瘤，对激素及非甾体类抗炎药的治疗反应差。

**十四、脂膜炎**

脂膜炎是一种脂肪组织的炎症性疾病，以结节性脂膜炎多见。根据受累部位不同可分为皮肤型和系统型。临床表现为全身不适、关节痛、发热和皮下结节等，皮肤表现可类似于结节性红斑。脂膜炎可继发于血液系统恶性肿瘤和胰腺癌，以女性多见，对糖皮质激素治疗不敏感。

**十五、淀粉样变**

淀粉样变是指淀粉样蛋白沉积于组织或器官，导致组织、器官功能障碍的一种疾病。本病可分为原发性和继发性。前者淀粉样蛋白主要沉积于间质组织；后者常继发于慢性炎症性疾病，如结核病、类风湿性关节炎等。约15%的淀粉样变可继发于恶性肿瘤，常见的有多发性骨髓瘤和淋巴瘤等。

**十六、痛风**

高尿酸血症和痛风可继发于骨髓和淋巴增生性疾病。在白血病、淋巴瘤放化疗过程中，由于大量细胞的破坏，核酸代谢加速，从而导致继发性高尿酸血症和痛风。

## 第四节 抗风湿病药物与肿瘤

多种免疫抑制剂以及生物制剂被广泛用于风湿病的治疗，其中有些药物可能直接或间接与恶性肿瘤的发生相关。

### 一、甲氨蝶呤(MTX)

MTX作为RA的经典治疗药物在风湿病领域被广泛使用,其最初作为一种抗肿瘤药物,本身亦可导致恶性肿瘤的发生。目前尚无证据表明MTX可增加实体瘤的发病风险,但可明显增加淋巴瘤的发病率。也有研究认为,由于RA疾病本身可导致淋巴瘤的发病风险增加,因此很难评估MTX和淋巴瘤之间的确切关系。

### 二、环磷酰胺(CTX)

研究表明,CTX可诱发风湿病患者患膀胱癌、皮肤癌和恶性血液病,其发生与CTX使用疗程及累积剂量关系密切。

### 三、硫唑嘌呤(AZA)

长期使用AZA可使罹患淋巴增殖性疾病的风险增加10倍以上,也可增加实体瘤的发病风险。这可能与其累积剂量相关。

### 四、环孢素A(CsA)

CsA可增加器官移植患者恶性肿瘤的发生率,但是否可增加风湿病患者的肿瘤发生风险尚不明确。

### 五、肿瘤坏死因子拮抗剂(TNFi)

TNFi是否会增加恶性肿瘤的发生风险目前仍存在较大争议。美国食品药品监督管理局(FDA)最初报道英夫利昔治疗RA和克隆恩病诱发26例淋巴瘤的病例引起了人们对这类药物与恶性肿瘤发生之间关系的关注。有研究显示,与安慰剂相比,接受英夫利昔和阿达木单抗治疗患者发生恶性肿瘤的比值比为3.3。但由于病种的不同、生物制剂使用种类的差异以及合并使用其他药物等因素的存在,所以很难客观评估TNFi使用与肿瘤发生之间的确切关系。如果仅从恶性肿瘤总的发病风险来研究,与对照组相比,TNFi并不增加RA患者的恶性肿瘤发生风险。

## 第五节 风湿病患者血清中出现肿瘤相关性抗原

有研究表明,部分肿瘤相关性抗原除表达于肿瘤细胞表面外,尚可表达于炎症细胞。例如,中性粒细胞、单核/巨噬细胞表面可检测到癌胚抗原相关的抗原 CD66b 和 CD66c。与正常滑膜相比,RA 患者滑膜细胞 CD66 的表达升高。RA 患者的滑膜和血清中可检测到癌胚抗原(CEA)、CA125、CA199 和 CA153 等可溶性肿瘤相关性抗原,这些肿瘤相关性抗原在 SLE、SSc 和 SS 患者血清中亦可检测到。在临床上发现,在结缔组织病合并肺间质纤维化患者的血清中可以检测到多种肿瘤相关性抗原表达量升高,包括 CA125、CA199、CA153、CYFRA21-1、CA72-4、NSE、CEA 和 AFP 等。这些肿瘤相关性抗原的升高与疾病活动性并无直接关联,其机制尚不明确。

### 参考文献

[1] Nocturne G, Mariette X. Sjogren's syndrome-associated lymphomas: an update on pathogenesis and management[J]. Br J Haematol,2015, 168(3):317 -327.

[2] Mahr A, Heijl C, Le Guenno G, et al. ANCA-associated vasculitis and malignancy: current evidence for cause and consequence relationships[J]. Best Practice & Research Clinical Rheumatology,2013, 27(1):45 -56.

[3] Shah AA, Casciola-Rosen L, Rosen A. Review: cancer-induced autoimmunity in the rheumatic diseases[J]. Arthritis & Rheumatology, 2015, 67(2):317 -326.

[4] Park HJ, Ranganathan P. TNF-alpha antagonism and

cancer risk in rheumatoid arthritis: is continued vigilance warranted [J]. Discov Med, 2012, 13(70):229 - 234.

[5] Liang Y, Yang Z, Qin B, et al. Primary Sjogren's syndrome and malignancy risk: a systematic review and meta-analysis [J]. Annals of the Rheumatic Diseases, 2014, 73 (6): 1151 - 1156.

[6] Szekanecz E, Szamosi S, Horvath A, et al. Malignancies associated with systemic sclerosis [J]. Autoimmunity Reviews, 2012, 11(12):852 - 855.

[7] Turesson C, Matteson EL. Malignancy as a comorbidity in rheumatic diseases [J]. Rheumatology (Oxford, England), 2013, 52(1):5 - 14.

[8] Ashouri JF, Daikh DI. Rheumatic manifestations of cancer[J]. Rheum Dis Clin North Am, 2011, 37(4):489 - 505.

[9] Cush JJ, Dao KH. Malignancy risks with biologic therapies[J]. Rheum Dis Clin North Am, 2012, 38(4):761 - 770.

[10] Ungprasert P, Sanguankeo A, Upala S, et al. Risk of malignancy in patients with giant cell arteritis and polymyalgia rheumatica: a systematic review and meta-analysis[J]. Seminars in Arthritis and Rheumatism, 2014, 44(3):366 - 370.

[11] Szekanecz E, Andras C, Sandor Z, et al. Malignancies and soluble tumor antigens in rheumatic diseases[J]. Autoimmunity Reviews, 2006, 6(1):42 - 47.

[12] Bojinca VJI. Rheumatic diseases and malignancies[J]. Maedica (Buchar), 2012, 7(4):364 - 371.

[13] Bernatsky S R-GR, Clarke A. Malignancy and autoimmunity [J]. Current Opinion in Rheumatology, 2006, 18 (2): 129 - 134.

[14] Mannion ML, Beukelman T. Risk of malignancy associ-

ated with biologic agents in pediatric rheumatic disease[J]. Current Opinion in Rheumatology, 2014, 26(5):538 -542.

[15] Szekanecz Z, Szekanecz E, Bako G, et al. Malignancies in autoimmune rheumatic diseases—a mini-review[J]. Gerontology, 2011, 57(1):3 -10.

[16] Mannion ML, Beukelman T. What is the background incidence of malignancy in children with rheumatic diseases[J]. Curr Rheumatol Rep,2013, 15(3):310.

[17] Racanelli V, Prete M, Minoia C, et al. Perosa F: Rheumatic disorders as paraneoplastic syndromes[J]. Autoimmunity Reviews,2008, 7(5):352 -358.

[18] Ruperto N, Martini A. Juvenile idiopathic arthritis and malignancy[J]. Rheumatology (Oxford, England),2014, 53(6): 968 -974.

[19] 曾克勤, 陈志伟, 强红伟, 等. 结缔组织病相关肺间质病变患者血清肿瘤标志物的表达特点[J]. 中国血液流变学杂志, 2012, 22(4):604 -606.

(曾克勤)

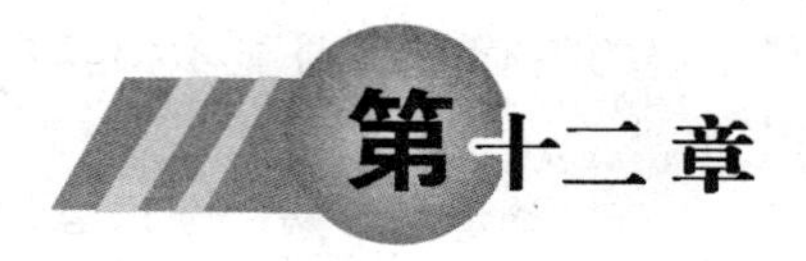

# 第十二章 中医药治疗风湿病

中西医药在治疗风湿性疾病方面各有特点，中医药在我国应用广泛且用于治疗风湿病的历史悠久，对有些病症临床疗效显著。至今很多风湿病仍采用中西医结合治疗方法，包括中药复方汤剂、单药提取物（如白芍、青风藤）、膏药外用等，获得了更好的疗效或（和）减轻了毒副作用。

## 第一节 中医药治疗风湿病的特色与不足

现代医学中的风湿病在中医多属痹证范畴，但不限于痹证。中医药治疗痹证自《黄帝内经》以及随后的《伤寒杂病论》均涉及痹证的概念及治疗用药。经后世医家的不断发展，中医药治疗痹证的理法方药渐趋完善。

### 一、特色

西医中的风湿病是指以累及骨、关节及其周围组织，如肌肉、肌腱、滑囊、韧带等部位，以疼痛和功能障碍为主要临床表现的一大类疾病的总称。风湿病在西医中分 10 大类，有 100 余种，以红斑狼疮、类风湿性关节炎、硬皮病等弥漫性结缔组织病危害最大，而骨关节病等则发病率高，在人群中十分常见。多有致残，大多疾病缠绵难愈，须长期服药治疗。目前尚无根治此类疾病的药物，西医治疗本病以非甾体类抗炎药、免疫抑制剂及激

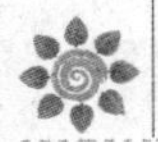



素为主，长期用药的毒副作用与依赖性非常常见。中医中药在风湿病的治疗上日益显示出其独特的优势，并蕴含着极大的潜力。

（一）辨证与辨病结合论治，重在整体调节而不忽视局部

中医治疗疾病的最大特点是辨证论治、整体调节和动态观念。对于风湿病患者来说，根据患者当前的主要临床表现，首先辨别其病性虚、实、寒、热。如属实证，当辨明是风痹、寒痹、热痹，抑或湿痹；如体质偏虚，当判断是气虚、血虚、阴虚、阳虚、肝肾亏虚，抑或脾肾亏虚。继而综合辨证，整体调节，对于慢性疾病，常常需要分阶段治疗，比如实证以攻伐为主，而后期多属虚证，要注重补益。如气血亏虚，寒滞经脉，见四肢关节冷痛，面少华者用当归四逆汤加减治疗；阴虚夹湿热者，用左归饮合四妙散；阳虚夹寒湿者，用金匮肾气丸加味；等等。辨证论治、整体调节的治疗方法，需要医生全面系统地权衡患者邪正盛衰等方面的情况，强调辨证求因，治病求本，既抓住疾病的本质，又重视疾病的表象，注重标本同治，邪正兼顾，而不是头痛医头，脚痛医脚。但中药同样有局部治疗，如局限性关节肿痛可用外敷药物或膏药等治疗，也可以收到较好疗效。部分新剂型，如自带发热的督灸即有部分艾灸的功效。

（二）发挥中药具有调节免疫功能的作用

现代研究证实，中药具有调节免疫功能的作用，既可以调节功能不足的免疫系统抗击外源性微生物的攻击，如治疗各种感染性疾病；又可以调整功能紊乱，包括自身免疫亢进的疾病，如各种自身免疫病。风湿病，特别是弥漫性结缔组织病大多属于自身免疫病，中药治疗有独到之处。现代药理研究已经证明，中药治疗风湿免疫病（如类风湿性关节炎、强直性脊柱炎、系统性硬化症）时，通过调节细胞免疫和体液免疫，从而有效地控制疾病的病情和进程。提高细胞免疫和体液免疫功能的药物包括补气药（人参、黄芪）、补肾药（地黄、仙灵脾、黄精）、养阴药（石斛、

天花粉、麦冬)、活血药(参三七、红花)、清热药(柴胡、鳖甲)等。当患者免疫功能低下或因使用西药(如使用激素免疫抑制剂冲击疗法)导致细胞免疫和体液免疫都受到了明显的抑制时,使用一些能提高免疫功能的中药,不仅能减少免疫抑制剂的副作用(如白细胞减少等),还能改善患者体质,增加对治疗的耐受性。另外,应用糖皮质激素者常有阴虚火旺的症候,服用滋阴药物有利于改善症候,并且中药可以降低激素撤减过程中病情复发的危险性,减少发作次数和发作严重程度,从而有效地减缓甚至阻止疾病的进程。

研究证实,部分中药单药具有免疫抑制作用,如雷公藤、白芍、青蒿、生熟地、沙参、玄参、麦冬、胆南星、半夏、黄芩、黄连、苦参、金银花、土茯苓、山豆根、金雀根、虎杖、郁金、丹皮、赤芍、川芎、徐长卿、蒲黄、莪术、川军、制首乌等。部分药物(如雷公藤)提取物治疗自身免疫病(如类风湿性关节炎等)获得了良好疗效,且显示其具有免疫抑制作用或细胞毒性作用。青蒿素是从中药青蒿中提取的药物,经化学改造可生成多种衍生物,随着对青蒿素及其衍生物药理作用研究的不断深入,发现它还具有较强的免疫抑制作用,能有效治疗红斑狼疮、关节炎、葡萄膜炎等自身免疫性疾病。

(三)方剂配伍特色与双向调节作用

中医理论是动态平衡理论,认为人体一旦失去阴阳平衡就会生病,出现各种疾病状态。治疗则要进行调节。很多中药和方剂具有双向调节作用。在对风湿病的治疗中,严谨配伍的中医方剂体现出良好的双向调节作用:(1)使亢进的体液免疫功能下降,使低下的细胞免疫功能增强;(2)调节肾上腺皮质功能,对皮质功能失调、有属阴虚者、有属阳虚者,补阴助阳、平调阴阳都能提高皮质激素水平;(3)调节血管通透性,既能消除血管壁炎症,降低通透性以消炎、消肿,也能增加血管通透性以促进瘀血吸收;(4)调节微循环及血液黏度,既能抗凝,又能促进循环,加速血流等。双向调节是中药配伍治疗免疫病的基础。免疫功能紊乱与大多数风湿病的发病密切相关,应用皮质激素或免疫抑制剂治疗后,虽能抑制异常的免疫反应,但同时也可导致正常免疫功能低下,容易诱发感染等并发症。而中医则重视人体的正气,即自身的抗病防病能力,中药本身不是激素或免疫抑制剂,但通过配伍组方可体现类似作用。研究证实,通过金匮肾气丸补肾或补中益气汤健脾等扶正疗法,可以促进机体自身增加激素的分泌,发挥其治疗效应。不同方剂可针对不同症候类型,使偏亢的免疫反应得以平息,使不足的免疫功能得到恢复。

(四)标本兼治,既能减轻症状,又能减缓疾病进程

部分患者早期有关节疼痛、腰痛、身痛等症状,而化验指标正常或轻度异常,达不到某些风湿病的诊断标准,西药选择治疗有困难时,可选择中药或针灸治疗,常能有效改善患者临床症状,减轻痛苦。对已确诊的慢性风湿病,如类风湿性关节炎、强直性脊柱炎等,可根据病情采取以中医药辨证论治为主的治疗原则,分别采用疏风祛湿、补肾壮骨、温经散寒、清热凉血、活血通络等不同治疗方法均能迅速减轻患者的痛苦。研究表明,临床常用的祛风除湿类中药大多具有与西药非甾体类抗炎镇痛药有同样的抗炎镇痛作用,其止痛之力虽有时逊于西药,但副作用很少,患者易于接受。属寒症者,可选用桂枝、麻黄、乌头、附子、羌活、独活、细辛等;属热症者,可选用忍冬藤、青风藤、秦艽、牛膝、黄檗、丹皮等;属瘀滞者,可选用桃仁、红花、乳香、三七、丹参、蒲黄、血竭;属虚症者,可选用人参、黄芪、当归、熟地、鸡血藤、淫羊藿、巴戟天、杜仲、骨碎补、肉苁蓉等。

(五)中药西药结合,减轻毒副作用

中西医结合目前已成为临床治疗风湿类疾病的主要治疗方法。中华医学会风湿病学会编撰的《风湿病诊治指南》中即明确推荐了部分中药用于风湿病的常规治疗。在中医辨证论治的

基础上，中药可以合并使用非甾体类抗炎药，如正清风痛宁与之联用，即可加强其解热镇痛之疗效；或者合并使用改善病情药，通过调整全身气血阴阳的盛衰，既能改善临床症状，使联合用药充分发挥药效作用，又能根据已发或可能发生的副作用进行辨证治疗，如复方昆仙胶囊既降低了雷公藤的毒副作用，又更好地发挥了其免疫抑制剂的效果；还有合并糖皮质激素类药物，在激素减量过程中，配合中药治疗能有效减少患者对激素的依赖。目前已发现中药中有许多促进肾上腺皮质激素分泌及类似糖皮质激素作用的药物，常用的方法主要是滋补肾阴和温补肾阳。其中，滋阴药有熟地、生地、龟板、枸杞、山茱萸、知母等，温阳药有淫羊藿、巴戟天、补骨脂、附子、鹿衔草、桂枝等。运用中药治疗还可以减轻激素的副作用，如预防感染和骨质疏松的发生等。例如，清热解毒药对应用激素后感染的诱发和加重具有良好的抗感染作用，而无引起二重感染之弊；健脾补肾药可提高机体的抗感染能力；滋阴清热或温补肾阳中药与激素联合应用，可以消除其食欲亢进、情绪激动、心烦失眠等副作用，并提高疗效；补肾活血药可以防治激素导致的股骨头坏死；健脾和胃药可减轻免疫抑制剂或非甾体类抗炎药对胃肠道的刺激；益肾填精药可防止免疫抑制剂对骨髓及机体正常免疫功能的过度抑制等。

（六）中成药快速发展，服用方便

近年来，除传统的名方丸剂外，中成药研究取得了很大进展，品类丰富，剂型多样，疗效肯定。在参阅古籍且临床研究的基础上，一些专家与药厂联合将许多有效复方或单味中药制成中成药，方便患者服用，便于临床推广应用。在治疗风湿免疫病方面取得了很大的进展。例如，益肾蠲痹丸、骨疏康颗粒、尪痹冲剂、仙灵骨葆等治疗关节炎或骨质疏松，狼疮冲剂治疗脾肾两虚型红斑狼疮，益肾通督片治疗强直性脊柱炎，脉络宁治疗雷诺病等均取得了很好的疗效。近年来，从传统抗风湿中药里提取有效成分治疗风湿病，如从中药雷公藤根中提取的雷公藤总甙、从青风藤中提取的青藤碱(正清风痛宁)、从白芍中提取的白芍总苷(帕夫林)均有良好的抗炎镇痛和免疫抑制作用,已广泛应用于类风湿性关节炎、强直性脊柱炎等病的治疗,显示出较为广阔的应用前景。

（七）中药远期疗效好,毒副作用少

许多风湿免疫病都是慢性病,部分是终身性疾病,大多需要长期治疗。这方面中医中药具有优势。中医中药从古至今所使用的因人而异、个体化的治疗方案,既能使这些慢性病逐渐控制、好转、缓解,也较好地保证了长期服用中药的安全有效。虽然中药一般起效较慢,即刻疗效或短期疗效有时不如西药,但服用中药一段时间后,疗效会越来越好。如红斑狼疮病人病情缓解期属气血两虚、肝肾阴虚者应用中药有利于病情完全缓解和停用激素。其他如类风湿性关节炎、系统性硬化、强直性脊柱炎、过敏性紫癜、结节性红斑、干燥综合征、白塞病、骨关节炎等都可单用中药或复方汤剂治疗。中医治疗风湿病一般注重扶正祛邪结合使用,尤其注重在祛风除湿、化瘀通络的同时补益气血、滋补肝肾,使患者尽快恢复,并增强患者体质,提高其生活质量。绝大多数中药是很安全的,没有明显的毒副反应,可以长期服用,甚至终身服用。这已为长期临床实践所证实。当然,有少数中药有明显的副作用,既有即刻的,也有远期的,可尽量不用或少用这类药并注意监测不良反应。

（八）中医康复注重养治结合,在风湿病中大有用武之地

中医学在数千年的发展中始终强调的预防为主、调理与治疗结合、重视人体正气的作用等,其实也包含了疾病的康复调治,并一直有效地指导着临床,如各种气功导引、按摩推拿、药膳食疗、情志调养等。在风湿病的治疗过程中,强调在积极进行药物治疗的同时,注重病中及病后的调养,以促进疾病的早日康复,预防复发。气功导引运动调理,如关节活动操、五禽戏、太极拳、健身操等项目,既可以改善血液循环,又有利于恢复关节的

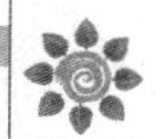

运动功能,预防强直畸形及肌肉萎缩。药膳食疗调理：中药食疗对康复大有裨益,不同的疾病选用不同的食谱。例如,类风湿性关节炎久治不愈者可据证选用补益肝肾食物制成药膳,如羊肉煨骨碎补、猪腰炖杜仲、枸杞羊肾粥等；痛风患者应当尽可能避免进食高嘌呤类食物,如动物内脏、沙丁鱼、豆制品及发酵食物,严格禁酒,尤其是啤酒。起居调理：居住、工作环境宜干燥、朝阳、保温,阴冷潮湿对恢复不利。在漫长的医疗实践中,历代医家积累了丰富的理论和大量的经验,体现了中医中药在治疗风湿性疾病中的独特优势。很多康复治疗或养护理念与现代医学相似甚至是超前的,西医风湿病学中提倡的强直性脊柱炎、骨关节炎等疾病的运动操和功能锻炼与中医认识是相近的。

**二、中药治疗风湿病尚存在的问题**

虽然中医药在风湿病治疗领域已取得了相当大的进步,但与现代医学的迅速发展比,相对还落后很多。中医药治疗风湿病仍存在不足之处。

（一）中药的质量一致性与不良反应问题

中药从传统上可分为道地药材与非道地药材,且产地、采收季节各异,同一药物甚至各部位药效不一等,加上加工炮制的差异,因此中药材饮片治疗及煎煮等汤剂常常不能达到严格的质量控制标准,对于疗效的判断及不良反应的观察就有很大的不精确性与随意性,这方面与西药的剂量准确、剂型确定、药物均衡一致有明显差距。近些年还不时有农药或重金属残留超标或假冒伪劣药材出现,更影响了传统中药的声誉和实际疗效。中药出现不良反应的原因很多,主要包括以下几个方面：

（1）品种混乱,误服或过量可引起中毒。如雷公藤、马钱子常用于风湿病的治疗,但二者均有大毒,马钱子还有蓄积毒性,必须加以注意。盲目加大用量,如有人过量服用人参或大面积涂敷斑蝥而致中毒。

（2）炮制不当。有些有毒药生用毒大,炮制后毒减。若炮

制不当,可引发中毒。例如,乌头必须久煎。

(3) 疗程过长。长期使用有毒的中药或含有有毒成分的中成药,可导致不良反应的发生。

(4) 配伍不当。中成药组方不合理、中药汤剂配伍不合理、中西药联用不合理等,也会导致不良反应的发生。

(5) 辨证不准。临床因辨证失准,寒热错投,攻补倒置,导致不良反应的案例时有发生。

(6) 个体差异。由于个体差异,各个体对某些药物的耐受性相异,乃至高度敏感,也常引起不良反应。例如,正常人服用白芍一般不会发生不良反应,但有个别人服后会引起过敏;风湿病治疗中常用的青风藤提取物正清风痛宁也常有过敏性皮疹的发生。

风湿科常用的中药雷公藤类、含乌头碱类(川乌草乌、马钱子等)、含砷物(雄黄雌黄)、含马兜铃酸类(如木通等)尤其应予以重视,上述药物常可见严重毒副反应发生。

(二) 疗效的严格评价与疗效的可重复性问题

中医药治疗风湿病的报道已有很多,但大多是低水平的临床研究,缺乏高质量的多中心、大样本随机双盲对照研究。加之前述的同一方剂的质量控制不一,方药常常有随症加减,诊疗标准不统一,特别是疗效判定的主观不一致影响大,造成临床研究结果的可信度低,重复性差。因此,难以获得普遍承认与推广应用。国内仅有少数中药西药化产品如丹参酮、青蒿素获得单药的西药化认可与生产,大多数抗风湿药还是复方或复合成分(如白芍总苷),难以进入西药的认证审批,大范围推广特别是推广至国外相当困难。

(三) 辨证与辨病及中西医结合问题

辨证治疗是中医的核心,风湿病的治疗也是如此。中医风湿病的发展受现代医学的影响较大,不断融合现代医学的最新理论和成果,是中医治疗风湿病水平得以提高的一个重要原因。

但目前的中西医结合在相当程度上表现为中药西药联用，缺乏在作用机制、药物互补性以及联合规范等方面的深入研究，临床用药指南粗糙等不足均制约其发展。辨证与辨病是诊疗的不同体系，相互结合十分复杂，经中西医系统培训的人才严重不足，因此中西药联合治疗风湿病必然存在着手段单一、治疗较肤浅、疗效不尽如人意等问题，而这些问题反过来又可能影响中药治疗的声誉。

## 第二节 中药单药或有效成分

近年来，从自然界中寻找抗风湿的药物已然成为研究热点之一，研究较多的中药有雷公藤、白芍、青蒿、青藤、乌头等，现分述如下。

### 一、雷公藤

雷公藤是我国首先发现的一种抗风湿药物，其有效成分主要为二萜、生物碱、雷公藤多甙等。雷公藤多甙系从卫矛科植物雷公藤的根中提取，具有清热解毒、活血散瘀的作用。它在雷公藤提取物中目前研究最广，使用最多。雷公藤多甙的副作用相对较小，疗效好。药理研究表明，雷公藤有抗炎、镇痛和免疫抑制作用，既能抑制前列腺素合成，又能抑制细胞免疫和体液免疫。其临床作用兼具非甾体类抗炎药和慢作用药的特点。雷公藤多甙除在类风湿性关节炎的治疗中有肯定的疗效外，还能有效治疗以系统性红斑狼疮、慢性肾炎等为代表的自身免疫病。临床应用制剂主要有雷公藤叶和根制剂及新型免疫抑制剂；常用的片剂为雷公藤多甙片，一般服药 1 ~2 周开始起效，不少病例 3 ~7 日即出现消炎、止痛作用。与其突出的疗效相似，之所以受人关注，还因为雷公藤是中药中具有确定毒性的药物，可以引起消化道、血液系统、泌尿系统和神经系统的多系统不良反应

（主要是肝、肾、生殖等毒性）。有文献指出，育龄女性口服雷公藤多甙累计至8000 mg以上时多出现停经。多年研究发现，在结构上其功能区域与毒性区域无法分离，因此目前无法实现通过化学修饰等方法达到彻底减毒的目标，这极大地限制了雷公藤在临床中的应用。现代也有通过制作小复方来实现增效减毒目标的，如复方昆仙胶囊就是在雷公藤（昆明山海棠）中加入了淫羊藿、枸杞子、菟丝子，从而减少了白细胞降低等毒副反应的发生。

**二、白芍**

中药白芍主要有养阴柔肝、缓急止痛等作用。现代医学研究表明，白芍具有抗炎、镇痛、抗应激和对异常免疫功能的双向调节等作用，白芍总苷还有保肝、抗氧化及免疫调节等作用。白芍有效成分主要为白芍总苷（TGP），包括芍药苷、羟基芍药苷、芍药花苷、芍药内酯苷、苯甲酰芍药苷等。白芍被广泛用于治疗类风湿性关节炎等自身免疫性疾病，其抗炎和免疫调节作用可影响T、B细胞及滑膜细胞等炎症免疫细胞功能。临床研究表明，白芍总苷安全性高，起效较慢，可能属于慢作用抗风湿病药物。研究显示，在类风湿性关节炎的治疗中，以甲氨蝶呤为对照，12周后两组疗效相近，但不良反应白芍总苷组明显少于甲氨蝶呤组。目前，白芍总苷还对干燥综合征等显示较好的滋阴润燥作用。白芍的主要副作用是易引起腹泻或腹痛，但患者大多可以耐受。

**三、青蒿素**

青蒿素是我国科研人员从菊科植物黄花蒿叶中提取分离得到的具有过氧桥结构的倍半萜内酯化合物，其衍生物主要有双氢青蒿素、青蒿琥酯、蒿甲醚和蒿乙醚，现在临床上主要用于治疗疟疾，其主要贡献者屠呦呦因此项研究而获得2015年诺贝尔生理学或医学奖。随着对青蒿素类药物的深入研究，又相继报道了多种其他药理作用，包括抗炎、放疗增敏、抗菌增敏等作用。

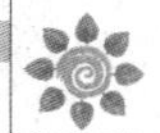

双氢青蒿素对多种致炎因子包括脂多糖、肽聚糖、热灭活的大肠杆菌或金黄色葡萄球菌诱导的巨噬细胞释放促炎细胞因子TNF-α、IL-6有明显的抑制作用；双氢青蒿素能抑制狼疮模型小鼠血清抗dsDNA抗体的生成和TNF-α的分泌,明显改善小鼠狼疮性肾炎的病理状态。双氢青蒿素与雷公藤甲素配伍使用还可明显抑制佐剂性关节炎大鼠的关节病理损伤。蒿甲醚、双氢青蒿素对预防性治疗博莱霉素导致的硬皮病小鼠有一定的疗效,可使模型小鼠皮肤厚度变薄,胶原含量显著减少,皮肤硬化程度也得到一定的改善。

青蒿素及其衍生物在体内外实验及临床实验中均发现对多种肿瘤细胞具有抑制、杀伤作用。初步的临床观察也证实了青蒿素类化合物对类风湿、红斑狼疮有一定疗效。硬皮病等纤维化疾病的治疗药物较少,青蒿素有望获得更好的前景。

**四、青藤**

青藤具有抗炎、镇痛、抑制肉芽肿形成和免疫抑制作用,对非特异性免疫及体液免疫和细胞免疫均有抑制作用。以正清风痛宁为代表的青藤碱制剂已广泛应用于类风湿性关节炎、强直性脊柱炎、痛风等的治疗中,并取得了较好的疗效。由于本药有一定的慢作用药物的作用,与甲氨蝶呤、柳氮磺吡啶等联合使用可以减小药物剂量,从而降低药物的毒副作用。以青藤碱为主要成分的正清风痛宁片已广泛用于炎性关节病,对于类风湿性关节炎显示较好的抗炎止痛作用,但应用中可见皮疹和血细胞减少等不良反应,停药即可回复,少数须进行抗过敏治疗。

**五、乌头**

乌头具有显著的镇痛、抗炎及抗癌作用,乌头含有乌头碱等化学成分。临床上,乌头用于缓解癌痛,尤其适用于消化系统癌痛;外用时能麻痹周围神经末梢,产生局部麻醉、镇痛和消炎作用。但该药毒性较强,可引起中枢神经系统和周围神经系统先兴奋后麻痹,还能直接作用并毒害心肌,引起心血管系统的中毒症状。中毒表现为:先有唇、舌、四肢发麻,并遍及全身,且痛觉减弱;迷走神经兴奋可致恶心、呕吐、腹痛、出汗、流涎、视力模糊及心率减慢、心律失常;间有抽搐,引发急性心源性脑缺血综合征;对心肌的毒性可致频发室早,甚至阵发性室速、室颤,引起血压下降、呼吸困难、瞳孔散大,可因呼吸、心跳停止而死亡。

乌头类(附子、草乌、川乌等)中药治痹证由来已久,早在《金匮要略》中就记载有"诸肢节疼痛,身体尪羸,脚肿如脱,头眩短气,温温欲吐,桂枝芍药知母汤主之"。"病历节不可屈伸,疼痛,乌头汤主之"。此二方中就有附子和乌头,上述二方为后世治疗痹证的代表方,至今仍应用于临床。此类药物对类风湿病都有一些独特的治疗作用,但用药中要严格遵循中医辨证施治的原则,并且要考虑病人的年龄、性别、体质、生活环境等因素。同时还要严格炮制,合理配伍,减少甚至消除毒性,增强疗效。乌头类经久煎可使有毒成分分解、挥发,从而减低毒性;也可以利用适当配伍来减轻或消除其毒副作用,提高药效,如附子甘草配伍等。但由于乌头碱有大毒,在使用时要注意用法用量。一般宜从小剂量起,逐渐加量,但不宜超过药物的最大常用量。用药过程中要密切观察病情变化及有无中毒反应,并进行相关的化验检查。如果发现中毒现象,应立即停药,并采取解毒措施。

## 第三节 中药复方

包括第二节所述中药且不局限于这些药物的部分中药单药或其成分即可获得某些抗风湿疗效,但对于大多数风湿病仍需要采用复方中药,并且因人、因时、因病期等随证调节才能获得较好疗效。中医传统方剂难以计数,因为风湿病种类繁多,所用到的方药十分庞杂,兼之加减合并等措施,故难以一言蔽之。风湿病发生的根本内因是正气不足,风湿病发生的外部因素是外感六淫诸邪,风湿病发生的病理关键是痰瘀互结,病机是本虚标实、虚实夹杂,同时风湿病也呈现传变、传化的病机特点,在辨证论治的基础上,常需要一内治法(内服药)为主,配合外治法(外用药、外洗、外敷、外贴等)、针灸疗法,结合各方面治疗方法综合治疗。辨证中,风寒阻络型可以采用祛风除湿、散寒通络法,方用防己黄芪汤合防风汤加减。湿热痹阻型可以清热除湿、宣痹通络法治疗,方用宣痹汤合三妙散加减。而长病程者有时可表现为痰瘀阻脉型或气血亏虚型,治以活血化瘀、祛痰通络,方用身痛逐瘀汤合指迷茯苓丸或补气养血、培补肝肾,方用十全大补汤合独活寄生汤等。

风湿寒性关节痛由现代王兆铭医师提出并在国内风湿界获得一定共识。因此病发生广泛,症状明显,但客观化验少见异常,通常在西医中不做疾病诊断(归为亚健康或寒冷不耐受等)并缺乏有效的治疗方法。此时中医中药可发挥较为理想的成效。风湿寒性关节痛是指人体感受风湿寒邪所引起的关节、肌肉酸痛为主要表现的疾病,属祖国医学“痹证”范畴。《内经》载有“风寒湿三气杂至,合而为痹也,其风气胜者为行痹,寒气胜者为痛痹,湿气胜者为着痹也”。认为主要是由于人体虚弱、阳气卫外不固、风湿寒邪乘虚而入,从而引起肌肉与关节冷痛、酸麻、沉重,活动不利等症。临床以痛痹为多见,着痹次之,行痹较少见。现代医学对本病病理尚不明了,亦无专门论述,临床也有不少病例被误诊为风湿性关节炎、类风湿性关节炎,因而以非甾体类抗炎药治疗,效果却不持久。本病发病率居风湿病之首,其特点为关节、肌肉以冷痛、酸胀为主,大多无红、肿、热现象,遇寒冷或天气变化病情加重。本病实验室检查仅少数人有 ESR、ASO、RF 等指标异常,但其阳性率与正常人群调查结果相近,无特殊临床意义。治疗主要采用温热性祛风湿药以祛风散寒、利湿通络为基本方药,根据人体素质和风湿寒邪侵犯人体的偏重而灵活加减,多以桂枝、细辛祛风散寒,威灵仙、秦艽祛风除湿,苡米仁、茯苓、苍白术健脾渗湿除痹。以上诸药,根据风湿寒邪孰轻孰重,适当调整剂量,互为君臣,治疗风湿寒性关节痛通常效果明显。

热痹是指热毒流注关节,或内有蕴热,复感风寒湿邪,与热相搏而致的痹症。风湿病中痛风急性发作期、感染性关节炎、急性风湿性关节炎活动期、类风湿性关节炎等常表现为热痹。风热痹阻证治以清热疏风、活血通络,主方大秦艽汤加减。湿热痹阻证治则清热利湿、宣通经络,主方宣痹汤。热毒证主方清瘟败毒饮,痰瘀热阻证身痛逐瘀汤加减。

## 第四节 补充与替代治疗

补充与替代医疗通常是指医学教育主流教授的现代西洋医学以外的医疗,范围很大,包括中医的中药、针灸;自然疗法;饮食、营养疗法:保健食品、草药、维生素疗法、禁食疗法、素食;放松疗法、冥想疗法;运动、姿态调整:太极拳、气功、瑜伽、舞蹈疗法;感官刺激:芳香疗法、音乐疗法、光疗法、色彩疗法、绘画疗法;躯体施加压力:指压、按摩、整脊疗法、整骨疗法、反射疗法等。

除了中药治疗风湿病外,中医学还包括针灸、按摩、正骨、饮食药饵、气功拳术等,均可用于风湿病的治疗。

## 第五节 几种主要风湿病的中药治疗

### 一、系统性红斑狼疮(SLE)

中医传统典籍中并无“红斑狼疮”一词,但有着某些类似的描述，如"蝶疮流注"等，而且红斑狼疮本身也属于异质性疾病，临床表现、受累器官和治疗、预后都存在很大差异，所以并无针对红斑狼疮的通用方剂。随着医学的发展，中医对红斑狼疮发病机制和治疗的长期探索，多数医家倾向于分型辨证论治，不同情况予以专方专药治疗，如沈丕安分别针对SLE的关节炎、血管炎、浆膜炎、血细胞减少等10种情况定出以养阴为主、辨病与辨证相结合的系列方药，取得了很好的疗效。陈湘君等运用滋阴益气、清热解毒法（生地黄、黄芪、生白术、白花蛇舌草、牡丹皮等）治疗30例活动期SLE，也获得了较好疗效。郑少平等用化斑解毒饮（水牛角、生地黄、黄芪、银花、白芍、牡丹皮、川黄连、玄参、重楼、当归、甘草）治疗热毒炽盛证；杨利等应用具有补肾化毒作用的狼疮静（生熟地黄、山茱萸、半枝莲、白花蛇舌草、益母草等）治疗42例狼疮性肾炎，取得了较好疗效；王宏亮等以温阳为主（桂枝、制川草乌、荆防、仙灵脾、伸筋草、元参、甘草）治疗红斑狼疮均取得了一定疗效。

## 二、类风湿性关节炎（RA）

类风湿性关节炎急性期大多表现为热痹，而慢性期证型常错综复杂，气血亏虚、痰瘀互结情况甚多，治疗更为棘手。中医单药如雷公藤、白芍等治疗报道很多，而辨证治疗RA研究较少，多以一方一法为主治疗，且方法和用药差别较大。潘宇政等用益气活血法（黄芪、白芍、甘草、淫羊藿、桑寄生、元胡、全蝎、蜈蚣、乌梢蛇、薏苡仁、莶草等）治疗RA，症状缓解的有效率为71%。黄颖等拟祛痹汤（羌活、独活、防己、清风藤、桂枝、伸筋草、乌梢蛇、威灵仙、黄芪、莶草、鸡血藤）治疗45例，2个月总有效率达71%。汪红等用除痹温经汤（淫羊藿、制川乌、续断、威灵仙、土鳖虫、蜈蚣、熟地黄、鸡血藤等）和除痹清络汤（生地黄、何首乌、石楠藤、鬼箭羽、胆南星、蜂房、地龙等）治疗RA有一定疗效。梁明用中药（人参、当归、鸡血藤、地黄、石斛、淫羊藿、薏苡仁、乌梢蛇、土鳖虫、地龙、蜂房）内服，配合外治法（马钱子、洋金花、生半夏、生南星、大黄、冰片等）治疗 RA 1 ~5 年后，以 X 线片做前后对照，关节肿胀、骨质疏松、关节腔狭窄和边缘侵蚀均有不同程度的改善。

**三、强直性脊柱炎(AS)**

本病的发病机制不明，以青壮年男性为主，可能与遗传、感染、免疫等因素有关。补肾、清热、活血中药所具有的免疫调节，以及抗病原菌、改善循环、抑制纤维化等可作用于本病的各个环节。AS 主要累及腰骶部，中医认为腰为肾府，故补肾壮督、通络活血是中医治疗的主要方法。有研究者用益肾蠲痹丸以补肾、通络法治疗 AS 获得了较好的疗效，经实践观察，疗效肯定。其中补肾方剂较多，如补肾舒督汤（狗脊、桑寄生、枸杞子、葛根、白芍、生甘草、青风藤、威灵仙等）。单用祛邪的方法也可能取得令人满意的疗效，如化痰逐瘀解毒汤（白芥子、制南星、鬼箭羽、竹节香附、红藤、黄檗、白附子、海蛤壳、海浮石、川牛膝、南蛇藤、土茯苓、败酱草、七叶一枝花）治疗 AS，临床症状和 C 反应蛋白、血沉、免疫球蛋白等均显著改善。

**四、干燥综合征(SS)**

对于 SS 的治疗，特别是对口干、眼干症状的缓解是标，还要重视该病对内脏的影响。西医对于口咽干燥以对症治疗为主，效果十分有限。以滋阴润燥、活血化瘀兼补益肝肾等中药治疗的临床报道已不少见，并显示出有一定的疗效。如董振华等用养阴生津中药（生地黄、麦冬、元参、升麻、葛根、当归、枸杞子、天花粉等）治疗 SS，显著改善了血液的高黏滞状态。赵丽娟等以养阴为主辨证治疗 SS，在观察到临床症状好转的同时，对腺体导管功能具有改善作用。近年，对于清热活血法在 SS 治疗中的应用渐渐得到肯定。赵瑞芳等用养阴药结合活血化瘀及清热解毒药（黄芪、生地黄、麦冬、石斛、大芸、白花蛇舌草、半枝莲、当归、三棱、莪术等）治疗 20 例，治疗前后通过同位素测定了腮腺的分泌与排泌功能，结果表明腮腺功能有显著改善。

综上所述，中医药在风湿病治疗方面大有可为。近 20 年来，在借鉴传统的基础上，一方面深入研究了部分单药和其有效成分，另一方面探索了不同治法指导下的复方汤药的疗效，取得了很大的成果和进步。已经有多重单成分或复方的成药上市并用于临床，发挥出相当的社会效益。同时我们也注意到，中药的规范化甚至西药化路程仍很长，不同方药的疗效缺乏多中心双盲试验，有些疗法难以重复；单纯中药治疗部分风湿病急性期的效果还不尽如人意等。这些方面都有待中医界做出更大的努力。

## 参考文献

[1] 王义军. 风湿病中医药治疗体会[J]. 中医药学刊，2006，24(12)：2274－2275.

[2] 苏晓，沈丕安. 沈丕安教授治疗系统性红斑狼疮的经验[J]. 新中医，1998，30(8)：10－11.

[3] 陈湘君，顾军花. 复方自身清治疗活动性 SLE 的临床研究[J]. 上海中医药杂志，1999，33(10)：16－18.

[4] 郑少平，王行宽. 化斑解毒饮治疗系统性红斑狼疮热毒炽盛症的临床研究[J]. 中国中医药科技，2000，7(1)：3－5.

[5] 杨利，金实，汪悦. 狼疮静对活动性 SLE 患者血清 sIL-2R、TNF 的影响[J]. 中国中医药信息杂志，2000，7(9)：34－35.

[6] 王宏亮. 祛风温阳通络法治疗系统性红斑狼疮 32 例[J]. 山东中医杂志，1998，17(05)：313－314.

[7] 潘宇政，陈业强. 益气活血法治疗类风湿关节炎 38 例[J]. 河北中医，2000，22(09)：668－669.

[8] 黄颖，高松，黄守正. 自拟祛痹汤治疗类风湿关节炎 45 例免疫指标变化观察[J]. 安徽中医临床杂志，2000，12(3)：

176－177.

[9] 汪红，周学平，王志英，等. 除痹方治疗中晚期类风湿关节炎的临床观察[J]. 山东中医药大学学报，2000，24(2)：107－110.

[10] 梁明. 中药治疗类风湿关节炎 25 例 X 线片分析[J]. 中医杂志，2000，41(10)：632－633.

[11] 董振华，郝炜新，刘晋河，等. 60 例干燥综合征患者血液流变学检测及养阴生津中药治疗效果观察[J]. 中国中西医结合杂志，1998，18(3)：155.

[12] 赵丽娟，黄颐玉，陈颖，等. 中医中药治疗干燥综合征 75 例疗效分析[J]. 中医杂志，1995，36(12)：736－737.

[13] 赵瑞芳，邓敬兰，吴织芬，等. 中西医结合治疗干燥综合征 20 例[J]. 华西口腔医学杂志，1996，14(1)：45－47.

[14] 段学忠. 中西医结合专科病诊疗大系·风湿病学[M]. 太原：山西科学技术出版社，1997：15－40.

[15] 王兆铭. 中西医结合治疗风湿类疾病[M]. 天津：天津科学技术出版社，1989，1:22.

[16] 李覃，陈虹，梅昕，等. 青蒿素的免疫抑制作用及其调控机制研究[J]. 中国药理学通报，2011，27(6)：848－854.

（郭雨凡）

# 第十三章

# 纤维肌痛综合征

纤维肌痛综合征(fibromyalgia syndrome,FMS)是一种原因未明的以慢性广泛的肌肉疼痛及压痛为特点,伴有疲劳、情绪异常及睡眠障碍的一组临床综合征。纤维肌痛综合征可继发于类风湿性关节炎、系统性红斑狼疮等风湿性疾病,也可继发于非风湿性疾病,如甲状腺功能低下、肿瘤等疾病,称为继发性纤维肌痛综合征;如不伴有其他疾患,则称为原发性纤维肌痛综合征[1]。对于 FMS 的患病率,国内尚缺乏大样本流行病学统计资料,但欧美国家的流行病学调查研究显示,FMS 在人群中的患病率可达2% ~6.4%,是风湿科门诊的常见病,仅次于骨关节炎和类风湿性关节炎,且有增加趋势,但人们对于它的认识却远远不及前两者[2-4]。下面我们就从发病机制、临床表现、诊断、治疗等方面来介绍。

## 第一节 病因及发病机制

早在 1904 年,学者 William Gowers 就在他的论文中描述了这一综合征,但由于 FMS 患者实验室检查几乎没有太多异常发现,因此人们对它的研究甚少,甚至在早期它被认为是一种心理疾病。直至 1977 年,有学者研究发现,FMS 患者存在特异性的固定压痛点,这才使人们开始重视这一疾病,并开始探索它的发病机制。但随着对FMS研究的深入,发现FMS发病机制十分复杂,同时存在中枢神经系统、神经内分泌系统、免疫系统的异常,又有遗传因素、应激、心理因素的参与。

**一、遗传易感性**

有研究发现,FMS患者直系亲属发生FMS的危险显著高于普通人群[5]。国外有学者对FMS患者基因多态性研究发现,参与编码5-HT转运体(5HTT)的基因SLC6A4启动区插入和缺失多态性与慢性疼痛有关,FMS携带S/S基因型概率高于对照组,且携带这种基因型的患者更容易出现抑郁情绪,故考虑5HTT基因多态性与FMS发病相关[6]。另外,对于儿茶酚胺氧位甲基转移酶、β2-肾上腺素受体编码基因等亦有较多研究,但对于是否与FMS发病相关,结论并不一致,尚须进一步研究[7]。

**二、中枢神经系统**

目前研究表明,中枢敏感化是FMS主要的发病机制。中枢敏感化即中枢致敏,指的是中枢神经系统对刺激的反应性增强,即不需要持续的痛觉刺激而仅轻微的刺激就可导致机体疼痛,其形成机制较复杂。目前研究认为,主要与脊髓背角神经元接受疼痛刺激后充分去极化及N-甲基D-天门冬氨酸受体门控离子通道功能异常,导致兴奋性氨基酸和P物质释放增加以致脊髓背角神经元过度兴奋有关[8]。另外有研究显示,神经胶质细胞的异常活化、部分神经递质的异常分泌均参与中枢致敏的形成及FMS的发病。神经胶质细胞活化后可分泌多种促炎因子,如IL-1β、IL-6、TNF-α等,而这些物质可促进脊髓过度兴奋并延长兴奋时间,引起慢性疼痛[9]。研究发现,FMS患者存在多种神经递质分泌异常,如5-HT、P物质、内啡肽、去甲肾上腺素等,对于前两种递质报道较多,5-HT参与痛觉神经通路的传导,睡眠和情绪的调节。目前研究认为,FMS患者血清和脑脊液中5-HT浓度降低,导致患者失眠和周围神经系统对疼痛刺激反应性增强,而FMS患者脑脊液中P物质

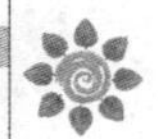

浓度增高，一些常见的临床表现，如体重增加、手足弥漫性肿胀及夜尿增多可能与P物质增多引起局部血管扩张、血管通透性增强有关[10]。

**三、神经内分泌系统**

研究证实，FMS患者体内存在多种神经内分泌轴功能障碍，如下丘脑-垂体-肾上腺轴、下丘脑-垂体-甲状腺轴、生长激素轴等。但对于上述内分泌轴的研究尚无定论，是否参与FMS的发病过程尚有待进一步探索[11]。

**四、免疫系统**

自20世纪90年代开始，就陆续有学者发现FMS患者体内存在多种自身抗体，如抗神经节苷脂抗体、抗5-羟色胺抗体、抗心磷脂抗体等，但这些抗体对于FMS并非特异性，在其他免疫相关性疾病中也曾被检测出来，故这些抗体在FMS发病中的作用尚存在争议。近年来，细胞因子在FMS发病中的作用成为人们研究的热点。有研究发现，IL-1β、IL-6和TNF-α均与中枢神经痛和周围神经痛有关。IL-1、IL-6、IL-8及TNF-α等细胞因子可通过级联反应诱导致痛因子分泌，产生强大的疼痛效应。IL-1、IL-6可通过影响神经元对疼痛的应答参与中枢致敏[12]。另外，也有学者提出“细胞因子微环境假说”，即细胞因子网络失衡可影响神经系统的结构和功能，引起慢性疼痛[13]。

**五、心理应激**

研究证明，感染、创伤、灾害等应激刺激是FMS的促发因素，FMS患者受心理、社会因素刺激时病情明显加重。另外有研究显示，FMS患者中合并抑郁症或焦虑症的患者明显高于其他风湿病患者[14]，而心理疗法对FMS患者治疗有效也从侧面说明了心理因素在FMS发病中的作用。

## 第二节 诊 断

1990年,美国风湿病学会(ACR)发起了一项关于FMS的大样本多中心研究,并以此为基础,制定了FMS的分类诊断标准[4]。该标准为:当患者出现持续3个月以上的全身广泛性疼痛,且通过手指触诊发现18个特定压痛点(用拇指按压,压力约4kg/cm$^2$)中至少11个有压痛时就可以诊断为FMS。这18个压痛点包括枕骨下肌肉附着点、第5—7颈椎横突间隙前缘、第二肋骨与肋软骨交界处、斜方肌上缘中点、肩胛棘内上方中点、肱骨外上髁远端2cm处、臀外上象限、大转子后方、膝关节内侧,均为双侧对称部位(图13-1)。该分类标准的敏感度为88.4%,特异度为81.1%。

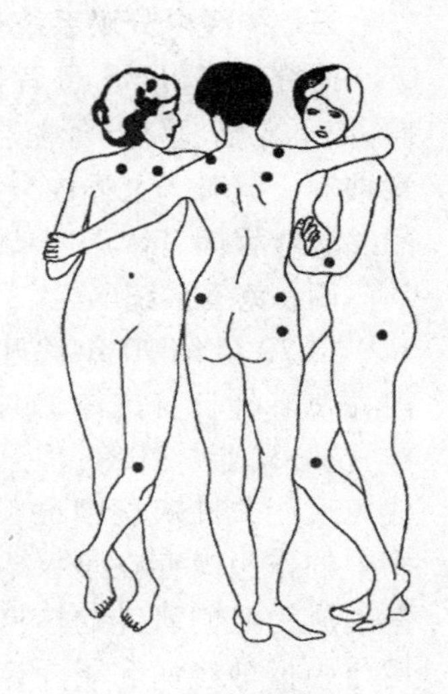

**图13-1 FMS患者的压痛点分布**(引自陈顺东.风湿内科学[M].北京:人民卫生出版社,2008:184.)

该诊断标准的提出具有重大意义,一方面使得更多的临床医生开始重视该疾病,指导诊断,另一方面也使得开展的关于FMS的研究有了参考标准。但随着研究的深入,临床实践发现,部分FMS患者压痛点数目并不能达到该标准要求,且该标准只强调了FMS与其他类似疼痛疾病的不同之处,而临床发现多数FMS患者伴有除疼痛以外的其他多种全身症状。多项回顾性调查研究显示,在FMS患者中,伴有睡眠障碍者(失眠、易醒、多梦等)可达到90%,伴有焦虑者占35%～62%,伴有抑郁者占58%～86%。另外，疲劳、晨僵、头痛、肠易激综合征等也较常见，可以协助诊断。

因此，在大量多中心大样本研究的基础上，2010年的ACR会议重新定义了FMS，指出FMS并非单纯的外周疼痛性疾病，而是一种以全身症状为基础的疾病，并提出了FMS新的分类诊断标准[5]。新标准包括以下三条：

（1）弥漫性疼痛指数（WPI）≥7分且症状严重程度评分（SSS）≥5分，或WPI 3～6分且SS≥9分；

（2）患者的症状持续在相似程度至少3个月；

（3）患者没有其他可以解释疼痛的疾病。

弥漫性疼痛指数（WPI）指的是出现疼痛部位的数量，包括双侧肩部、上臂、前臂、颌部、大腿、小腿、髋部和上、下背部及胸部、腹部、颈部，分值0～19分。症状严重程度评分（SSS）由疲劳、睡醒后萎靡不振、认知障碍三个躯体症状各自的严重度得分（无＝0分，轻微＝1分，中等＝2分，严重、明显、持续影响生活＝3分，最高9分）和其他各种躯体症状的数量得分（无＝0分，很少＝1分，中等＝2分，大量＝3分，最高3分）相加构成，故SSS最高分为12分[15]。

与1990年的老标准相比，新的分类标准有了很大改进。一方面新标准将疼痛症状进行量化分级，即对疼痛的数目和程度进行评分，而不是必须进行逐一压痛点的触诊检查来确定压痛点数目；另一方面，将非疼痛症状也纳入分类标准中，强调了患者认知情况及躯体症状的重要性，使得新标准的敏感性更高，更适用于临床。2011年，ACR又对该标准进行了部分修改，将必备条件中的第三条“患者没有其他可以解释疼痛的疾病”修改为“患者没有其他可足以解释疼痛的疾病”，措辞更完善。另外，取消了症状严重程度评分（SSS）中的其他各种躯体症状的数量得分，代之以“头痛、下腹痛或绞痛、抑郁症状（各0～1分，共0～3分）”，2010/2011标准敏感度为96.6%，特异度为

91.8%[16]。

而2016年最近一次的ACR会议又对2010/2011ACR标准做了进一步修改,主要有以下六点:(1)标准由三条变为四条,增加了一条全身疼痛的标准,但不同于1990年标准中广泛疼痛的定义,定义为“5个区域中至少4个区域疼痛,下颌、胸、腹部疼痛除外”;(2)将第一条中WPI最小值由之前的3分改为4分;(3)修改了第三条的措辞,改为“症状已经普遍存在至少3个月”,使其更标准化;(4)将“患者没有其他可足以解释疼痛的疾病”改为“纤维肌痛的诊断是有效的并不受其他诊断影响,纤维肌痛的诊断不排除其他重要疾病的存在”;(5)增加了纤维肌痛严重程度评分(FS)作为完整纤维肌痛综合征诊断标准的组成部分;(6)通过确定先前6个月内存在头痛、下腹痛或绞痛、抑郁来代替医师对患者躯体症状的评估(详见表13-1)。

另外,一些评估量表如纤维肌痛影响问卷(FIQ)、汉密尔顿焦虑和抑郁量表、疼痛视觉模拟评分法(VAS)、McGill疼痛问卷调查、Beck抑郁问卷(BDI)等也有助于评估FMS的病情[17-19]。

**表13-1 2016年修订版纤维肌痛综合征诊断标准**

| 符合2016年修订版纤维肌痛综合征诊断标准的患者需同时满足以下条件: |
| --- |
| ① 弥漫性疼痛指数(WPI)>7分且症状严重程度评分(SSS)>5分,或者弥漫性疼痛指数(WPI)4~6分且症状严重程度(SSS)>9分; |
| ② 全身疼痛,5个区域中至少有4个区域出现疼痛,其中颌、胸和腹部的疼痛不包括在全身疼痛的范围内; |
| ③ 症状持续在相同水平3个月以上; |
| ④ 纤维肌痛的诊断并不影响其他疾病的诊断,不排除其他临床重要疾病的存在。 |

续表

| 界定： | | | | |
|---|---|---|---|---|
| (1) WPI 是指过去 1 周时间内身体出现疼痛的部位数量，患者多少个部位有疼痛，评分在 0～19 分之间。 | | | | |
| 左侧上肢（区域 1）：左颌、左肩、左上臂、左下臂。 | 右侧上肢（区域 2）：右颌、右肩、右上臂、右下臂。 | 轴向区域（区域 5）：颈部、上背部、下背部、胸部、腹部。 | 左侧下肢（区域 3）：左髋（臀部、转子）、左大腿、左小腿。 | 右侧下肢（区域 4）：右髋（臀部、转子）、右大腿、右小腿。 |
| (2) SSS 评分<br>疲劳、睡醒后萎靡不振、认知障碍这三种症状在 1 周前的严重程度按以下标准积分：<br>无 =0 分；轻微、间断 =1 分；中等、经常存在 =2 分；重度、持续、影响生活 =3 分。<br>SSS 的总分为上述三种症状的积分（0～9 分）加上患者过去 6 个月内出现的以下症状积分（0～3 分）的总和。最终分数在 0～12 分之间。<br>① 头痛（0～1 分）；<br>② 下腹部疼痛或绞痛（0～1 分）；<br>③ 抑郁（0～1 分）。 | | | | |
| 纤维肌痛严重程度（FS）评分为 WPI 和 SSS 的总分，总分在 0～31 分之间。 | | | | |

## 第三节 鉴别诊断

本病须与慢性疲劳综合征、肌筋膜痛综合征、风湿性多肌痛等相鉴别[20]。

(1) 慢性疲劳综合征：以持续或反复发作的慢性疲劳、乏力、疲倦不堪、卧床休息不能缓解为主要特征，可伴睡眠障碍、肌肉疼痛，与 FMS 临床症状相似，鉴别比较困难，但该病常同时有低热、咽喉痛、颈部或腋窝淋巴结疼痛、弥漫性头痛、无红肿的转移性关节痛，部分患者血液中可检测出 EB 病毒、柯萨奇病毒、

单纯疱疹病毒抗体,可协助鉴别。

(2)肌筋膜痛综合征:本病是由肌筋膜痛性激发点受刺激所致的局限性肌肉疼痛,常伴有远距离牵涉痛,可伴有受累肌肉的运动和牵张范围受限、肌力减弱等,疼痛常呈局限性,不伴疲乏、僵硬感等症状,可鉴别。

(3)风湿性多肌痛(PMR):表现为广泛性颈、肩胛带、背及骨盆带肌肉对称性疼痛、晨僵,实验室检查方面可发现血沉、CRP 升高,对激素治疗敏感,可与 FMS 相鉴别。

另外,FMS 亦须与其他可伴关节或肌肉痛的疾病如类风湿性关节炎(RA)、系统性红斑狼疮、多肌炎等相鉴别。

FMS 可同时合并其他风湿性疾病,如类风湿性关节炎、系统性红斑狼疮等,容易造成疾病的漏诊或误诊,加大了诊断的难度。因此,对考虑为 FMS 的患者亦应行类风湿因子(RF)、抗环瓜氨酸多肽抗体(CCP)、抗核抗体(ANA)等相关抗体检测,同时已明确诊断的患者(如 RA)若应用药物治疗后疼痛症状控制不佳,亦应进行 FMS 的鉴别诊断。

## 第四节　治　疗

FMS 患者临床表现复杂多变,治疗比较困难,虽然国内外对于其治疗的研究较多,但疗效报道各异,主要包括药物治疗和非药物治疗两方面。下面所介绍的治疗主要参照 2008 年欧洲抗风湿病联盟(EULAR)提出的关于 FMS 的治疗建议[21]以及 2016 年 EULAR 根据新的循证医学证据在 2008 年指南基础上的更新[22]。虽然近几年对于 FMS 的研究较前明显增多,但在治疗方面并没有重大的进步,2008 年版指南强调必须对 FMS 患者的疼痛、功能状态及伴随症状进行评价,在风湿科、神经精神科、理疗体疗科、心理科及疼痛科多学科协作下,采用个体化的药物和非药物联合治疗，在2016年版指南中重点强调了将教育、运动、认知行为治疗及中医疗法等非药物治疗作为FMS的一线治疗方法，应以提高患者健康相关的生活质量为目标，药物治疗方面强调应根据患者的症状和疼痛部位及程度来选择药物，并须兼顾药物的效果、花费及安全性，必要时可联合用药。

## 一、非药物治疗

### （一）教育

研究发现，对FMS患者进行适当的教育可大大改善疼痛、睡眠障碍和疲乏症状，提高患者的生活质量。对于患者的教育要做到以下三点：首先，要让患者了解来自自身、家庭及社会的各种压力和苦恼属于不良的应激刺激，努力让患者减轻这些应激因素的影响。其次，应向患者介绍本病的病因、发病机制、治疗计划和预后，消除种种疑虑和错误观念，减轻患者对预后的担心。最后，帮助患者获得战胜疾病的自信，强调他们在治疗过程中所发挥的主观能动性。另外，指南强调，对患者的教育应有心理科医师的共同参与，因为FMS患者对控制疼痛的自信心往往较低，因而导致疼痛阈值的低下及疼痛忍受力的下降。国外有学者进行临床研究发现，参与配合心理干预的纤维肌痛综合征患者生活质量明显改善，压痛点疼痛明显减轻[22]。

### （二）体育锻炼

大量研究数据显示，有氧锻炼可明显改善FMS患者的症状、功能及体力。数据最大的Cochrane回顾性分析纳入了47种不同的运动干预方式，在Busch等学者的研究中提倡的锻炼目标是至少每周训练3次，每次30 min。如果每次能做30 min的中等强度的有氧锻炼（出汗、心跳和呼吸加快），行走、游泳、骑固定的自行车或走跑步机都可以达到这样的运动强度，每周坚持练3次，一定会收到很好的效果。指南中亦提到锻炼应循序渐进，不应突然增大运动量，过度的锻炼反而会使患者的疼痛和疲劳症状加重，进而使患者的依从性变差。同时应避免夜间锻炼，以防引起失眠。多项目联合锻炼最为有效[22,23]。

（三）心理疗法

指南提到，催眠疗法、认知行为治疗等心理疗法可应用于FMS。认知行为治疗（cognitive-behavioral therapy，CBT）是一大类包括认知疗法和行为疗法的心理治疗方法，是指通过改变个人非适应性的思维和行为模式来减少失调情绪和行为，改善心理问题的一系列心理治疗方法的总和。具有代表性的有艾利斯的合理情绪疗法（RET）、贝克和雷米的认知疗法（CT）和梅肯鲍姆的认知行为矫正技术等。一项纳入了23个随机对照临床研究的Meta分析表明，CBT疗法可使患者的情绪、疼痛、功能得到一定程度的改善，但同时强调了必须以教育作为基础[24]。

**二、药物治疗**

（一）抗抑郁药

1. 三环类抗抑郁药（TCAs）

去甲肾上腺素和5-羟色胺是痛觉信息传递系统重要的神经递质，TCAs通过抑制神经突触对二者的再摄取，增加突触间隙浓度，减弱痛觉传导，发挥镇痛作用。此类药物的代表为阿米替林，常用剂量为10～50 mg/d，睡前口服，可改善疼痛、睡眠质量及疲乏症状，推荐等级Ⅰa级。

2. 选择性5-羟色胺（5-HT）再摄取抑制剂（SSRIs）

该类药物因其高度的选择性、疗效令人满意及不良反应少而成为目前使用最多的一类抗抑郁药，代表药物有氟西汀、舍曲林、帕罗西汀。临床研究发现，氟西汀20～80 mg/d可改善睡眠质量、疲劳及疼痛感，但该类药物无止痛作用，故不能完全替代三环类抗抑郁药治疗FMS。而国内外均有研究发现，其与阿米替林联用效果优于任何单一药物[25]。

3. 5-羟色胺和去甲肾上腺素再摄取抑制剂（SNRIs）

代表药物为度洛西汀、米那普仑，在指南中均为Ia级推荐。度洛西汀是美国食品药品监督管理局（FDA）批准的第二个可用于治疗 FMS 的药物，有多个 RCT 研究显示，度洛西汀 60 mg/d 可有效降低压痛点疼痛阈值，缓解疼痛、疲劳症状，并且能改善抑郁、焦虑等精神症状，提高患者的生活质量[26]。2016 版指南中纳入了 7 个系统性回顾分析，其中一个评估了 5 个临床试验，结果显示，米那普仑可使疼痛程度降低 30%，但疲乏症状改善不大。

4. 高选择性单胺氧化酶抑制剂（MAOIs）

该类药的代表药物为吗氯贝胺。研究显示，该类药物可缓解疼痛、调节情绪，但对睡眠障碍及疲乏无效，且其抗胆碱能不良反应较 SSRIs、SNRIs 少，但该药禁止与 TCAs、SSRIs 及 SNRIs 联用[27]。

5. 文拉法辛

文拉法辛是新一代二环类抗抑郁药，它既能抑制神经元突触前膜对 5-羟色胺的再摄取，也能抑制去甲肾上腺素的再摄取，增加它们在突触间隙的浓度和活性，可在一定程度上改善睡眠质量和焦虑症状。推荐用量为每天 37.5 ~ 75 mg，口服。

（二）抗惊厥药

代表药物为普瑞巴林，该药为神经递质氨基丁酸类似物，通过抑制突触前膜电压依赖性钙通道，减少钙离子内流，抑制神经元兴奋性，从而减少谷氨酸盐、去甲肾上腺素、P 物质等兴奋性神经递质的释放，发挥药理作用。在早期的临床研究中，普瑞巴林可明显改善 FMS 患者的睡眠质量及疼痛、疲倦症状，是首个经美国 FDA 批准用于治疗 FMS 的药物。2016 版指南中它亦被推荐应用，且由于大样本研究数据较多，故推荐等级较高。但发表在 Cochrane 系统评价数据库上的一项回顾性荟萃分析显示，普瑞巴林可使 FMS 患者疼痛程度降低 30%，但对疲倦的效果不大，对功能改善无效。治疗剂量 50 ~ 450 mg/d，最高剂量 600 mg/d，不良反应有头晕、嗜睡、体重增加、水肿等，呈剂量相关性，不良反应少。另一种抗惊厥药加巴喷丁也可用于 FMS

的治疗。有研究显示，加巴喷丁可使 FMS 患者疼痛改善 30%，亦可在一定程度上改善疲倦，但目前对于该药物的研究以神经性疼痛为主，而单独针对 FMS 的研究较少。

(三) 肌松类药物

环苯扎林为中枢性肌松药。有研究证实，环苯扎林可以缓解疼痛，改善睡眠质量，但 10 ~ 40 mg/d 应用时不良反应发生率高达 85%，使得患者难以持续应用。而小剂量(1 ~ 4 mg/d)应用时，与安慰剂组相比，也能缓解疼痛，改善睡眠质量，且不良反应较大剂量组明显减少。推荐等级为 Ia 级。

(四) 非甾体类抗炎药及曲马多

到目前为止，还没有有利的循证医学证据表明非甾体类抗炎药(NSAIDs)和阿片类药物对 FMS 引起的疼痛有效，且鉴于 NSAIDs 类药物诸多的副作用，故它们并不被推荐用于 FMS，但对于存在持续的中重度外周疼痛的 FMS 患者可尝试应用[28]。曲马多为非阿片类镇痛药。Roskell 等学者在其研究中发现，曲马多可改善 FMS 患者疼痛症状，故在 2016 版指南中它被推荐应用。

鉴于强阿片类药物的成瘾性及糖皮质激素的副作用，且暂无证据表明上述两种药物对 FMS 有效，两版指南均明确提出不推荐使用强阿片类药物及糖皮质激素。另外，5 - 羟色胺受体拮抗剂托吡西隆与非麦角碱类选择性多巴胺 D2 和 D3 受体激动剂普拉克索可缓解疼痛、疲劳症状，镇静催眠类药物可以用于有睡眠障碍的 FMS 患者。

**三、中医药治疗**

2016 年 EULAR 指南明确提到了针灸、脊椎按摩疗法、水疗等非药物治疗方法。国内学者研究发现，中药、针灸、推拿、拔罐等中医疗法治疗 FMS 亦有明确疗效。有些研究显示，中医疗法在缓解 FMS 疼痛方面甚至优于西药，且避免了药物副作用[29,30]。陈宇等应用桂枝芍药汤治疗 34 例 FMS 患者，有效率达 85.29%。另外,柴胡桂枝汤加减、柴胡加龙骨牡蛎汤加减、中药熏蒸法治疗该病,均能获得令人满意的疗效。郭莹等采取背部沿皮透穴法与阿米替林对照,显示透穴治疗优于西药。戴京璋等主张,治疗 FMS 可采取中医综合疗法与中西医结合疗法的治疗模式[31]。

在非药物治疗方面,2016 版指南还提到了辣椒素。一个基于 153 例 FMS 患者的回顾性研究发现,辣椒素凝胶可改善 FMS 患者的疼痛,但由于病例数较少,其疗效有待进一步研究明确。另外,水浴疗法、太极、瑜伽等亦可缓解患者的疼痛、疲劳症状。

## 第五节 诊治难点及展望

虽然有诊疗指南作为指导,但由于临床医生对该病认识不足,加上疾病本身的异质性和多样性,FMS 患者早期极易被误诊、漏诊。若是继发于其他风湿性疾病者,更容易被忽略。这就要求临床医生多加强 FMS 知识的学习,在诊断时充分了解患者的病史,注重实验室检查,对于已明确存在风湿性疾病的患者若针对原发病的治疗不能缓解疼痛,应考虑本病的可能。

目前,FMS 仍是风湿性疾病的诊治难点,这就需要我们加强对 FMS 病理生理机制的研究,探索特异的生物标记物,开发更有针对性的药物。另外,我国对于研究中医药治疗 FMS 方面具有一定的优势,要把握优势,进一步研究、探索,制订符合我国实际情况的 FMS 诊治方案。

## 参考文献

[1] 陈顺乐. 风湿内科学[M]. 上海:人民卫生出版社,2008.

[2] Wolfe F, Ross K, Anderson J, et al. The prevalence and characteristics of fibromyalgia in the general population [J]. Arthritis Rheum,1995,38(1):19-28.

[3] McBeth J, Jones K. Epidemiology of chronic musculoskeletal pain [J]. Best Pract Res Clin Rheumatol, 2007, 21 (3): 403-425.

[4] Wolfe F, Smythe HA, Yumus MB, et al. American College of Rheumatology 1990 criteria for classification of fibromyalgia: report of the multicenter criteria committee [J]. Arthritis Rheum, 1990,33(2):160-172.

[5] Amold LM, Hudson JI, Hess EV, et al. Family study of fibromyalgia[J]. Arthritis Rhcam,2004,50:944-952.

[6] Offenbaecher M, Bondy B, de Jonge S, et al. Possible association of fibromyalgia with a polymorphism in the serotonin transporter gene regulatory region[J]. Arthritis Rheum,1999,42(11):2482-2488.

[7] Bondy B, Spaeth M, Offenbaecher M, et al. The T102C polymorphism of the 5-HT2A—Receptor gene in fibromyalgia [J]. Neurobiol Dis,1999,6(5):433-439.

[8] Coste J, Voisin DL, MiraueourtLS, et al. Dorsal horn NK1-expressing neurons control windup of downstream trigeminal nociceptive neurons[J]. Pain,2008,137(2):340-351.

[9] Wieseler-Frank J, Maier SF, Watkins LR. Central proinflammatory cytokines and pain enhancement [J]. Neurosignals,

2005,14(4):166 - 174.

[10] Amel Kashipaz MR,Swinden D, Todd I, et al. Normal production of inflammatory cytokines in chronic fatigue and fibromyalgia syndromes determined by intracellular cytokine staining in short-term cultured blood mononuclear cells[J]. Clin Exp Immunol,2003,132:360 - 365.

[11] Alnanson BG. Autonomic regulation of immune function. Clinical autonomic disorders[M]. 2nd ed. Philadelphia: Lippincott Raven,1997:147 - 159.

[12] Ueyler N,Hguser W,Sommer C. Systematic review with meta-analysis:cytokines in fibromyalgia syndrome[J]. BMC Musculoskelet Disord,2011,12(11):1 - 15.

[13] Ferraccioli G, Cavalieri F, Salaffi F, et al. Neuroendocrinologic findings in primary fibromyalgia and in other chronic rheumatic conditions[J]. J Rheumatol,1990,17(7):869 - 873.

[14] Giesecke T,Williams DA,Harris RE,et al. Subgrouping of fibromyalgia patients on the basis of pressure—pain thresholds and psychological factors[J]. Arthritis Rheum,2003,48(10):2916 - 2922.

[15] Wolfe F, Clauw D, Fitzcharles MA, et al. The American college of rheumatology preliminary diagnostic criteria for fibromyalgia and measurement of symptom severity[J]. Arthritis Care Res, 2010,62:600 - 610.

[16] Wolfe F,Daniel J,Clauw,et al. Fibromyalgia Criteria and Severity Scales for clinical and epidemiological studies:A modification of the ACR preliminary diagnostic criteria for fibromyalgia [J]. J Rheumatol, 2011,38:1113 - 1122.

[17] Gracely RH,Petzke F,Wolf JM,et al. Functional magnetic resonance imaging evidence of augmented pain processing in

fibromyalgia[J]. Arthritis Rheum,2002,46:1333 - 1343.

[18] Wolfe F, Hawley DJ, Goldenberg DL, et al. The assessment of functional impairment in fibromyalgia(FM):Rasch analyses of 5 functional scales and the development of the FM Health Assessment Questionnaire[J]. J Rheumatol,2000,27:1989 - 1999.

[19] Burckhardt CS, Clark SR, Bennett RM. The fibromyalgia impact questionnaire:development and validation[J]. J Rheumatol, 1991,18:728 - 733.

[20] Arnold LM, Clauw DJ, McCarberg BH, et al. Improving the recognition and diagnosis of fibromyalgia[J]. Mayo Clin Proc, 2011,86:457 - 464.

[21] Carville S F, Arendt-Nielsen S, Bliddal H, et al. EULAR evidence-based recommendations for the management of fibromyalgia syndrome[J]. Ann Rheum Dis,2008,67:536 - 541.

[22] Macfariane GJ, Kronisch C, Dean LE, et al. EULAR revised recommendations for the management of fibromyalgia [J]. Ann Rheum Dis,2016,76(2):318.

[23] Thieme K, Flor H, Turk DC. Psychological pain treatment in fibromyalgia syndrome:efficacy of operant behavioural and cognitive behavioural treatments [J]. Arthritis Res Ther, 2006, 8: 121 - 133.

[24] Evcik D, Kizilay B, Gokcen E. The effects of balneotherapy on fibromyalgia patients [J]. Rheumatol Int, 2002, 22: 56 - 59.

[25] Bernardy K, Klose P, Busch AJ, et al. Cognitive behavioural therapies for fibromyalgia [J]. Cochrane Database Syst Rev, 2013(9):96 - 97.

[26] Dharmshaktu P, Tayal V, Kalra BS. Efficacy of antidepressants as analgesics: a review[J]. J Clin Pharmacol,2012,52

(1):6 - 17.

[27] Lunn MP, Hughes RA, Wiffen PJ. Duloxetine for treating painful neuropathy, chronic pain or fibromyalgia[J]. Cochrane Database Syst Rev,2014(1):71 - 75.

[28] Calandre EP, Rico-Villademoros, Slim M. An update on pharmacotherapy for the treatment of fibromyalgia[J]. Expert Opin Pharmacother,2015,16(9):1347 - 1368.

[29] Perrot S, Russell IJ. More ubiquitous effects from non-pharmacologic than from pharmacologic treatments for fibromyalgia syndrome: A meta-analysis examining six core symptoms[J]. Eur J Pain, 2014,18(8):1067 - 1080.

[30] 郭学军,贾杰.经皮电刺激与电针治疗纤维肌痛综合征疗效对比[J].中国针灸,2003,23:653 - 655.

[31] 戴京璋,王军,郭俊海,等.中医药综合治疗原发性纤维肌痛综合征396例临床观察[J].北京中医药大学学报,2009,32(4):278 - 279.

(任田　武剑)

# 第十四章

# IgG4 相关性疾病的临床进展

IgG4 相关性疾病(IgG4-related disease, IgG4-RD)这一理念最早是由 Hamano 等在 2001 年发表的自身免疫性胰腺炎中提出的,后来陆续有报道不同脏器病变存在同样的特点,其中多数报道出自亚洲,21 世纪开始逐渐引起全世界范围的重视。下面就 IgG4-RD 进行综述,探讨该病的临床特点和研究进展。

## 第一节 什么是 IgG4

### 一、IgG4 的生物学特性

免疫球蛋白 G4(immunoglobulin G4, IgG4)是免疫球蛋白 G(immunoglobulin G, IgG)亚型的一种,由 B 细胞产生,血清蛋白电泳图形显示在 β-γ 交联区附近(图 14-1)。

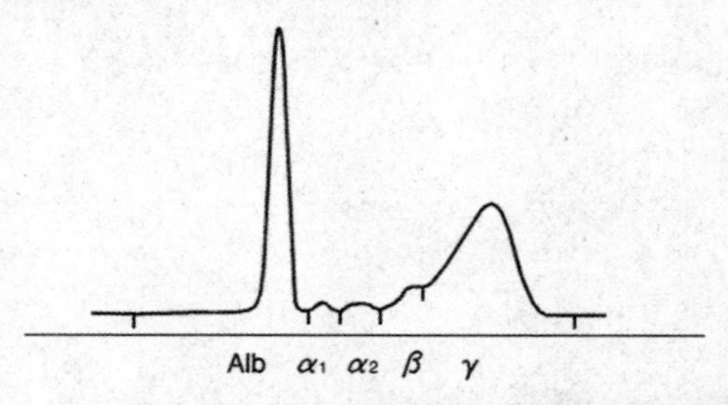


图 14-1 1 例高 IgG4 血症的自身免疫性胰腺炎患者的血清蛋白电泳图形

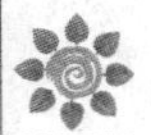

IgG 大多分布于血清中,少数分布于组织中。正常人的血清中 IgG 各亚型的比例为 IgG1 60% ~70%, IgG2 15% ~20%, IgG3 5% ~10%, IgG4 1% ~7%。IgG4 浓度较 IgG 其他亚类低,出生后 12 年可达正常水平,女性的正常值略低于男性(表 14-1)。虽然 IgG 针对细菌、病毒、自身抗原等存在多种抗体,但它们在补体结合性、胎盘通过性、结合金黄色葡萄球菌 A 蛋白(staphylococcal protein A, SPA)、结合巨噬细胞、自然杀伤细胞(natural killer cell,NK)介导的抗体依赖的细胞介导的细胞毒性作用(antibody- dependent cell-mediated cytotoxicity, ADCC)等存在不同,因此在功能上也存在差异(表 14-2)。IgG 不同亚型性状上的差异主要是氨基酸序列组成及重链铰链区二硫键的数量不同而造成的(G1、G4:2 对,G2:4 对,G3:5 对)。50% 的 IgG4 单体间由较弱的非共价键结合,性质不稳定,容易发生抗原结合片段(fragment antigen binding, Fab)臂交换,交换后因两条臂上带有不同的抗原结合位点,具有双特异性但功能为单价,因此不能形成免疫复合物,因其与 C1q 或 Fcγ 受体的亲和力弱,也不能结合补体,理论上不能激活经典免疫途径,只能通过旁路途径激活补体。

**表 14-1　各年龄组健康人血清中 IgG 亚类含量(g/L)[1]**

| 年龄 | IgG1 | IgG2 | IgG3 | IgG4 |
|---|---|---|---|---|
| ~1 岁 | 1.31 ~7.08 | 0.30 ~3.20 | 0.05 ~0.52 | 0.02 ~0.26 |
| ~2 岁 | 1.89 ~9.60 | 0.21 ~2.52 | 0.01 ~0.87 | 0.001 ~0.75 |
| ~3 岁 | 3.12 ~8.64 | 0.41 ~2.18 | 0.06 ~0.79 | 0.002 ~0.49 |
| ~5 岁 | 2.61 ~10.8 | 0.51 ~5.18 | 0.07 ~0.87 | 0.01 ~1.69 |
| ~7 岁 | 3.66 ~12.0 | 0.67 ~3.22 | 0.11 ~0.72 | 0.03 ~1.08 |
| ~10 岁 | 5.46 ~11.8 | 0.61 ~4.35 | 0.09 ~0.74 | 0.06 ~1.76 |
| ~13 岁 | 5.70 ~11.8 | 0.74 ~6.15 | 0.05 ~0.53 | 0.03 ~3.15 |
| ~16 岁 | 3.91 ~9.50 | 1.47 ~4.64 | 0.10 ~1.01 | 0.12 ~2.52 |
| 成人 | 5.15 ~9.20 | 1.50 ~4.92 | 0.10 ~0.65 | 0.08 ~1.51 |

表 14-2　人 IgG 不同亚型理化特性和生物学特性比较[2]

| 性质 | IgG1 | IgG2 | IgG3 | IgG4 |
|---|---|---|---|---|
| 重链 | γ1 | γ2 | γ3 | γ4 |
| 单体分子量(kD) | 140 | 146 | 165 | 146 |
| 血浆中半衰期(d) | 21～23 | 21～23 | 7～8 | 21～23 |
| 成人血清水平(mg/mL) | 9 | 3 | 1 | 0.5 |
| 经典途径活化补体 | ++ | + | +++ | -(替代途径+) |
| 通过胎盘 | +++ | + | ++ | ± |
| 结合吞噬细胞 | +++ | - | +++ | - |
| 结合肥大细胞 | - | - | - | + |
| 结合 SPA | + | + | ± | + |
| 中和作用 | ++ | ++ | ++ | ++ |
| NK 细胞介导的 ADCC | ++ | - | ++ | - |

IgG1、IgG3 主要针对蛋白质/肽类抗原，如常见的病毒感染等，其中 IgG1 是针对蛋白质/肽类抗原最有用的抗体；IgG2 是主要针对糖类抗原的抗体，因其发育最慢，最易缺乏；IgG3 补体结合性强且可通过胎盘；IgG4 亦可通过胎盘，但补体结合性弱。既往研究表明，IgG4 和免疫球蛋白 E(IgE)同受辅助性 T 细胞(help T cell, Th)2 调控，由 Th2 分泌的细胞因子如白细胞介素(interleukin, IL)-4、IL-13 等诱导产生，均可介导细胞释放介质引起Ⅰ型变态反应，但其致敏组织的时间较短，仅有 2～4 h。IgG4 在Ⅰ型变态反应中具有双重作用：介导白细胞释放组胺作用和竞争性阻断 IgE 的合成作用。

IgG 亚型在血清中的异常减少多出现在大量蛋白流失如肾病综合征、恶性肿瘤性疾病，呼吸器官损害如反复性中耳炎、副鼻窦炎、肺炎、支气管炎、慢性阻塞性肺病(chronic obstructive pulmonary disease, COPD)、支气管扩张、支气管哮喘，以及免疫缺陷性疾病中。IgG3 水平低下是成年人最常见的 IgG 亚类缺陷，而低水平 IgG2 则多见于儿童(特别是对多糖抗原应答低弱

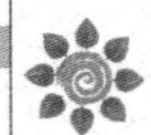

者)，但正常成年人的 IgG4 水平差异较大，很难做出 IgG4 缺陷的诊断。IgG4 减少多见于毛细血管扩张性共济失调综合征，临床上可表现为小儿易发生反复的呼吸系统感染(荚膜细菌如流感嗜血杆菌 B 型、肺炎链球菌)，同时多伴有 IgG2 和免疫球蛋白 A(IgA)降低。IgG4 增高多见于支气管哮喘、过敏性皮肤病、食物过敏症、天疱疮、寄生虫感染等过敏性疾病。近年来，随着自身免疫性胰腺炎中血清 IgG4 增高的发现，一组以血清 IgG4 增高及多器官多部位组织中 IgG4 阳性浆细胞浸润为主要表现的综合征逐渐受到广泛关注。

## 二、IgG4 的血清学测定

IgG 亚型的测定目前开发的主要有比浊测定技术(nephelometry)、免疫扩散测定技术、酶联免疫吸附测定技术(enzyme-linked immunosorbent assay, ELISA)等。

### (一) 各种测定法的基本原理

#### 1. 比浊测定技术

(1) 免疫透射比浊法(immunoturbidimetry)和免疫散射比浊法(immunonephelometry, NIA)。抗原(IgG4)和抗体(抗 IgG4 抗体)结合形成的免疫复合物在稀释系统中促聚剂的作用下，会形成微粒析出，使反应液出现浊度。当一定波长的光线沿水平轴照射，遇到免疫复合物粒子时会产生折射而发生偏转，利用比浊计测定吸光度值，通过测定光线偏转的角度，和已知浓度的标准物质的相关数值进行比对，检测检验物中的抗原(IgG4)浓度。当抗体量一定时，吸光度值与抗原含量成正比。具体来讲，将反应一定时间后的混浊液放置在激光(840nm)照射下，散射的光线投射在光电管上可自动读取，在短时间内可获得结果，操作简便。根据选择试剂不同，本方法可单独测定 IgG4 数值或整体测定 IgG1 ~ G4 全体亚型的数值及比率。其缺点是：当出现抗原过剩、混浊度降低时，易出现假阴性；当检测试剂本身出现混浊时，易出现假阳性。

(2) 免疫胶乳比浊法。将抗体(抗 IgG4)包被在胶乳颗粒上和抗原(IgG4)发生凝集反应,抗原抗体复合物的体积增大,光通过之后,因胶乳颗粒的作用,透射光和散射光的强度变化更接近长波长的红外线,从而提高试验的敏感性,但实际上这种方法的应用并不多见。

2. 单向辐射状免疫扩散法(single radial immunodiffusion method, SRID)

制作抗 IgG1 ~ G4 的特异抗血清和琼脂糖混合凝胶平板,在平板的圆孔中注入一定剂量的检验血清,室温下静置 24 ~ 28 h 后,抗原抗体反应形成可见的沉淀环,通过测量沉淀环的直径得出计算结果。其优点是操作简便、结果可信度高,亦可测定 IgG1 ~ G4 全体亚型的比率;缺点是检测时间长、不能自动化测定及进行多样品的测定。

3. 酶联免疫吸附测定法(enzyme-liked immunosorbent assay, ELISA)

将抗人 IgG4 抗体固定在微量滴定板上,加入检测血清样本反应洗涤后,再加入过氧化物酶酶标抗体,用吸光分度仪测定有色产物,根据呈色深浅进行定量测量。其优点是敏感性高;缺点是特异性低、不能同时测定 IgG 亚型全体的分布。

(二) 测定值及 IgG4-RD 中血清 IgG4 的决断点(cut off 值)

国际上文献中常见的单位有 mg/dL、g/L 以及 mg/L。根据测定试剂和测定方法的不同,测定结果有所差异。日本一项统计比较了不同试剂公司使用上述三种不同测定方法测定日本正常人群的血清 IgG4 水平,结果显示 14 岁以上成人的正常参考值上限最大为三菱化学 BCL 公司用 SRID 法测定的 157 mg/dL(表 14-3),并指出每个实验室应该确定自己的参考范围。因参考范围受许多因素的影响,这些因素随测试人群的不同而不同。日本的自身免疫性胰腺炎(autoimmune pancreatitis, AIP)诊断标准[3]中,IgG4 的正常值上限为 134 mg/dL(比浊法测定),诊断

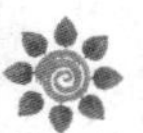

AIP 的敏感度和特异度分别为 95% 和 97%。美国的 HISORt（histology，imaging，serology，other organ involvement，and response to steriod therapy）标准中血清 IgG4 的正常值定义为 8 ~ 140 mg/dL（ELISA 法测定）。但 2011 年国际胃肠病协会（International Consensus Diagnostic Criteria，ICDC）提出的 1 型 AIP 的 PDSHORt 分级标准[4] 未明确规定血清 IgG4 增高的标准，仅指出根据血清 IgG4 >2 倍正常高值（upper limit of normal value）或 1 ~2 倍正常高值划分为 1 级和 2 级。

**表 14-3　不同检测方法不同试剂公司的血清 IgG4 参考值（mg/dL）比较**

| 测定公司 | | BML | MBL | SRL |
|---|---|---|---|---|
| NIA 法 | IgG1 | 423 ~ 1080 | 345.5 ~ 807.4 | 320 ~ 748 |
| | IgG2 | 265 ~ 931 | 222.1 ~ 805.3 | 208 ~ 754 |
| | IgG3 | 5 ~ 121 | 6.7 ~ 89.2 | 6.6 ~ 88.3 |
| | IgG4 | 4 ~ 108 | 5.3 ~ 115.7 | 4.8 ~ 105 |
| SRID 法 | IgG1 | 538 ~ 1244 | ND | ND |
| | IgG2 | 254 ~ 820 | ND | ND |
| | IgG3 | ~ 117 | ND | ND |
| | IgG4 | ~ 70 | 11 ~ 157* | 6 ~ 140 |

BML：Bio Medical Laboratories，Inc；MBL：Medical & Biological Laboratories Co，Ltd；SRL：Special Reference Laboratories，Inc；MBC：Mitsubishi Chemical Medience Corporation。

*14 岁以上。

## 第二节　什么是 IgG4 相关性疾病

### 一、IgG4 相关性疾病与自身免疫性胰腺炎（autoimmune pancreatitis，AIP）

1961 年，Sarles 等首次报道了因自身免疫引起的慢性胰腺炎炎症性硬化。1967 年,Comings 等报道了 1 例同时存在腹膜后纤维化、纵隔纤维化、硬化性胆管炎、Riedel 甲状腺炎、干燥综合征等疾病表现的病例并命名为多发性特发性纤维硬化症(multifocal idiopathic fibrosclerosis, MIF)。随后,Levey 等[5]也报道了合并胰腺病变的 MIF。MIF 的病变分布与 IgG4-RD 一致,可考虑两者为同一疾病概念。1978 年,Nakano 等[6]报道了 1 例使用糖皮质激素治疗反应良好的自身免疫性胰腺炎,这例患者同时合并患有干燥综合征(后证实为 Mikulicz 病)。1991 年,Kawaguchi 等报道了 2 例淋巴浆细胞浸润伴纤维化的病例,指出符合自身免疫性胰腺炎特征性的病理表现并提出淋巴浆细胞硬化性胰腺炎(lymphoplasmacytic sclerosing pancreatitis, LPSP)的概念,同时这 2 例病例在胆管、胆囊、涎腺的病理组织学上也表现出与 LPSP 同样的特点,且在胰腺组织中发现了被认为是 MIF 特征性表现的闭塞性静脉炎,遂提出 LPSP 与 MIF 存在相关性。1995 年,Yoshida 等发现一组胰腺炎病例,其特征表现为高球蛋白血症及多种自身抗体的存在,胰腺组织中有淋巴细胞广泛浸润,并且合并其他自身免疫性疾病,对激素治疗敏感,因满足早在 1979 年 Mackay 和 Barnet 提出的自身免疫性疾病的诊断标准(① 血浆丙种球蛋白 15g/L 以上;② 能证明病变器官存在自身抗体;③ 变性的丙种球蛋白或其衍生物沉积于肾小球等;④ 在病变组织中有淋巴细胞和浆细胞集聚;⑤ 用皮质类固醇激素可出现暂时性或永久性的疗效;⑥ 在该患者可见一种以上的免疫障碍和症状),首次提出"自身免疫性胰腺炎"(autoimmune pancreatitis, AIP)这一疾病概念。

2001 年,Hamano 等报道了在 AIP 中发现血清中的高 IgG4 现象。2002 年,日本胰腺协会(Japan Pancreas Society, JPS)首次提出 AIP 的诊断标准[3],主要影像学表现有胰腺弥漫性或局限性肿大、胰管造影下的胰管特征性狭窄(主胰管弥漫性狭窄或狭窄范围占总长度的 1/3 以上)。除此之外,还提出血清学检

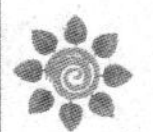

查中高 γ 球蛋白血症(2.0 g/dL 以上)、高 IgG 血症(1800 mg/dL 以上)、自身免疫性抗体阳性(抗核抗体、类风湿因子)满足任一条,或病理组织学可见显著的淋巴浆细胞浸润和纤维化。此时尚未把高 IgG4 血症列入诊断标准当中。

2002 年,Hamano 等再次报道了自身免疫性胰腺炎合并腹膜后纤维化的病例,他们在患者的胰腺病变组织和腹膜后纤维组织中发现了特征性的 IgG4 阳性浆细胞浸润,胰腺外脏器也同样存在淋巴细胞和 IgG4 阳性浆细胞显著浸润伴纤维化的特点。IgG4 阳性浆细胞浸润这一病理组织学特点逐渐引起了人们的关注。随后,除自身免疫性胰腺炎外,与 IgG4 相关的泪腺及涎腺炎、间质性肺炎、输尿管炎及间质性肾炎、硬化性胆管炎、甲状腺炎、慢性肝炎、前列腺炎等纷纷被发现。

因 2002 年 JPS 的 AIP 诊断标准在局灶性胰腺炎、局灶性主胰管狭窄应用中的局限性,以及 IgG4 相关性疾病这一理念的提出,2006 年,JPS 在修订的 AIP 诊断标准中肯定了影像学局限性胰腺肿大或局限性主胰管狭窄的表现,剔除了胰管狭窄范围长度的限定,并在血清学检查中添加了高 IgG4 血症(135 mg/dL 以上)的要求,同时添加了须排除胰腺癌、胆管癌等恶性肿瘤的鉴别诊断。同年,韩国和美国也分别提出了诊断 AIP 的 Kim 标准[7]和 HISORt 标准,其中 HISORt 标准中血清 IgG4 的正常值定义为 8 ~ 140 mg/dL。2008 年,日本和韩国联合提出了 AIP 诊断的亚洲标准,整合了原有的 JPS 和 Kim 标准,指出影像学中必须同时具备胰腺实质和胰管的特征性表现,血清学诊断中取消了高 γ 球蛋白血症,组织病理学诊断中添加了 IgG4 阳性细胞浸润 > 10 个/高倍镜视野(high-power field, HPF),另外添加了一项可诊断标准:必要时可予诊断性激素治疗,但在激素治疗中须注意观察和随访。

但欧美国家发现 AIP 的种类不仅只有 LPSP,根据他们的病例报道指出,还存在一种胰腺病理组织中以中性粒细胞浸润为主的 AIP,并将其称为特发性导管中心性慢性胰腺炎(idiopathic duct-centric chronic pancreatitis, IDCP)或自身免疫性胰腺炎伴粒细胞上皮损害(autoimmune pancreatitis with granulocytic epithelial lesion, GEL),这种病例罕见于亚洲国家。于是,2009 年 Honolulu 共识会议根据不同的组织学表现正式将 AIP 分为两种亚型:1 型(type 1)AIP 为淋巴浆细胞硬化性胰腺炎(LPSP),即 IgG4 相关性自身免疫性胰腺炎,病理表现为淋巴浆细胞浸润及纤维化;2 型(type 2)AIP 为特发性导管中心性慢性胰腺炎(IDCP/GEL),病理表现为中性粒细胞浸润。在 AIP 的发病人群中,1 型 AIP 患者多为中老年男性,容易合并多种胰腺外病变,而 2 型 AIP 患者发病年龄多在 40 岁以下,部分患者合并炎症性肠病,其他组织器官的并发症较少。2011 年,ICDC 综合胰腺实质影像学(parenchymal imaging, P)、胰管影像学(ductal imaging, D)、血清学(serology, S)、胰外器官受累(other organ involvement, OOI)、组织学(histology of the pancreas, H)以及对激素治疗的反应(response to steroid, Rt)等方面,分别提出 1 型 AIP 和 2 型 AIP 的分级诊断标准[4]。由于 2 型 AIP 缺乏敏感的血清学诊断指标,因此必须依据组织病理学检查结果确诊。下面仅列出与 IgG4 有关的 1 型 AIP 的分级标准(表 14-4)。

(1) 确诊(definitive)1 型 AIP 须满足以下 3 项中的 1 项:① 1 级 H + 1/2 级 P;② 1 级 P + 任意 1 项 1/2 级 S/ OOI /H,或 2 级 P + ≥2 个 1 级 D/S/ OOI /H(此时 2 级 D 视为 1 级 D);③ 2 级 P + 1 级 S/OOI + Rt,或 2 级 P + 1 级 D + 2 级 S/ OOI / H + Rt。

(2) 拟诊(probable)1 型 AIP:2 级 P + 2 级 S/ OOI /H + Rt。

**表 14-4　与 IgG4 有关的 1 型 AIP 分级标准**

| 诊断依据 | 1 级 | 2 级 |
|---|---|---|
| P | 弥漫性增大伴强化延迟(有时合并包囊样边缘影)。 | 局限性/局灶性增大伴强化延迟。 |
| D (ERCP) | 弥漫性( >1/3 主胰管长度)或多发性狭窄,无明显远端胰管扩张。 | 节段性/局灶性胰管狭窄,无明显远端胰管扩张。 |
| S | IgG4 >2 倍正常高值。 | IgG4 为 1 ~2 倍正常高值。 |
| H | (细针穿刺活检/手术切除标本)至少满足下列 4 项中的 3 项:<br>① 胰管周围淋巴浆细胞浸润,无中性粒细胞浸润;<br>② 闭塞性静脉炎;<br>③ 席纹状纤维化;<br>④ 大量 IgG4 阳性细胞浸润( >10/HPF)。 | (细针穿刺活检标本)满足 1 级 4 项表现中的 2 项。 |
| OOI | (1)或(2) | (1)或(2) |
|  | (1) 胰外器官组织学表现满足以下 4 项中的任意 3 项: | (1) 胰外器官组织学表现(包括内镜下胆总管组织活检)同时满足以下 2 项: |
|  | ① 显著的淋巴浆细胞浸润,无中性粒细胞浸润;<br>② 席纹状纤维化;<br>③ 闭塞性静脉炎;<br>④ 大量 IgG4 阳性细胞浸润。<br>(2) 至少满足下列 1 项影像学表现: | ① 显著的淋巴浆细胞浸润伴纤维化,无中性粒细胞浸润;<br>② 大量 IgG4 阳性细胞浸润。<br>(2) 至少满足下列 1 项体征或影像学表现: |

续表

| 诊断依据 | 1级 | 2级 |
|---|---|---|
| | ① 局限性或多发性近端胆管(肝门部和肝内胆管)狭窄或近端和远端胆管狭窄;<br>② 腹膜后纤维化。 | ① 对称性涎腺或泪腺增大;<br>② 放射学显示肾脏受累。 |
| Rt | 2周内影像学表现明显改善或恢复正常 | |

## 二、IgG4 相关性疾病

与 IgG4 相关的疾病逐渐引起了广泛关注,但尚未统一命名。2003 年,Kamisawa 等首次将这类疾病作为一种自身免疫性疾病引入“IgG4 相关性硬化性疾病”(IgG4-related sclerosing disease)这一概念,指出它是一组全身性疾病,而 AIP 只是其中一种,病变集中表现在胰腺上。后来,Yamamoto 等也提出同样的观点,称为系统性 IgG4 浆细胞综合征(systemic IgG4-related plasmacytic syndrome, SIPS),Masaki 等称之为 IgG4 多器官淋巴细胞增生综合征(IgG4 positive multi-organ lymphoproliferative syndrome, $IgG4^+$ MOLPS)。2011 年,第一届国际 IgG4 相关性疾病研讨会统一命名为 IgG4 相关性疾病(IgG4-related disease, IgG4-RD)。目前尚无确切的流行病学证据,日本统计的自身免疫性胰腺炎的发病率为 0.28/10 万~1.08/10 万。IgG4-RD 的临床特点为:① 全身性疾病;② 影像学表现为器官肿胀、肿块、管壁增厚;③ 血液学表现为血清 IgG4 值上升;④ 组织病理学表现为淋巴细胞浆细胞浸润、IgG4 阳性浆细胞浸润;⑤ 类固醇治疗反应良好;⑥ 可合并其他自身免疫性疾病。

目前考虑以下疾病中的全部或部分类型属于 IgG4-RD:① 自身免疫性垂体炎(autoimmune hypophysitis);②眼眶炎性假瘤(orbital pseudotumor);③ Mikulicz 病(Mikulicz's disease);

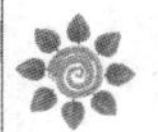

④ Küttner 瘤(Küttner's tumor):慢性硬化性涎腺炎;⑤ 桥本甲状腺炎(Hashimoto's thyroiditis);⑥ Riedel 甲状腺炎(Riedel's thyroiditis):慢性纤维性甲状腺炎;⑦ 间质性肺炎(interstitial pneumonia);⑧ 自身免疫性胰腺炎(autoimmune pancreatitis);⑨ 硬化性胆管炎(sclerosing cholangitis);⑩ 肾小管间质性肾炎(tubulointerstitial nephritis);⑪ 淋巴浆细胞性大动脉炎(lymphoplasmacytic aortitis);⑫ 炎症性动脉瘤(inflammatory aneurysm);⑬ 嗜酸性血管中心性纤维化(eosinophilic angiocentric fibrosis);⑭ 炎性假瘤(inflammatory pseudotumor);⑮ 前列腺炎(prostatitis);⑯ 皮肤假性淋巴瘤(cutaneous pseudolymphoma);⑰ Rosai-Dorfman 病(Rosai-Dorfam disease):窦组织细胞增生伴巨大淋巴结病。

## 三、IgG4 相关性疾病的诊断标准

2011 年,日本提出 IgG4 相关性疾病的诊断标准(表 14-5),

**表 14-5 IgG4 相关性疾病诊断标准**

| IgG4 相关性疾病的诊断标准 |
|---|
| (1) 临床影像学表现:为单一或复数器官特征性的弥漫性或局限性肿大、肿块、结节、增生性病变。<br>(2) 血清学表现:高 IgG4 血症(135 mg/dL 以上)。<br>(3) 病理组织学同时具备以下 2 种表现:① 组织可见显著的淋巴细胞、浆细胞浸润及纤维化;② IgG4 阳性浆细胞浸润:IgG4/IgG 阳性细胞 >40%,且 IgG4 阳性浆细胞 >10/HPF。<br>上述标准中同时满足(1)、(2)、(3)的为确诊病例(definite),仅满足(1)和(3)的为拟诊病例(probable),仅满足(1)和(2)的为疑诊病例(possible)。<br>应尽量满足组织学诊断,并注重鉴别诊断各器官的恶性肿瘤(癌、恶性淋巴瘤等)及类似疾病(干燥综合征、原发性硬化性胆管炎、Castleman 病、继发性腹膜后纤维化、Wegener 肉芽肿、结节病、Churg-Strauss 综合征等)。<br>若不满足上述综合诊断标准,亦可根据器官各自相关疾病的诊断标准进行诊断。 |

诊断内容包括临床影像学表现、血清学表现、病理组织学表现3项内容，根据条件满足程度划分为确诊(definite)病例、拟诊(probable)病例、疑诊(possible)病例。为了重点排除恶性肿瘤，这套标准较重视病理组织学诊断，但并未盲目将病理学诊断视为金标准，杜绝了血清学正常的病理组织学IgG4阳性浆细胞浸润可立即确诊为IgG4相关性疾病的误区。

但自身免疫性胰腺炎等疾病在实际诊治过程中获取足够诊断的病理组织存在取材方面的困难，所以根据这套诊断标准，大多数病例都被划分为疑诊病例。因此该标准中也指出，即使出现根据该诊断标准不能确诊的病例，也可以根据不同器官各自特异性疾病的诊断标准进行诊断。例如，用该诊断标准不能确诊的胰腺疾病，存在用自身免疫性胰腺炎的诊断标准可以确诊为1型AIP的可能性。目前除自身免疫性胰腺炎的诊断标准外，日本还制定了IgG4相关性Mikulicz病、IgG4相关性肾病、IgG4相关性胆管炎等各自独立的诊断标准，供临床工作者参考，这些诊断标准也将在下文中逐一介绍。

因不同组织中IgG4阳性细胞浸润的程度存在较大的差异，2012年国际病理学界发表了IgG4-RD病理表现的诊断共识，在满足符合组织病理学典型表现的大量淋巴浆细胞浸润、席纹状纤维化、闭塞性血管炎这3条中1~2个特征的基础上，提供了免疫组化染色中不同组织内浸润的IgG4阳性浆细胞数量的参考界点(表14-6)，并考虑到可能存在合并其他疾病的情况，指出IgG4阳性浆细胞占IgG阳性浆细胞的比例大于>40%仅为病理诊断的必要条件而非充分条件，且须注意排除Castleman病、类风湿性关节炎等组织内可存在丰富的IgG4阳性浆细胞的其他类似疾病。

表 14-6　IgG4-RD 免疫组化染色 IgG4 阳性浆细胞个数的参考范围(个/HPF)

| 病理部位 | 符合 2 个及以上特征 | 符合 1 个特征 |
|---|---|---|
| 脑膜 | >10 | >10 |
| 泪腺 | >100 | >100 |
| 腮腺 | >100 | >100 |
| 淋巴结 | >100 | >50 |
| 肺(手术病理) | >50 | >50 |
| 肺(活检) | >20 | >20 |
| 胸膜 | >50 | >50 |
| 胰腺(手术病理) | >50 | >50 |
| 胰腺(活检) | >10 | >10 |
| 胆管(手术病理) | >50 | >50 |
| 胆管(活检) | >10 | >10 |
| 肝(手术病理) | >50 | >50 |
| 肝(活检) | >10 | >10 |
| 肾脏(手术病理) | >30 | >30 |
| 肾脏(活检) | >10 | >10 |
| 主动脉 | >50 | >50 |
| 腹膜后 | >30 | >30 |
| 皮肤 | >200 | >200 |

注：阴影区域表示高度提示为 IgG4-RD 的组织病理学表现,其他区域表示可能提示为 IgG4-RD 的组织病理学表现。

### 四、IgG4-RD 累及的脏器表现

自从 IgG4 相关性自身免疫性胰腺炎被报道后,从频繁出现的个案报道中可看出,IgG4-RD 可累及丰富的组织器官,如胆道系统、泪腺、涎腺、腹膜后及纵隔纤维、肾脏及输尿管、肺部、肝脏、乳腺、淋巴结、垂体及硬脑膜、皮肤、大动脉及冠状动脉、甲状

腺、前列腺、胃肠道等，其中有单一器官受累的病例，也有累及多器官的病例。IgG4-RD 累及器官的数量以及因临床症状隐匿导致各器官的病变难以完全统计，多笼统以主要累及器官的器官外表现来概括，如 1 型 AIP 的胰外表现、Mikulicz 病的腺外表现等。1 型 AIP 的胰外病变较容易在诊治过程中被发现，可在胰腺炎发生的同时或先后出现。Fujinaga 等根据 X 线计算机断层摄影（computed tomography，CT）、磁共振成像（magnetic resonance imaging，MRI）、正电子发射计算机断层扫描（positron emission tomography/computed tomography，PET/CT）、核素显像等影像学表现，讨论 1 型 AIP 中胰腺外病变并发症的发病率，指出合并胰腺外病变概率可达 90% 以上，上述不同影像学检测方法没有显著性差异；主要病变分别为泪腺、涎腺炎（48%），肺部病变（54%），胆道病变（78%），肾脏病变（14%），腹膜后纤维化（20%），前列腺病变（10%）。但这项研究和临床病理学的统计数据并不一致[8]。合并多器官胰腺外病变被认为疾病活动性高，血清 IgG4 水平高。有统计指出，不同器官胰腺外病变患者外周血清中的 IgG4 水平亦不同，其中以合并泪腺、涎腺炎患者的外周血清 IgG4 水平最高，其原因尚不明确。下面简要介绍 IgG4-RD 累及胰腺外不同部位的病变。

（一）中枢神经系统病变

IgG4 相关性中枢神经系统病变的报道多为垂体炎、肥厚性硬脑膜炎（hypertrophic pachymenigitis）。垂体炎的临床表现为视神经压迫、垂体功能低下、抗利尿激素分泌失调综合征（syndrome of inappropriate antidiuretic hormone secretion，SIADH）等多种表现，影像学检查可见垂体和垂体柄肿大。肥厚性硬脑膜炎是一种罕见的疾病，临床表现为硬脑膜纤维性增生，可有头痛、多发性颅神经麻痹等表现。有报道指出，在病变的硬脑膜中可见 IgG4 阳性浆细胞浸润。但这类疾病获取病理组织标本难度大，而脑脊液的检测相对容易获取，所以检测脑脊液中的

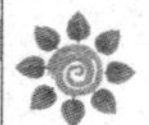

IgG4 对诊断这类疾病是否有参考意义值得进一步探讨。已知正常人脑脊液 IgG 用免疫比浊法测量为 10 ~ 40 mg/L,脑脊液 IgG 增高主要见于各种类型的脑膜炎和多发性硬化症。国内一例报道以多发神经系统病变为唯一表现的 IgG4-RD 显示出脑脊液中蛋白增高,寡克隆 IgG4、浆细胞、淋巴细胞增高,且脑活检显示脑膜浆细胞肉芽肿,免疫组化检测显示 IgG4 染色阳性,证实为 IgG4-RD[9]。

（二）泪腺、涎腺炎

Mikulicz 病和干燥综合征这两种疾病的概念均在 19 世纪被提出,两者均表现为泪腺、涎腺中的淋巴细胞、浆细胞的大量浸润。1953 年,Morgan[10]总结了 18 例 Mikulicz 病的病理特点,认为 Mikulicz 是干燥综合征的一种亚型,之后 Mikulicz 病这一病名很少再被提及。干燥综合征的病理特征为淋巴细胞浸润造成的泪腺和涎腺导管的淋巴上皮性病变,临床上表现为眼部和口腔的干燥。而 Mikulicz 病的病理特点表现为泪腺、涎腺中的淋巴细胞、浆细胞浸润形成的淋巴滤泡,未侵犯至导管上皮细胞,考虑主要为一种黏膜下病变,多认为较干燥综合征病变程度轻微,临床上多表现为泪腺、涎腺的对称性肿胀。2004 年,Yamamoto 等提出 Mikulicz 病的表现与 IgG4-RD 极为相似。Kitagawa 也提出 Kuttner 瘤(慢性硬化性涎腺炎)属于 IgG4-RD。因 Mikulicz 病、Kuttner 瘤与 IgG4 相关性涎腺炎难以严格划分界限,可将其理解为同一种疾病。对于腺外表现显著而考虑干燥综合征诊断的病例,根据诊断标准,仍然有必要排除 IgG4 相关性泪腺、涎腺炎的诊断。但考虑诊断 IgG4-RD 时,若没有出现 Mikulicz 病、Kuttner 瘤相关泪腺、涎腺病变提示,可以不必专门针对这部分腺体做出诊断。Mikulicz 病的临床表现为双侧泪腺、涎腺的对称性肿胀,表现为眼睑、颊部、颈部的对称性肿胀。眼部及口腔干燥症状多较干燥综合征轻微,血清学中抗 SS-A 抗体及抗 SS-B 抗体多为阴性。腮腺造影中也很少见干燥综合征

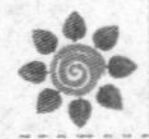



特异的星点般大量散落的造影剂小点。病理组织学上少见典型的胰腺病变中的席纹状纤维化,更少见闭塞性静脉炎。另外在眼科领域,由于泪腺病变和 MALT 淋巴瘤鉴别困难,可利用 Southern 印迹法分离免疫球蛋白的 DNA,利用 IgG4 染色鉴别。部分病例中病变浸润范围扩大至泪腺外的眶周软组织、眼外肌。2010 年,Masaki 等[11]提出 IgG4 相关性泪腺涎腺炎即 IgG4 相关性 Mikulicz 病(IgG4-related Mikulicz disease, IgG4MD)的诊断标准如下:

(1) 病程超过 3 个月以上,泪腺、腮腺、颌下腺中至少有 2 个区域对称性肿胀。

(2) 高 IgG4 血症(135 mg/dL 以上)。

(3) 病理组织可见特征性纤维性硬化伴淋巴细胞和 IgG4 阳性浆细胞浸润(IgG4/IgG $>50\%$)。

符合标准(1)和(2)或者标准(1)和(3)即可明确诊断。

须注意与结节病、Castleman 病、Wegener 肉芽肿、淋巴瘤、恶性肿瘤等鉴别。另外,部分诊断为干燥综合征的患者中可能存在符合 IgG4 相关性泪腺涎腺炎诊断的病例。

(三) 甲状腺炎

自身免疫性胰腺炎病例中多见甲状腺功能减退及甲状腺球蛋白抗体(TgAb)阳性率高的报道。有研究指出,对一组桥本甲状腺炎患者的甲状腺组织进行 IgG4 染色后发现存在显著 IgG4 阳性浆细胞浸润,提示部分桥本甲状腺炎可能属于 IgG4-RD。也有报道指出,Riedel 甲状腺炎也可能属于 IgG4-RD,但证据尚不充分。

(四) 肺部病变

在核素显像或 PET/CT 中,自身免疫性胰腺炎中有 70% ~ 80% 存在肺门纵隔淋巴结信号增高。有个案报道指出,诊断为间质性肺炎、炎性假瘤的病例符合 IgG4-RD。间质性肺炎显示双下肺野弥漫性或局限性网状改变。但间质性肺炎的种类与

IgG4-RD 的相关性尚不明确。炎性假瘤表现为结节性病变,须与肺癌进行鉴别,组织病理学提示浆细胞性肉芽肿(plasma cell granuloma)。

(五) 硬化性胆管炎

IgG4 相关性硬化性胆管炎(immunoglobulin G4-associated cholangitis, IAC)主要表现为胆道狭窄。2012 年,日本胆道学会(Japan Biliary Association)提出了 IgG4 相关性硬化性胆管炎的诊断标准(表 14-7)。

**表 14-7　IgG4 相关性硬化性胆管炎诊断标准**

| IgG4 相关性硬化性胆管炎诊段标准(Ohara. H, et al. JHBPSci 2012) |
|---|
| **疾病概念**<br>IgG4 相关性硬化性胆管炎是指以血清 IgG4 水平上升,病变局部的纤维化及显著的 IgG4 阳性浆细胞浸润为特点的不明原因的硬化性胆管炎。狭窄部位多见弥漫性的管壁增厚,未出现狭窄的部位也多见同样的改变。多见合并自身免疫性胰腺炎或硬化性涎腺炎、腹膜后纤维化等,也有病变部位局限于胆管的病例。<br>临床特征表现为中老年男性为主,多以阻塞性黄疸为首发症状,激素治疗反应敏感,影像学表现等方面短期内可恢复,但长期预后尚未明确。<br>本病需要与胆管癌、胰腺癌等恶性肿瘤以及原发性硬化性胆管炎鉴别,同时要注意排除病因明确的继发性硬化性胆管炎。<br>**临床诊断标准**<br>诊断条目:<br>(1) 胆道影像学表现:可见肝内、肝外胆管以弥漫性或局限性为特征的狭窄征象伴随管壁增厚的硬化性病变。<br>(2) 血清学表现:高 IgG4 血症(135 mg/dL 以上)。<br>(3) 合并以下其中一种或多种疾病:自身免疫性胰腺炎、IgG4 相关性泪腺涎腺炎、IgG4 相关性腹膜后纤维化。 |

续表

| IgG4 相关性硬化性胆管炎诊段标准(Ohara. H, et al. JHBPSci 2012) |
| --- |
| (4) 胆管壁的病理组织学同时具备以下 4 种表现：① 显著的淋巴细胞、浆细胞浸润及纤维化；② 高倍镜视野下可见 IgG4 阳性浆细胞浸润超过 10/HPF；③ 席纹状纤维化(storiform fibrosis)；④ 闭塞性静脉炎(obliterative phlebitis)。<br>可诊断项目:激素治疗的效果。<br>在进行了胆道活检或超声内镜下穿刺活检(endoscopic ultrasound-guided fine needle aspiration,EUS-FNA)的基础上排除胆管癌、胰腺癌等恶性肿瘤后,可将激素治疗效果列为诊断项目。<br>**诊断**<br>Ⅰ. 确诊:(1)+(3),(1)+(2)+(4)①②或(4)①②③或(4)①②④;<br>Ⅱ. 拟诊:(1)+(2)+可诊断项目;<br>Ⅲ. 疑诊:(1)+(2)。<br>必须除外胆管癌、胰腺癌等恶性肿瘤及原发性硬化性胆管炎、病因明确的继发性硬化性胆管炎。当临床上考虑 IAC 但尚未满足上述诊断标准时,尽可能获取组织学标本而非盲目激素治疗。 |

IgG4 相关性硬化性胆管炎胆道造影的特征性表现为胆管下段狭窄、肝门至肝内胆管范围较大的狭窄以及肝内末梢胆管的单纯性扩张。偶有普通超声显示为正常的胆管像,但在胆管内超声下可见胆管壁呈弥漫性增厚。病理活检提示 IgG4 阳性浆细胞浸润。胆管下段的狭窄须注意与胰腺炎、胰腺癌、胆管癌相鉴别。有学者认为,存在胰腺病变时,胆管下段狭窄的病变可能是由于胰头肿大继发的压迫性狭窄而非胆管本身的病变,但通过胆管内超声检查(intraductal ultrasonography, IDUS)可见胆管壁增粗,与压迫性改变表现不符,这时胆管病变是否为原发受累尚无定论。肝内胆管狭窄须注意与原发性硬化性胆管炎(primary sclerosing cholangitis, PSC)、胆管癌相鉴别,IgG4 相关性硬化性胆管炎患者多为中老年人,临床表现多为阻塞性黄疸,没有合并炎症性肠病,影像学表现不同于 PSC 肝内外胆管典型的串珠样狭窄,必要时须行肠镜检查、肝活检等进一步鉴别,但肝内胆管病理取材困难。IAC 还须与其他已知病因的继发性硬

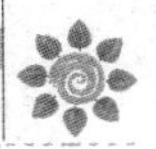

化性胆管炎相鉴别,如胆总管结石、胆管癌、外伤、胆道系手术、先天性胆道异常、腐蚀性胆管炎、缺血性胆管损伤、艾滋病(AIDS)相关性胆管炎、肝动脉化疗栓塞术后胆管损伤等。

(六)肝脏病变

自身免疫性胰腺炎病例的肝脏活检组织统计提示肝脏病变的多样性。胆管病变同时伴随肝细胞、肝实质损害的小叶性肝炎,这种疾病被称为 IgG4 相关性自身免疫性肝炎(IgG4-related autoimmune hepatitis, IgG4-AIH),这一发现增加了既往诊断为特发性肝炎的部分病例找到新的病因的可能性。自身免疫性肝炎中出现高 IgG4 血症的病例须考虑 IgG4-RD 的诊断。国内报道了 IgG4 相关性肝炎同时合并乙型与丙型病毒性肝炎的病例,提示 IgG4 相关性肝炎可同时合并其他病因明确的肝炎,目前 IgG4 相关性肝炎与病毒性肝炎、药物性肝炎等的关系尚未明确。

(七)消化道病变

1 型 AIP 患者合并发生胃溃疡的病例亦有报道,病变部位可见显著的 IgG4 阳性浆细胞浸润,提示 IgG4 相关性胃溃疡的可能性。但由于未见席纹状纤维化或闭塞性静脉炎等 IgG4 相关性疾病特异性病理表现,不能确定病变组织所见的 IgG4 阳性浆细胞浸润是否为血液中的 IgG4 阳性浆细胞影响而非胃本身的病变,所以 IgG4 相关性胃溃疡这一说法受到了质疑。有报道指出,1 型 AIP 合并 IgG4 阳性浆细胞浸润的结肠息肉是否可以将其称为 IgG4 相关性结肠息肉尚待进一步探讨。1 型 AIP 多伴十二指肠乳头肿大,可考虑为胰头部病变侵犯十二指肠乳头。因此,十二指肠乳头部活检显示 IgG4 阳性浆细胞浸润,对 1 型 AIP 的诊断有参考价值。也有报道显示,十二指肠乳头局限性 IgG4 阳性浆细胞浸润伴淋巴细胞浆细胞性肉芽肿提示存在 IgG4 相关性十二指肠乳头病变的可能性。

(八)腹膜后纤维化、大动脉炎

腹膜后纤维化可见于输尿管周围、大动脉周围、椎体旁、盆

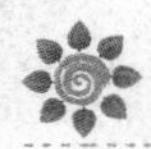



腔等部位。输尿管周围的软组织肿块可造成输尿管狭窄、肾积水甚至不可逆的肾功能不全。有报道指出,大动脉外膜及周围纤维化和炎症性动脉瘤如冠状动脉瘤、腹主动脉瘤,主要表现为动脉外膜及周围发生炎症反应及纤维增生,而非侵犯至动脉壁全层。

(九)肾脏病变

自身免疫性胰腺炎合并的肾脏病变多为肾小管间质性肾炎。蛋白尿、血尿均为轻度;当出现大量蛋白尿时,考虑存在肾小球病变。肾脏病变的CT、MRI等影像学表现多为皮质多发小结节或球状影、楔状影、肾盂的肿瘤状影,病变的局限性分布为其特征。肾功能多为正常或轻度降低,随病变范围的扩大可导致严重的肾功能不全。肾小管间质可见以淋巴浆细胞浸润为主,散在嗜酸粒细胞。因病变部位局限,可从包膜外浸润至髓质,可见IgG、IgG4、补体颗粒沉积于肾小管基底膜上。2011年,日本肾脏学会提出IgG4相关性肾病(IgG4-related kidney disease,IgG4-RKD)的诊断标准(表14-8)。在制定这一诊断标准的临床统计中,肾脏病变除肾小管间质浸润外,还存在部分肾小球病变的病例,包括IgA肾病、过敏性紫癜性肾炎、系膜增生性肾小球肾炎、膜性肾病、局灶节段性肾小球硬化等。因此有学者认为,部分病理类型的肾病综合征有可能纳入IgG4-RD之中,这一理念被Mariam P Alexander等证实,他们报道了9例临床表现为肾病综合征经肾活检证实为IgG4相关性疾病的膜性肾病,提出膜性肾病可能属于IgG4-RD。

(十)前列腺病变

IgG4-RD患者多为中老年男性,出现前列腺增生不足为奇。但有报道指出,接受激素治疗的部分患者由于前列腺增生引起的症状得到改善,提示IgG4相关性前列腺炎这一疾病存在的可能,这种对称性无痛性前列腺增生的病理组织表现与胰腺病变的特异性组织表现相同。由于前列腺病变的隐匿性,目前尚无

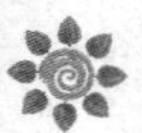

相关大型研究的报道。

**表 14-8　IgG4 相关性肾病的诊断标准**

| IgG4 相关性肾病的诊断标准 |
| --- |
| （1）实验室检查：尿液检查异常（如血尿、蛋白尿、β-D-N-乙酰氨基葡萄糖苷酶（NAG）增高，β2 微球蛋白增高、α1 微球蛋白增高等）或肾功能异常，伴以下任一异常实验室指标：高 IgG 血症、低补体血症、高 IgE 血症。 |
| （2）影像学表现：特征性表现如弥漫性肾脏肿大、肾实质多发造影不良区域、单发性肾肿瘤（hypovascular）、肾盂壁增生病变。 |
| （3）血清学表现：高 IgG4 血症（135 mg/dL 以上）。 |
| （4）肾脏组织病理学同时满足以下 2 种表现：① 显著淋巴细胞浆细胞浸润，且 IgG4/IgG 阳性浆细胞 >40% 或 IgG4 阳性浆细胞数 >10/HPF；② 围绕浸润细胞形成的特征性纤维化。 |
| （5）存在肾脏外器官病变如胆管病变（硬化性胆管炎）、肺病变（间质性肺炎、炎性假瘤）、腹膜后纤维化、大动脉病变（炎症性大动脉瘤）、淋巴结病变（肺门、纵隔淋巴结肿大）、泪腺涎腺炎（Mikulicz 病）、肝脏病变（炎性假瘤）等，组织病理学表现为显著淋巴细胞浆细胞浸润，且 IgG4/IgG 阳性浆细胞 >40% 或 IgG4 阳性浆细胞数 >10/HPF。 |
| Ⅰ. 确诊（Definite）： |
| （1）+（3）+（4）①或② |
| （2）+（3）+（4）①或② |
| （2）+（3）+（5） |
| （1）+（3）+（4）①+（5） |
| Ⅱ. 拟诊（Probable）： |
| （1）+（4）①或② |
| （2）+（4）①或② |
| （2）+（5） |
| （3）+（4）①或② |
| Ⅲ. 疑诊（Possible）： |
| （1）+（3） |
| （2）+（3） |
| （1）+（4）① |
| （2）+（4）① |

注：① 临床上须注意与以下疾病进行鉴别：Wegner 肉芽肿、Churg-Strauss 综合征、髓外浆细胞瘤（extramedullary plasmacytoma，EMP）等。② 影像学上须注意与以下疾病进行鉴别：恶性淋巴瘤、肾癌（移行细胞癌等）、肾梗死、肾盂肾炎（少见的 Wegener 肉芽肿、结节病、转移癌等）。③ 其他支持诊断的表现：浸润范围超过肾包膜的病变、嗜酸粒细胞浸润、病变边界清、重度纤维化；其他不支持诊断的表现：坏死性血管炎、肉芽肿性病变、中性粒细胞浸润、严重的肾小管肾炎。

（十一）其他系统病变

有报道指出，自身免疫性胰腺炎合并血小板减少性紫癜但骨髓涂片未见巨核细胞减少，这种血小板减少症是否属于一种不同于原发性免疫性血小板减少症的 IgG4-RD，尚待进一步探讨。

**五、IgG4-RD 和其他疾病**

我们已知 IgG4-RD 的诊断标准：血清中的高 IgG4 血症（135mg/dL 以上），组织病理学苏木精-伊红染色（hematoxylin-eosin staining, HE）下大量淋巴浆细胞浸润，组织纤维化和硬化性血管炎，免疫组化染色组织中 IgG4 阳性浆细胞增多（IgG4 阳性细胞数 >10 个/HPF），且 IgG4 阳性细胞占 IgG 阳性细胞的比例大于 40%；除此之外，必须除外恶性淋巴瘤、恶性肿瘤、Castleman 病、Wegener 肉芽肿等对激素治疗反应不敏感或预后不良的疾病。可见，IgG4-RD 在鉴别诊断方面有一定的难度。有报道指出，部分非 IgG4-RD 从血清学、组织病理学乃至对激素的敏感性均符合 IgG4-RD，这种情况被称为模拟 IgG4-RD。因此，对于初步诊断为 IgG4-RD 的患者，须注意严密随访，一旦出现预后不良，须反复鉴别诊断。同时，IgG4-RD 也可合并其他自身免疫性疾病，如系统性红斑狼疮。

## 第三节 IgG4-RD 的病因研究

IgG4-RD 自发现以来，其病因尚未明确。

**一、IgG4-RD 的特点**

1. 主要特点

（1）同时或先后出现的多器官病变。

（2）是一种淋巴细胞增生性疾病，以产生 IgG4 的浆细胞增加为主。

（3）以黏膜相关淋巴组织（mucosa-associated lymphoid tissue, MALT)病变为主的黏膜下病变。

2. 次要特点

(1) 部分患者合并过敏性疾病。

(2) 部分患者血清中 IgE 增高。

(3) 部分病例组织中可见肥大细胞、嗜酸粒细胞。

**二、IgG4-RD 的发病机制**

IgG4-RD 存在区域选择性(易形成肿物)、脏器选择性,考虑为细胞因子、趋化因子支配产生的病变。有研究考虑肠道免疫异常是该病发生的原因。肠黏膜面积大,肠道免疫是生物最初进化的免疫组织。对无害的食物,肠道正常菌群不产生免疫反应,但对病毒、病原性肠内微生物会产生强烈的免疫反应。MALT 活化的淋巴细胞通过循环归巢淋巴组织和炎症部位,调节性 T 淋巴细胞(regulatory T cell,Treg or Tr)有免疫抑制作用。肠道正常菌群除了竞争清除病原性微生物、提供营养外,还对 Peyer's 结和肠系膜淋巴结的增殖、T 淋巴细胞的分化、IgA 的产生、MALT 的成熟有巨大贡献。从这一角度,提出了以下可能机制:

(1) 肠道内病毒、细菌、寄生虫感染、食物、病原相关模式分子等刺激、活化黏膜上皮细胞分泌细胞因子,坏死的细胞释放损伤相关模式分子,刺激产生细胞因子。

(2) 黏膜上皮细胞分泌的细胞因子在增强自然免疫和获得免疫的同时,增强了超敏反应导致淋巴细胞的增殖。

(3) 肠管组织的树突状细胞(dendritic cell, DC)可诱导 Th1、Th2、Treg 等 T 淋巴细胞的分化、增殖,分泌多种细胞因子。DC 的激活和本病的起病和进展有关。

(4) Treg 系抑制性 T 淋巴细胞,包括 nTreg、iTreg、Tr1、Th3 等,随着炎症、自然免疫、获得免疫的产生得到活化,Tr1、iTreg 产生 IL-10 抑制 IgE,促进 IgG4 增高。Treg、肥大细胞、黏膜上皮细胞产生的转化生长因子(transforming growth factor, TGF)-β

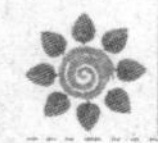


促进炎症局部的修复和纤维化,形成肿块,造成器官肿大。

IgG4-RD 患者血清中可见 Th2 和 Treg 系细胞因子增高,考虑是由 T 淋巴细胞产生的。但 2014 年 Takeuchi 等研究发现,产生这些细胞因子的是肥大细胞。肥大细胞产生 Th2 和 Treg 系细胞因子(如 IL-4、IL-10、TGF-β 等),造成 IgG4-RD 特征性肿物、血清中免疫球蛋白 IgG4 和 IgE 上升,增加嗜酸粒细胞数量。这一研究为 IgG4-RD 的病因指明了方向。

## 第四节 IgG4-RD 的治疗

目前,有关 IgG4-RD 治疗的对照试验报道少见,通常根据病变严重程度与诊治经验选择是否积极治疗。一般给予 0.6 $mg \cdot kg^{-1} \cdot d^{-1}$ 泼尼松龙持续 2 ~ 4 周,之后的 3 ~ 6 个月期间逐渐减量至 5 mg/d,以 2.5 ~ 5 mg/d 的剂量维持治疗。激素治疗反应良好,短期内可见肿瘤缩小和血清 IgG4 降低,解除了手术切除此类肿物病变的必要性。但激素治疗无法根治,随着激素的减量,病情容易反复。已经形成纤维化的疾病对激素治疗的反应敏感度相对降低。可合并使用硫唑嘌呤(azathioprine, AZA)、霉酚酸酯(mycophenolate mofetil, MMF)、甲氨蝶呤(methotrexate, MTX)或环磷酰胺(cyclophosphamide, CTX),但尚无大型临床试验证据。有复发难治性病例使用利妥昔单克隆抗体(rituximab)后病情得到改善的报道。部分 IgG4-RD 患者在长期病程演变过程中出现可诊断为恶性肿瘤的提示。因此,有长期服用激素可能会导致 IgG4-RD 转化为恶性肿瘤的假说,这更加敦促了 IgG4-RD 根治性治疗的进一步开发。相信随着病因学的逐渐明朗,未来或可能出现以肥大细胞为靶细胞的靶向治疗药物的开发。

综上所述,IgG4-RD 是一种新发现但实际并不罕见的、可累

及多器官系统的自身免疫淋巴增殖性疾病。因其涉及学科较为广泛,须引起重视。相信通过跨学科、跨专业的合作,能发现更多既往被遗漏以及部分未明确病因的病例,使更多患者及时得到诊治。

## 参考文献

[1] Lothar Thomas. Clinical laboratory diagnostics: use and assessment of clinical laboratory results[M]. Frankfurt/Main, Germany: TH-Books Verlagsgesellschaft,1998: 1727.

[2] 陈慰峰,金伯泉. 医学免疫学[M].4 版. 北京: 人民卫生出版社, 2006: 295.

[3] The Japan Pancreas Society. Clinical diagnostic criteria of autoimmune pancreatitis[J]. Pancreas, 2002(17): 585 – 587.

[4] Shimosegawa T, Suresh T, Jrulloni L. International consensus diagnostic criteria for autoimmune pancreatitis[J]. Pancreas, 2011(40): 352 – 358.

[5] Levey JM, Mathai J. Diffuse pancreatic fibrosis: an uncommon feature of multifocal idiopathic fibrosclerosis[J]. Am J Gastroenterol, 1998, 93(4): 640 – 642.

[6] Nakano S, Takeda I, Kitamura K. Vanishing tumor of the abdomen in patient with Sjogren's syndrome[J]. Am J Dig Dis, 1978,23(Supp):75S – 79S.

[7] Kwon S, Kim MH, Choi EK. The diagnostic criteria for autoimmune chronic pancreatitis: it is time to make a consensus [J]. Pancreas, 2007, 34(3): 279 – 286.

[8] Zen Y, Nakanuma Y. IgG4-related disease: a cross-sectional study of 114 cases[J]. Am J Surg Pathol, 2010, 34(12): 1812 – 1819.

[9] 姜树军,刘辉. 脑脊液特征像多发性硬化的结节病1例报道[J]. 中风与神经疾病杂志, 2007, 24(1): 109.

[10] Morgan WS, Castleman B. A clinicopathologic study of Mikulicz's disease[J]. Am J Pathol, 1953, 29(3): 471-503.

[11] Masaki Y, Sugai S, Umehara H. IgG4-related diseases including Mikulicz's disease and sclerosing pancreatitis: diagnostic insights[J]. J Rheumatol, 2010, 37(7): 1380-1385.

(周欣　武剑)

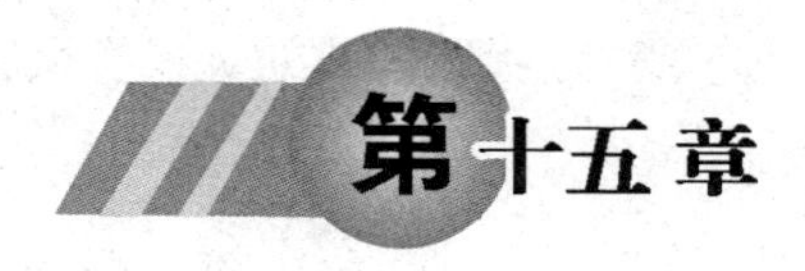

# 第十五章

# 系统性硬化病诊治进展

## 第一节 概 述

系统性硬化病(systemic sclerosis,SSc)是一种原因不明的临床上以局限性或弥漫性皮肤增厚和纤维化为特征,可伴有内脏(心、肺、消化道等器官)受累的结缔组织病。发病高峰年龄为30~50岁,女性多见,男女发病比例为1∶3~1∶4。本病临床表现多样,且往往与预后相关,临床上习惯根据皮肤受累范围的不同将其分为多种亚型。

(1)局限性皮肤型SSc(limited cutaneous SSc):皮肤增厚限于肘(膝)的远端,但可累及面部、颈部。

(2)CREST综合征(CREST syndrome):为局限性皮肤型SSc的一个亚型,表现为钙质沉着(calcinosis,C)、雷诺现象(Raynaud's phenomenon,R)、食管功能障碍(esophageal dysmotility,E)、指端硬化(sclerodactyly,S)和毛细血管扩张(telangiectasia,T)。

(3)弥漫性皮肤型SSc(diffuse cutaneous SSc):除面部、肢体远端外,皮肤增厚还累及肢体近端和躯干。

(4)无皮肤硬化的SSc(SSc sine scleroderma):无皮肤增厚的表现,但有雷诺现象、SSc特征性的内脏表现和血清学异常。

(5)重叠综合征(overlap syndrome):弥漫或局限性皮肤型

SSc 与其他诊断明确的结缔组织病同时出现，包括系统性红斑狼疮、多发性肌炎/皮肌炎或类风湿性关节炎等[1]。

## 第二节 病因及发病机制

系统性硬化症的确切病因尚不清楚。有研究发现，暴露于有机溶剂或二氧化硅可能与 SSc 的发病有关[2]；SSc 的发病存在家族聚集现象，与某些人类白细胞抗原（HLA）的等位基因存在相关性；SSc 患者体内存在较其他自身免疫性疾病更高的巨细胞病毒抗体。故综合目前研究，其发病可能与遗传、感染、环境因素均有关[3]。目前认为，系统性硬化是在具有遗传易感性的患者中由环境因素、感染因素导致发病的，并且是由一种慢性级联放大的多灶性过程所触发，这一过程主要以血管改变、炎症自身免疫过程以及纤维化为主要特征，这三个过程参与了 SSc 的脏器损伤[4]。

### 一、微血管病变和血管损伤

微血管损伤和内皮细胞激活导致的血管损伤是系统性硬化过程中最早发生也是最主要的病变，可导致毛细血管减少、血管平滑肌增殖、血管壁增厚、管腔缩窄、组织缺氧以及氧化应激。此外，激活的内皮细胞可分泌一些炎症因子，导致炎症细胞的聚集。

### 二、炎症和免疫反应

SSc 患者体内存在多种自身抗体及炎症细胞因子证实存在异常的炎症免疫反应。这些自身抗体、细胞因子引起血管内皮细胞损伤和活化，刺激成纤维细胞合成胶原增多，导致血管壁和组织纤维化。

### 三、纤维化

各种因素引起成纤维细胞合成胶原增多、分解减少，大量胶

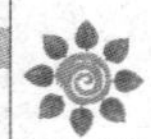

原纤维在皮肤、肺、消化道等组织或靶器官内沉积，这一过程导致组织器官永久性纤维硬化，正常组织结构被致密的结缔组织所代替，出现功能障碍。

## 第三节 临床表现

### 一、皮肤表现

SSc 患者的皮肤硬化往往从手开始，手指与手背发亮、紧绷，手指褶皱消失，汗毛稀疏，继而面部、颈部受累。面部皮肤受累可表现为面具样面容，口周出现放射性沟纹，口唇变薄，鼻端变尖。颈部皮肤受累时可出现横向厚条纹，头上仰时，会有颈部皮肤紧绷感。受累皮肤可有色素沉着或色素脱失。皮肤病变可局限在手指（趾）和面部，或向心性扩展，累及上臂、肩、前胸、背、腹和腿。

临床上皮肤病变可分为三期：水肿期、硬化期、萎缩期。水肿期皮肤呈非可凹性肿胀，触之有坚韧的感觉；硬化期皮肤呈蜡样光泽，增厚变硬如皮革，紧贴于皮下组织，不易捏起；萎缩期浅表真皮变薄，紧贴于皮下骨面，皮纹消失，毛发脱落。

### 二、系统表现

1．雷诺现象

雷诺现象是 SSc 的主要临床表现之一，发生率高达 90% 以上，且以此为首发症状者占 70% 左右。雷诺现象的典型表现是因寒冷或情绪刺激后出现的皮肤苍白后发紫继而潮红的三相颜色反应，发生部位多为指尖、鼻尖、耳垂部位[5]。雷诺现象可先于其他症状（手指肿胀、关节炎、内脏受累）1～2 年或与其他症状同时发生。在临床上，通常有无雷诺现象对诊断 SSc 十分重要。若患者仅有硬皮病样皮肤表现而无雷诺现象，须考虑嗜酸性筋膜炎、嗜酸性肌痛综合征等硬皮样病变的疾病可能。

2. 肌肉和骨骼

多关节痛也是常见的早期症状,可伴或不伴肌肉疼痛,60% ~80% 的 SSc 患者病程中出现关节和肌肉病变,约 29% 可有侵蚀性关节改变。后期由于关节表面皮肤硬化,增厚的皮肤与其下关节紧贴以及关节内部肌腱纤维化,导致关节挛缩、活动受限。一些病史较长的患者由于慢性肢端缺血,可出现末节指(趾)骨溶解。另外,由于肠道吸收不良、废用及血液灌注减少,常有骨质疏松。肌肉疼痛一方面可由于失用性萎缩或肌腱纤维化所致,另一方面也可因合并炎症性肌病所致。

3. 消化系统

在 SSc 患者中,消化道受累的发生率仅次于皮肤和雷诺现象。消化道的各部位均可累及,以食管受累最常见,表现为食管运动障碍和食管下端括约肌功能受损。食管下 2/3 蠕动功能减弱可引起吞咽困难、吞咽疼痛,食管下端括约肌功能受损可导致胸骨后烧灼感、反酸,长期慢性胃食管反流可引起糜烂性食管炎、Barrett 食管、食管下端狭窄等并发症,进一步加重吞咽困难。胃肠道亦可受累,表现为恶心、呕吐、腹胀、腹泻、便秘等,伴有食欲下降和营养不良,严重者可出现假性肠梗阻等并发症。这些表现主要是由于胃肠道平滑肌细胞纤维化和肌肉萎缩导致的胃肠蠕动功能减退所致。另外,有腹泻、便秘症状的患者往往存在肠道菌群失调,考虑与肠道蠕动减慢、肠道内容物停留时间过长有关[6]。

4. 肺部

肺部病变表现为肺间质纤维化和(或)肺动脉高压。肺纤维化早期可无明显临床症状,随病情进展可出现干咳、运动时气短、活动耐力降低等症状。在弥漫性硬皮病伴 Scl-70 阳性患者中,肺间质纤维化常常较重,肺功能检查表现为弥散功能异常和限制性通气功能障碍,高分辨 CT 表现为呈毛玻璃样或网格状改变,病变常从基底部开始,体检可闻及 Velcro 啰音。肺动脉高

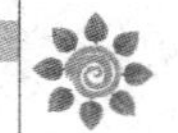

压可单独存在,亦可与长期慢性肺间质纤维化合并存在,虽进展缓慢,但早期常无明显症状。一旦出现症状,往往已出现严重不可逆病变。右心导管检查是诊断肺动脉高压的金标准,但临床上不常用,很多医院并未开展该项目,利用二维超声心动图进行无创性检测有助于早期发现肺动脉高压的存在[7]。

5. 心脏

尸检结果显示,80%的SSc患者存在心肌纤维化,表现为心肌炎、心包炎或心内膜炎等,症状包括活动后气短、心悸、胸闷以及心包炎、充血性心衰、肺动脉高压或心律失常所引起的相应临床表现[8]。另外,SSc患者亦可因肺部损害导致肺源性心脏病,引起右心衰竭。心电图检查可出现窦性心动过速、室性心律失常,超声心动图检查可发现患者存在心包肥厚、心包积液或心功能异常。

6. 肾脏

75%的SSc患者可出现肾脏受累,主要表现为高血压、蛋白尿和氮质血症,肾脏病变的出现往往提示预后不佳。最严重的肾脏损害表现为迅速进展的高血压、急进性肾功能衰竭,即硬皮病肾危象(SRC)。虽然肾损害初期可无明显症状,但随着病情加重,出现头痛、恶心、呕吐、视力下降、抽搐、癫痫发作、意识模糊甚至昏迷,常于数周内死于心力衰竭及尿毒症。有研究显示,弥漫性皮肤病变、新出现的不明原因贫血、抗RNA多聚酶Ⅲ抗体阳性是硬皮病患者出现肾危象的危险因素。另外有研究显示,大剂量糖皮质激素的使用可促进肾危象的出现[9]。

7. 其他表现

SSc还可出现神经系统损害、肝脏病变、甲状腺病变或因合并干燥综合征出现口眼干症状。神经系统损害中以周围神经系统受累最多见,如三叉神经、面神经、舌咽神经等,甚至有报道SSc以突发性感觉神经性耳聋为首发表现者,累及中枢神经系统时往往病情较重,可出现癫痫、脱髓鞘病变等表现[10]。

**三、系统性硬化与恶性肿瘤**

与普通人群相比,系统性硬化症患者发生肿瘤的风险增加了75%,且所有疾病亚型的风险均明显升高。综合国内外文献报道,恶性肿瘤类型以肺癌、乳腺癌和血液系统肿瘤最多见[11]。有研究发现,系统性硬化病程长且合并肺间质病变者更易发生肺癌,故对这类患者应提高警惕。

## 第四节 实验室检查

**一、常规检查**

部分患者可有血沉(ESR)、C-反应蛋白(CRP)增高,或白蛋白降低,血常规检查可有贫血,尿常规检查可出现蛋白尿或管型尿,对诊断无特异性。

**二、免疫学检查**

血清ANA阳性率达90%以上,核型可为斑点型、核仁型和抗着丝点型,抗核仁型抗体对SSc的诊断相对特异,可见于30%~40%的患者。SSc患者血清中存在多种自身抗体,如抗拓扑异构酶Ⅰ抗体(即抗Scl-70抗体)、抗着丝点抗体、抗RNA聚合酶Ⅰ/Ⅲ抗体、抗U1/U3-RNP抗体、抗纤维蛋白抗体、抗SS-A抗体、抗SS-B抗体等[12]。对于各抗体与SSc临床表现相关性方面的研究有很多,抗Scl-70抗体是公认的SSc特异性抗体,但阳性率低,为15%~20%。目前认为该抗体阳性与弥漫性皮肤硬化、末端指(趾)缺血、肺间质纤维化有关。抗着丝粒抗体在CREST综合征患者的阳性率为50%~90%,是CREST综合征较特异的抗体,常与严重的雷诺现象、指端缺血、肺动脉高压相关。抗RNP聚合酶Ⅰ/Ⅲ抗体阳性率为4%~20%,与弥漫性皮肤硬化、SSc相关肾危象相关。抗U3-RNP抗体阳性率为5%~8%,男性患者更多见,与骨骼肌受累、肺动脉高压相关。

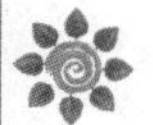

抗 U1-RNP 抗体可见于 5% ~10% 的 SSc 患者，PM/Scl 主要见于局限性皮肤型 SSc 与多发性肌炎重叠综合征患者。

## 三、皮肤病理检查

早期，可见真皮间质水肿，胶原纤维束肿胀，真皮和皮下组织内可见大量炎症细胞浸润。晚期，真皮和皮下组织胶原纤维增生，真皮明显增厚、纤维化，弹性纤维破坏，血管壁增厚，管腔狭窄甚至闭塞。最后出现表皮、皮肤附属器及皮脂腺萎缩，汗腺减少，皮下组织钙盐沉着。

## 四、肾脏病理

光镜下可见特征性的小弓形动脉和小叶间动脉受累，表现为内膜增厚伴内皮细胞增生，呈洋葱皮样改变。肾小球呈缺血性改变，出现毛细血管腔萎缩、血管壁增厚甚至坏死。免疫荧光可见血管壁有免疫球蛋白及补体沉积。电镜下可见肾小球系膜增生、上皮细胞足突融合。

## 五、电子甲褶毛细血管镜检查(NVC)

电子甲褶毛细血管镜检查作为一种无创性的微血管检查方法，已越来越广泛地用于 SSc 患者的微血管病变评估、病情检测和疗效评估，现已纳入 2013 年 ACR/EULAR 分类诊断标准中。镜下可观察到 SSc 患者特征性的微循环结构异常，如毛细血管袢的数量减少，动脉支和静脉支粗糙、扩张、迂曲，血流缓慢，部分区域毛细血管袢环消失。这些也是区别于 SSc 和原发性雷诺综合征的重要指征之一。研究发现，NVC 镜下评分与 SSc 患者心肺受累、消化道受累都有一定的相关性，并可用于评估 SSc 相关肺动脉高压病情严重程度[13]，这为早期发现内脏器官受累提供了一个新的无创性检测方法，但该检查尚未在我国医院广泛普及。

## 第五节 诊 断

在2013年之前,临床上应用时间最长的是1980年美国风湿病学会(ACR)制定的SSc分类诊断标准,该标准由一条主要标准和三条次要标准构成,具备一个主要标准或至少两个次要标准即可诊断(见表15-1)。但该标准对于早期SSc和局限性皮肤型SSc缺乏敏感性,存在一定的不足[14]。

**表15-1 1980年ACR SSc分类诊断标准**

| 1980年ACR SSc分类诊断标准 |
| --- |
| 主要标准:<br>近端皮肤硬化,即手指及掌指(跖趾)关节近端皮肤增厚、紧绷、肿胀。这种改变可累及整个肢体、面部、颈部和躯干(胸、腹部)。 |
| 次要标准:<br>① 指硬化:皮肤硬化仅限于手指。<br>② 指尖凹陷性疤痕或指垫消失:由于缺血导致指尖凹陷性疤痕或指垫消失。<br>③ 双肺基底部纤维化:在立位胸片上,可见条状或结节状致密影,以双肺底为著,也可呈弥漫斑点或蜂窝状肺,但应除外原发性肺病所引起的这种改变。 |
| 判定:具备一个主要标准或至少两个次要标准即可诊断为SSc。 |

随着对SSc研究的深入,一些自身抗体和甲皱毛细血管变化与SSc的相关性逐渐被人们认识,相继有学者提出了新的SSc诊断标准。最新最具权威的是2013年美国风湿病学会(ACR)/欧洲抗风湿联盟(EULAR)专家组提出的新的SSc分类标准。新的分类标准采用积分制,总分值由每一个指标的分值相加而成;当同一个指标中包含2个以上的子指标时,则按其中最高的分值进行累计;评分系统的最高分值为19分;当患者的评分

大于9分时,可被分类为SSc(见表15-2)。

**表15-2 2013年ACR/EULAR SSc分类诊断标准**

| 指标 | 子指标 | 权重或分数 |
| --- | --- | --- |
| 双手指皮肤增厚,扩展至掌指关节处 | | 9分 |
| 手指皮肤增厚 | 手指肿胀 | 2分 |
| | 指端硬化 | 4分 |
| 指尖病灶 | 远端溃疡 | 2分 |
| | 指尖点状疤痕 | 3分 |
| 毛细血管扩张 | | 2分 |
| 甲襞毛细血管异常 | | 2分 |
| 肺部受累 | 肺动脉高压和(或)间质性肺病 | 2分 |
| 雷诺现象 | | 3分 |
| SSc相关自身抗体 | 着丝粒、拓扑异构酶或RNA合成酶特异性抗体 | 3分 |

注:总分为各项最高评分的总和;得分>9分即可归类为SSc患者。

新的分类诊断标准涵盖了早期SSc和局限性皮肤型SSc,在验证样本中的敏感度和特异度分别是0.91和0.92,而1980年ACR分类标准的敏感度和特异度分别是0.75和0.72。新标准较前有很大提高,且新版标准明确了自身抗体和甲襞毛细血管变化对SSc的诊断价值[15]。新标准虽存在上述优点,但仍有不足,在应用新标准时须注意,这些标准不适合手指不受累的皮肤增厚的患者,且须排除肾硬化性纤维化、硬斑病、嗜酸粒细胞筋膜炎和移植物抗宿主反应等类SSc样疾病患者。另外,一些发生率低但却对SSc诊断具有特异性的症状(如手指屈曲挛缩、钙质沉着、肌腱和法氏囊摩擦、肾危象、食管扩张和吞咽困难等）并未被纳入分类标准中。虽然新标准敏感性已提高，但仍有部分早期患者未被纳入其中，故专家建议对于出现雷诺现象、手指肿胀及有特征性自身抗体的患者应密切随访。

## 第六节 鉴别诊断

### 一、成人硬肿病

该病患者在发病前常有急性感染病史，除有皮肤水肿、硬化等表现外，常伴低热、乏力等症状。皮损从面部、颈部或背部开始，皮肤水肿、发硬，界限不清，呈对称性分布，面部受累时亦可出现面具脸、张口受限，但常无手足受累，亦无雷诺现象。根据这些特点可与 SSc 鉴别。

### 二、混合性结缔组织病（MCTD）

患者除有雷诺现象、手肿胀及硬化、食管蠕动功能降低等硬皮病的部分表现外，同时还有关节炎、肌痛、肌无力等系统性红斑狼疮、皮肌炎、多发性肌炎等其他风湿性疾病的部分混合表现，且血清中抗 RNP 抗体滴度较高。以上特点有助于与硬皮病鉴别。

### 三、嗜酸粒细胞性筋膜炎

本病虽有自四肢远端的皮肤肿胀、紧绷、发硬，并可逐渐向肢体近端及躯干扩展，但其损害常表现为深部组织硬肿，患者常有局部酸胀感，屈伸活动受限。本病无雷诺现象、内脏受累及小血管病变。实验室检查可有外周血嗜酸粒细胞明显增高，ANA 阴性，病理检查显示受累组织亦有嗜酸粒细胞明显增高现象。

## 第七节 治疗

虽然近年对于 SSc 的治疗取得了一定的进展，但仍面临诸多困难，目前仍然没有单一的药物可以阻止 SSc 患者疾病进程，早期诊断、早期治疗是影响治疗效果和预后的关键。治疗的目的在于预防内脏受累，改善已受累的内脏损害，改善患者生存率。目前的治疗方法包括免疫调节治疗、抗纤维化治疗和针对受累脏器的特异性治疗，治疗的第一步是明确疾病亚型和阶段。疾病早期患者可能进展更快，而晚期纤维化则趋于稳定。目前研究显示，针对特定受累脏器的治疗可在一定程度上改善患者生活质量及延长患者生存时间。2016 年，EULAR 发表了关于 SSc 的治疗推荐，一共 16 条建议，均针对 SSc 相关的系统损害。下面主要以此为基础来介绍 SSc 的治疗。

### 一、雷诺现象和指端溃疡

嘱患者勿吸烟，手足注意避冷保暖，以免引起血管痉挛。药物治疗方面以扩血管药物为主。二氢吡啶类钙离子拮抗剂如硝苯地平可减少雷诺现象发作的频率和严重程度，指南建议作为 SSc 相关雷诺现象的一线治疗，推荐用法为每次 20 mg，每日 3 次。静脉注射伊洛前列素可用于治疗严重的雷诺现象和指端溃疡。5 型磷酸二酯酶抑制剂如西地那非、他达拉非及内皮素-1 受体拮抗剂在临床上主要用于治疗 SSc 相关肺动脉高压。但近几年有研究显示，上述两种药物可提高 SSc 患者指端溃疡的愈合及减少新发指端溃疡的数量，在指南中均属 A 类推荐。

### 二、皮肤受累和肺间质病变

有研究显示，甲氨蝶呤可改善早期弥漫性 SSc 的皮肤硬化，但未证实它对皮肤病变晚期及其他脏器受累也有效，故现仅被推荐用于治疗弥漫性 SSc 的早期皮肤症状。其他免疫抑制剂如青霉胺、松弛素、秋水仙碱、环孢素等由于缺乏证据、毒副作用等,指南中未做推荐。糖皮质激素亦可用于治疗 SSc 早期皮肤病变,但用量方面仍然存在争议,考虑到激素与 SSc 肾危象风险增加有关,故推荐小剂量(15mg/d 以下),应用中到大剂量时须密切监测肾功能。另外,指南中提到有研究显示,吗替麦考酚酯、口服环磷酰胺[17]对皮肤病变也有效,但由于研究规模小,循证医学证据不足,故指南中未进行推荐。

糖皮质激素可用于治疗肺间质病变的炎症期,环磷酰胺有助于稳定 SSc 肺间质病变的病情,尤其是对于肺部病变持续进展的 SSc 患者,在指南中为 A 类推荐。另外,近几年上市的批准用于治疗特发性肺间质纤维化的药物吡非尼酮,基于其通过抑制成纤维细胞增殖和胶原合成减少细胞核组织纤维化的机制,在临床上也开始应用于结缔组织病相关肺间质纤维化的治疗。目前,对于其在 SSc 相关肺间质纤维化中的应用尚缺乏高质量循证医学数据支持,远期疗效仍有待进一步观察。

近 20 年,造血干细胞移植(HSCT)开始用于治疗重症自身免疫性疾病,包括 SSc。两个大样本高质量 RCT 研究均提示,应用 HSCT 治疗可改善 SSc 患者皮肤受累及稳定肺功能[18]。另外,一个大样本 RCT 研究显示,与 CTX 相比,应用造血干细胞移植可提高 SSc 患者的无事件生存率。但指南中申明,考虑到高风险的治疗相关副作用以及早期与治疗相关的死亡率,患者的筛选及医务人员的经验是影响造血干细胞移植治疗效果的关键因素,干细胞移植应被考虑作为高风险脏器衰竭的快速进展型 SSc 患者的治疗方法。

**三、肌肉和骨骼**

肌肉、骨骼受累是 SSc 患者致残的主要原因,部分患者可合并炎症性肌病。对于病变早期的关节痛和肌痛及痛性腱鞘炎,可应用非甾体类抗炎药或短程小剂量激素。对于炎症性肌病,可用泼尼松 30 ~ 40 mg/d,逐渐减量至维持量 10 ~ 15 mg/d,效果不佳者亦可应用丙种球蛋白治疗。

## 四、肺动脉高压

目前,临床上可通过扩张肺血管来改善肺动脉高压。扩张肺血管的药物包括内皮素受体拮抗剂、5 型磷酸二酯酶抑制剂、前列环素类似物、鸟苷酸环化酶激动剂。

### (一) 内皮素-1(ET-1)受体拮抗剂

内皮素(ET)是一种由 21 个氨基酸组成的强效缩血管肽类。内皮素-1(ET-1)是 ET 家族的主要成员,主要由血管内皮细胞分泌,它结合并激活平滑肌细胞表面的二类受体:内皮素 A 和内皮素 B(ETA 和 ETB)受体,引起血管收缩和平滑肌细胞生长、增殖,也可能增加纤维组织形成。有研究表明,多种内皮素受体拮抗剂(如安倍生坦、波生坦、马替生坦)可改善结缔组织病相关肺动脉高压患者运动功能和临床恶化时间,被推荐用于 SSc 相关肺动脉高压的治疗。由于指南中的循证医学数据来源不是单纯 SSc 患者而是包含多种结缔组织病,故为 B 类推荐用药。目前应用最多的为波生坦,推荐用法为:开始 62.5 mg,Bid,持续 4 周,随后增加至 125 mg,Bid,维持治疗。孕妇禁用。常见副作用包括肝损害、外周组织水肿、心悸、头痛等,其中肝损害最为常见。治疗期间应监测肝功能。

### (二) 5 型磷酸二酯酶(PDE-5)抑制剂

环磷酸鸟苷(cGMP)是体内 NO 信号通路的第二信使,细胞内 cGMP 浓度升高可抑制细胞外钙离子内流,发挥血管舒张作用,PDE-5 可使 cGMP 水解成 GMP 而失活。有研究显示,肺动脉高压(PAH)患者肺血管平滑肌细胞 PDE-5 表达上调,导致 cGMP 水解增加,而 PDE-5 抑制剂通过抑制 cGMP 水解提高肺平滑肌细胞 cGMP 浓度,增强 cGMP 介导的肺血管扩张,达到降低肺动脉压力的作用。代表药物包括西地那非、他达拉非。前者属于短效高选择性 PDE-5 抑制剂,推荐用法为:起始剂量为 20 mg,每天 3 次;他达拉非为长效药物,推荐用法为:40 mg,每天1次。该类药物安全性和耐受性好,不良反应包括面部潮红、头痛、低血压、消化不良等,在指南中为B类推荐用药。

(三)前列环素(PGI2)及其类似物

PGI2是花生四烯酸的代谢产物,可强效扩张血管,同时具有抗增殖、抗血栓及免疫调节作用。依前列醇是第一个用于治疗PAH的PGI2类药物。研究显示,持续静脉注射依前列醇可改善PAH患者的临床症状、运动耐量,改善血流动力学指标。但依前列醇半衰期短,须经中心静脉导管持续给药,突然停药可能会加重PAH。其他前列环素类似物(如伊洛前列素、曲前列环素)也被注册用于弥漫性结缔组织病(CTD)相关肺动脉高压的治疗,其药理作用与内源性PGI2相似,在指南中均为Ⅱ类推荐用药。伊洛前列素可通过吸入或静脉注射发挥作用,但吸入给药扩张肺血管的效果更佳,该药半衰期为20~25 min,起始迅速,但作用时间较短,每天吸入6~9次,每次剂量5~20 μg,每次持续30 min,血管扩张作用可持续35~40 min。曲前列环素可经皮下、静脉、吸入或口服等多种途径给药,半衰期达4 h。有研究显示,上述两种前列环素类似物均可改善PAH患者的运动耐量、功能分级,但目前我国上市的仅有吸入性伊洛前列素。

(四)鸟苷酸环化酶激动剂

在肺血管平滑肌等组织表达的可溶性鸟苷酸环化酶(sGC)是NO信号通路中除PDE-5外的另一关键酶,它在NO的激活下催化GMP转化成cGMP,起到舒张血管平滑肌的作用。另外,sGC还可增加血管平滑肌对NO的敏感性。代表药物为利奥西呱(riociguat)。在PATENT-2研究中发现,应用利奥西呱2.5 mg,每天3次,持续应用1年后,PAH患者的6分钟步行距离、功能分级、血流动力学指标均得到改善,在指南中为B类推荐用药,但该药并未在我国上市。

(五)联合用药

联合用药包括初始联合治疗及序贯联合治疗两种方式。联

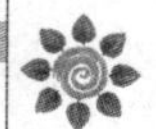

合治疗的目的在于充分发挥各个靶点药物的作用,达到改善患者症状、改善生活质量的目的。目前临床上常用的为 PDE-5 抑制剂和波生坦的联合,国内外均有文献报道该方案的联合用药临床获益优于单药治疗,但由于仍缺乏高质量大样本临床研究数据支持,指南中并未提及联合用药方案。另外,利奥西呱与 PDE-5 抑制剂禁止联用。

## 五、肾脏

硬皮病肾危象(SRC)是 SSc 严重的并发症,主要表现为进行性高血压和(或)快速进展的肾衰竭。有研究显示,一旦 SRC 诊断成立,应立即给予血管紧张素转换酶抑制剂(ACEI)类药物,以改善患者的预后和生存率,在指南中亦推荐应用,但不推荐作为 SSc 患者常规预防肾危象的药物。在血压控制不佳的患者中也可联用钙通道阻滞剂、利尿剂、α 受体阻滞剂等,将血压降至正常。进展至肾衰竭须行血液透析治疗或者肾脏替代治疗。另外有研究者对 SRC 患者进行肾组织活检发现,内皮素-1 及其受体表达增加,故内皮素受体拮抗剂可能对 SSc 肾脏受累有效,相关研究尚在进行中。

## 六、胃肠道

在 SSc 患者中,消化道受累的发生率仅次于皮肤。消化道的各部位均可累及,以食管受累最常见,尚无药物可以阻止消化道病变进展,故目前以对症支持治疗为主。

(1) 抑酸剂: 质子泵抑制剂对胃食管反流病、食管溃疡和食管狭窄均有效,效果优于 H2 受体阻滞剂。

(2) 促胃肠动力药: 甲氧氯普胺(胃复安)、多潘立酮可用于治疗 SSc 相关的功能性消化道动力失调,如吞咽困难、胃食管反流病、饱腹感等。

(3) 抗生素: 尽管尚缺乏大样本、高质量的 SSc 患者相关 RCT 研究,但有研究显示,SSc 患者会因小肠细菌过度生长而引起胃胀气和腹泻症状,故专家建议间断或变换应用抗生素,以避免耐药。

**七、中医疗法**

国内也有众多文献探讨中医药治疗 SSc 的疗效,包括中药、熏洗、针灸等。有文献报道,参麦开肺散可改善肺纤维化患者肺功能指标、血气分析指标等;活血祛瘀方熏洗可改善弥漫性系统性硬化症患者皮肤硬化症状,提高生活质量;针灸结合拔罐、热敷、穴位注射等也对 SSc 患者有效。

**八、新兴疗法**

近年来,有众多报道认为,生物制剂对于治疗 SSc 的安全性和有效性都是值得肯定的。例如,利妥昔单抗、妥珠单抗、TNF-α 拮抗剂均可改善 SSc 患者的关节症状,且有研究发现前两者还可显著改善 SSc 患者的皮肤评分;血浆置换对于皮肤、关节肌肉受累均有效,但由于部分研究仍为在研项目,所以指南中并未对这些治疗方法进行推荐。这些治疗方法仍有待进一步研究证实。

## 第八节 预后与展望

患者的预后主要取决于内脏器官受累的程度,合并心、肺、肾病变者预后差。随着近年来新型药物、新的治疗方案在 SSc 中的应用,虽然没有大规模随机对照研究数据做基础,但证据显示,依靠这些治疗方案,SSc 病死率已较前明显下降。但要认识到这些治疗方法还不完善,仍须长期随访观察远期疗效。相信随着研究的深入,SSc 的治疗会越来越完善,进一步降低 SSc 患者的病死率,提高患者的生存率及生活质量。

## 参考文献

[1] Wollheim FA. Classification of systemic sclerosis. Visions and reality [J]. Rheumatology (Oxford), 2005, 44 (10): 1212 -

1216.

[2] Garabrant DH, Dumas C. Epidemiology of organic solvents and connective tissue disease[J]. Arthritis Res, 2000, 2: 5 – 15.

[3] Denton CP, Black CM. Scleroderma clinical and pathological advances [J]. Best Pract Res Clin Rheumato1, 2004, 18: 271 – 290.

[4] Chung L, Utz PJ. Antibodies in scleroderma: direct pathogenicity and phenotypic associations [J]. Curr Rheumatol Rep, 2004, 6: 156 – 163.

[5] Merkel PA, Herlyn K, Martin RW, et al. Measuring disease activity and functional status in patients with scleroderma and raynaud's phenomenon [J]. Arthritis Rheum, 2002, 46 (9): 2410 – 2420.

[6] Schmeiser T, Saar P, Jin D, et al. Profile of gastrointestinal involvement in patients with systemic sclerosis[J]. Rheumatol Int, 2012, 32(8): 2471 – 2478.

[7] White B. Interstitial lung disease in sclerodema [J]. Rheum Dis Clin North Am, 2003, 29(2): 371 – 390.

[8] Seen VD, Medsger TA Jr. Severe organ involvement in systemic sclerosis with diffuse scleroderma [J]. Arthritis Rheum, 2000, 43(11): 2437 – 2444.

[9] Bussone G, Berezne A, Pestre V, et al. The scleroderma kidney: progress in risk factors, therapy, and prevention [J]. Curr Rheumatol Rep, 2011, 13: 37 – 43.

[10] Campello MI, Velilla MJ, Hortells AJL, et al. Neurological involvement in systemic sclerosis[J]. Rev Clin Esp, 2003, 203: 373 – 377.

[11] Hill CL, Nguyen AM, Roder D, et al. Risk of cancer in patients with scleroderma: a population based cohort study[J]. Ann

Rheum Dis,2003,62:728 – 731.

[12] Admou B, Essaadouni L, Amal S, et al. Autoantibodies in systemic sclerosis: clinical interest and diagnosis approach[J]. Ann Biol Clin(Paris),2009,67:273 – 281.

[13] Bredemeier M, Xavier RM, Capobianco KG, et al. Nailfold capillary microscopy can suggest pulmonary disease activity in systemic sclerosis [J]. J Rheumatol,2004,31:286 – 294.

[14] Singh JA, Solomon DH, Dougados M, et al. Development of classification and response criteria for rheumatic diseases[J]. Arthritis Rheum,2006,55(3):348 – 352.

[15] Frank van den Hoogen, Dinesh Khanna, Jaap Fransen, et al. 2013 classification criteria for systemic sclerosis: an American college of rheumatology/European league against rheumatism collaborative initiative[J]. Ann Rheum Dis,2013,72:1747 – 1755.

[16] Otylia Kowal-Bielecka, Jaap Fransen, Jerome Avouac, et al. Update of EULAR recommendations for the treatment of systemic sclerosis[J]. Ann Rheum Dis,2016(1):1 – 13.

[17] Derk CT, Grace E, Shenin M, et al. A prospective open-label study of mycophenolate mofetil for the treatment of diffuse systemic sclerosis [J]. Rheumatology (Oxford), 2009, 48 (12): 1595 – 1599.

[18] Van Laar JM, Naraghi K, Tyndall A. Haematopoietic stem cell transplantation for poor-prognosis systemic sclerosis[J]. Rheumatology(Oxford),2015,54(12):2126 – 2133.

（任田　武剑）

# 第十六章

# 风湿病护理、功能锻炼与物理治疗在风湿病中的意义

## 第一节 风湿病概述

风湿性疾病(rheumatic diseases)泛指影响骨、关节及其周围软组织(如肌肉、滑囊、肌腱、筋膜、神经等)的一组疾病。其主要临床表现是:关节疼痛、肿胀、活动功能障碍,病程进展缓慢,发作与缓解交替出现,部分患者可发生多脏器功能损害,甚至器官功能衰竭。风湿病的病因较复杂,与感染、免疫、代谢、内分泌、遗传、肿瘤、退行性、地理环境等因素有关。其分类主要有弥漫性结缔组织病、与感染有关的风湿病、骨与软骨病变、脊柱关节病等,疾病特点是以血管和结缔组织的慢性炎症为病理基础,可引起多器官多系统功能损害。近年来,由于环境、气候的变化及工作压力、生活节奏加快等原因,免疫功能失调的人群逐年增加,风湿病的发病率呈上升趋势。根据调查,类风湿性关节炎(RA)患病率为0.32%~0.36%,系统性红斑狼疮(SLE)约为0.07%,强直性脊柱炎(AS)约为0.25%,原发性干燥综合征(pSS)约为0.3%,骨关节炎(OA)50岁以上者可达50%,痛风性关节炎日益增加。

风湿病患者常见的临床表现包括关节疼痛与肿胀、关节僵硬与活动受限及皮肤损害。

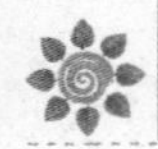



风湿病的临床特点如下:

(1)病程长,发作与缓解交替进行,如RA、SLE、AS、痛风等病通常会反复发作,呈慢性病程。

(2)以血管和结缔组织慢性炎症的病理改变为基础,病变累及多个系统、关节。例如SLE,有的患者以皮肤损害为主,出现蝶形红斑;有的则以肾损害为主;还有的患者出现胸腔积液,甚至多器官功能衰竭。

(3)糖皮质激素治疗有一定疗效。

(4)同一种疾病,不同患者的临床表现和预后差异较大。

(5)免疫学检查和生化检验异常。

## 第二节 类风湿性关节炎的护理

类风湿性关节炎(rheumatoid arthritis,RA)是一种以致残性关节病变为主的全身性自身免疫性疾病,女性多发。患者主要表现为关节疼痛、晨僵和手脚小关节对称性肿胀,疾病发展可导致不同程度的关节损伤和功能障碍,从而严重影响患者的工作和生活。有研究证明,RA的治疗除了规范的药物治疗、有效的护理之外,适度的功能锻炼对改善关节功能、预防畸形、促进身体康复有积极作用。

类风湿性关节炎的临床表现:60% ~70%的RA患者起病隐匿,出现明显的关节症状之前可有乏力、全身不适、发热等症状;典型表现为对称性多关节炎,主要以腕关节、近端指间关节、掌指关节最常见,其次为膝、踝、肘、肩、髋及颞颌关节;可有滑膜炎症状和关节结构破坏的表现:晨僵、关节疼痛、肿胀、畸形,还可出现多脏器受累的全身症状。

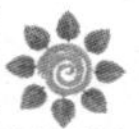

## 一、主要护理诊断/问题、措施

1. 疼痛：与关节炎性反应有关

急性活动期除有关节疼痛外，常伴发热、乏力等全身症状，应卧床休息，限制关节活动，保持关节功能位，避免绝对卧床。观察患者是否有关节外症状，如消化道出血、心前区疼痛、发热、咳嗽、呼吸困难等症状，尽早给予处理。

2. 生活自理缺陷：与关节疼痛、功能障碍、僵硬有关

晨僵的护理：鼓励患者早晨起床后用温水泡手、泡脚 20 min 后再慢慢活动关节。夜间睡眠期间戴弹力手套保暖可减轻晨僵症状。疼痛症状缓解后，进行小关节的功能锻炼。

3. 预感性悲哀：与疾病久治不愈、关节功能受限、生活质量受影响有关

(1) 心理护理：风湿免疫性疾病病程长，反复发作，治疗费用相对较高，患者感到疼痛，自理能力下降，生活质量较差，容易产生心理压力。护士与患者沟通时，要态度和蔼，语气温柔，鼓励患者树立战胜疾病的信心。

(2) 鼓励患者参与集体活动：适当组织患者参加风湿病讲座，让患者了解疾病治疗的新进展。同类患者之间增加沟通的机会，互相鼓励，互相启发，共同积极面对生活。

(3) 帮助患者接受事实，接受来自社会、亲友的帮助。来自于社会、家庭、同事的温暖有助于增强自信心、减轻病痛。

(4) 营养失调(低于机体的需要量)：与贫血、应用抗风湿药物引起的胃肠道反应、口腔溃疡、慢性炎症有关。

饮食护理：鼓励患者进食富含营养的食物，禁忌辛辣、刺激性食物，避免喝咖啡、浓茶，多进食富含维生素的食物。

## 二、健康指导

用通俗易懂的语言，向患者讲解疾病的发生、发展过程及预后。指导患者急性期注意休息，缓解期有计划地进行关节功能锻炼，循序渐进，保护关节的功能，避免关节受损严重。用药期

间观察用药后的疗效及反应，定期检查血、尿、肝功能、肾功能等，一旦发现异常，及时处理。

临床用药不良反应及处置：

甲氨蝶呤的不良反应有肝损害、胃肠道反应、骨髓抑制、口腔溃疡。多数患者易发生口腔溃疡，指导患者以软食为主，使用软毛牙刷刷牙，进食前后用温开水漱口，每日 4 次含漱康复新液。含漱时，头向后仰，使药液与口腔充分接触，至少在口腔内停留3 ~5 min，以利于药液发挥作用。研究表明，应用康复新液含漱的患者口腔溃疡的发生率明显低于未进行含漱的患者。

康复新液的主要成分是美洲大蠊的提取物，含有大量的氨基酸、维生素和矿物质，有促进细胞增殖、血管形成，改善创面微循环以及抗病毒和增强免疫力的功效。

**三、功能锻炼对 RA 患者的临床意义**

功能锻炼是指通过肢体运动来防治某些疾病，促进身体功能加速恢复的一种方法。它在 RA 患者的治疗中受到了越来越广泛的重视。RA 的治疗是一个长期的过程，患者在接受正规用药的同时，适度的功能锻炼对改善关节功能、预防畸形、促进身体康复有积极的作用。

（一）不同分期 RA 患者的功能锻炼

1. 急性期

患者处于急性期，应以休息、夹板固定、药物治疗为主，受累关节只需要轻微活动。休息时使关节处于功能位，双脚蹬于床端横档处，以预防足下垂；仰卧时应低枕，保持脊柱良好的姿势。夹板可用来保护及固定急性炎症组织，每 2 小时取下夹板，进行轻微的关节活动锻炼，以防肌肉萎缩和关节僵硬。

2. 缓解期

减少夹板固定和休息的时间，逐渐增加活动量，指导患者进行肌肉等长收缩练习，鼓励患者尽量完成日常生活活动训练，逐步提高关节活动能力。

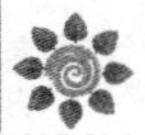

3. 慢性期

采用物理疗法来缓解肌肉痉挛和疼痛,改善患者关节及周围组织的血液与淋巴循环,以减轻组织的退行性病变。

(二) 功能锻炼方法

关节体操

进行关节体操锻炼的目的是使各关节维持自身的活动度,防止因 RA 疾病本身破坏关节而影响患者的日常生活能力。RA 患者中 90% 以上最先累及手腕关节,因此手腕部关节功能操对 RA 患者的功能康复起重要作用。

刘启华等所应用的手腕部关节功能操分为三大部分:① 预热及按摩:两手对掌搓热后,再分别按摩双手的腕、指关节,每个关节按摩 1 ~ 2min。② 手指关节的活动:屈指运动、伸指运动、压指运动、对指运动。③ 腕关节的活动:压掌运动、旋转运动、开门运动。每次 25 ~ 30min,每日 2 次(晨起、午睡后)。陈立红等应用的手腕关节操共 4 节:① 按摩病变手关节及周围组织,每个关节 1 ~ 3min;② 手握伸运动;③ 手关节活动;④ 腕关节活动度的训练。

谢霞、陈红通过临床研究表明,在同等治疗条件下,患者进行手腕部关节操锻炼 12 周后,患者晨僵持续时间、关节压痛与关节肿胀情况均比不做关节操的患者明显好转。

**四、物理疗法**

物理疗法是指应用自然界的和人工的物理因素,如光、声、电、热、水、磁、蜡等来防病治病的手段,特别对慢性病的防治有很好的效果。对于风湿病来说,物理疗法是一种很有用的辅助治疗方法,一般都应在慢性期使用,对于正在发热的患者或关节炎症正在急性发作时期,都应暂时停用,以免使受累关节肿痛增加,炎症加剧。

(一) 石蜡疗法

石蜡是从石油中蒸馏出来的一种热容量较大的副产品,它经过加热后作为导热体涂敷于患处可以达到治疗目的。蜡疗对于风湿病关节炎的慢性期效果明显。

1. 温热作用

由于石蜡的热容量大，导热系数低，保持时间长，蜡疗的热透入作用较深，可达皮下 0.2～1 cm；蜡疗能增加局部甚至全身汗腺的分泌，致使局部出汗。由于蜡疗具有较强而持久的热透入作用，故有利于血肿的吸收，可加速水肿消退；并能增强网状内皮系统的吞噬功能，促进新陈代谢，故有消炎作用。由于石蜡含有油脂，故对皮肤有滋润作用。蜡疗能改善皮肤营养，加速上皮生长，促进骨的再生及骨痂形成，有利于皮肤创面溃疡和骨折的愈合。此外，蜡疗还有解痉、止痛作用。

2. 机械压迫作用

由于石蜡具有良好的可塑性及黏稠性，能与皮肤紧密接触。在冷却过程中，其体积缩小，对皮肤及皮下组织可产生柔和的机械压迫作用，既可防止组织内淋巴液和血液渗出，又能促进渗出物的吸收。蜡疗可以在家中做，买 500 g、53℃～56℃的医用石蜡，装在铝制或搪瓷茶盘内用小火使蜡完全熔化，让它逐渐降温。为了使蜡块表面和底层差不多同时凝固，可以往盘内加一些凉水，水比蜡重，水就流到盘底。等到表层和底层的蜡差不多凝固后，即成了一个外周已凝固而中心还是熔化状态的蜡饼。这时，将水倒掉擦干，把蜡饼倒在塑料布或橡皮布上，将蜡饼迅速裹在需要治疗的部位，外用毛毯保温 15～20 min。做完后，石蜡很易剥下。如局部有少许水，应擦干。石蜡可以反复使用，很经济。

（二）红外线疗法

（1）红外线治疗作用的基础是温热效应。在红外线照射下，组织温度升高，毛细血管扩张，血流加快，物质代谢增强，组织细胞活力及再生能力提高。

（2）利用红外线治疗慢性炎症，可改善血液循环，增加细胞

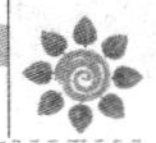

的吞噬功能,消除肿胀,促进炎症消散。在关节肿胀疼痛区域,红外线照射15~20 min,每日两次,注意照射距离,防止局部组织被烫伤。

**五、有氧运动**

适度的有氧运动(运动时心率达到最大心率的60%~80%)不仅能使肌肉得到舒张,关节周围组织的痉挛得到缓解,还有利于局部关节的血液循环,防止炎性物质的堆积,促进炎症消散;不仅能改善患者的生理功能,还能改善患者的心理、社会功能与健康自我意识,从而提高患者的总体生活质量。Baillet等对有氧运动在RA患者中的应用效果进行了Meta分析,结果表明,有氧运动不仅能缓解关节疼痛,还能降低致残率,改善患者的生活质量。Alkan等的研究表明,有氧运动有利于心血管健康。有氧运动的种类包括步行、慢跑、骑自行车、游泳、跳舞等。患者在进行有氧运动时,采取逐步增加活动量的方式,以身体能够耐受为宜,忌过度运动,以免损伤关节。

## 第三节 系统性红斑狼疮的护理

系统性红斑狼疮(systemic lupus erythematosus,SLE)是一种多系统受累、血清中出现多种自身抗体、病情反复的慢性自身免疫性疾病,严重威胁着患者的身心健康。其特点是:病情缓解和急性发作交替进行,肾损害者预后差,以20~40岁的育龄女性多见。通过早期、规范治疗和有效的护理干预,整体生存率呈逐年升高的趋势。据文献报道,近年来SLE患者5年和10年生存率约为86%和76%。在20世纪60年代,我国SLE患者5年和10年生存率为55%和42%。

临床表现:活动期患者大多有全身症状,约90%的患者出现发热、疲倦、乏力、关节疼痛。多数患者有皮肤黏膜损害,表现为面颊部的蝶形红斑，日晒部位的斑丘疹。75%的患者有狼疮性肾炎的表现，表现为急性肾炎、慢性肾炎和肾病综合征。心血管、肺、神经系统、消化系统、血液系统出现轻重不一的损害。

**一、主要护理诊断/问题、措施**

1. 皮肤完整性受损：与血管炎性病变有关

皮肤护理：用温水擦洗皮肤，忌用碱性肥皂。外出时戴防护性眼镜，打遮阳伞，穿长袖上衣和长裤，避免紫外线直接照射皮肤。因为紫外线照射可使DNA转化为胸腺嘧啶二聚体，后者有抗原性，可刺激机体产生大量的自身抗体，诱发SLE的急性发作。避免接触化学物品，如染发烫发剂、农药等。

2. 口腔黏膜受损：与长期使用激素及自身免疫有关

（1）口腔护理：每日餐前、餐后用温水漱口，使用软毛牙刷刷牙，保持口腔清洁。口腔发生霉菌感染时，用生理盐水100 mL加入酮康唑2片，充分混匀后每日漱口3次。口唇干裂时，局部涂擦润滑油。有口腔溃疡者，应减少对口腔黏膜的刺激，禁忌辛辣、刺激性食物，喷洒西瓜霜，以减轻局部黏膜的疼痛、水肿症状。

（2）饮食护理：鼓励患者进食高蛋白、高维生素饮食。SLE患者发生肾损害时，蛋白质从尿液中丢失，可引起低蛋白血症，故应多饮优质牛奶，多吃瘦肉、鸡蛋、鱼类等富含蛋白质的食物。糖皮质激素易引起高血压、高血糖、骨质疏松，故宜进食低盐、低脂、低糖饮食，补充钙质。不吃具有增强光敏感作用的食物，如无花果、芹菜、蘑菇及烟熏食物等。

3. 骨关节与肌肉疼痛：与自身免疫反应有关

尽量让关节处于功能位，采取局部保暖、红外线照射等方法来减轻疼痛，促进炎性水肿的吸收。可遵医嘱给予止痛剂。

4. 有感染的风险：与免疫功能下降有关

糖皮质激素的使用会降低患者的免疫力，免疫抑制剂的使用可使白细胞减少，从而诱发感染。对高危患者，应及时做评

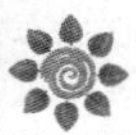

估,避免长时间大量使用激素类药物,对患者进行早期支持治疗,每日对空气消毒、净化,减少其他人员在病室内的走动,以降低感染的发生风险。

用药观察:非甾体类抗炎药起到解热、止痛作用。注意观察患者的胃肠道反应,有无消化道出血症状。SLE 活动程度较重时,应用大剂量的激素和环磷酰胺冲击疗法治疗。环磷酰胺可产生化学性膀胱炎,用药期间应注意观察患者是否有尿急、尿痛、血尿等症状,如有上述症状,联系医生,及时处理。同时告知患者多饮水,以促进代谢。

5. 潜在的并发症:肾衰竭

肾功能不全急性期应卧床休息,给予低盐、优质蛋白饮食。水肿较重者应限制水、钠的摄入,应用利尿剂期间须观察体重、尿量的变化。定时测量生命体征,检查尿液、肾功能。

6. 紧张、焦虑:与病情反复发作、病程长、多器官受损有关

与患者建立良好的信任关系,向患者讲解相关疾病知识。调动患者的主观能动性,以利于患者积极配合治疗。鼓励患者之间建立微信朋友圈,与病友、朋友、亲人多沟通,以解除对疾病的紧张、焦虑情绪。

**二、健康指导:教育患者保持愉快的心情**

合理安排工作和生活。避免一切可以引起疾病复发的因素,如春、夏、秋季节避免外露皮肤,冬季注意保暖。病情活动期伴有心、肺、肾功能不全者禁忌妊娠,育龄女性应避孕,须在医师指导下控制好病情后才可怀孕。保持皮肤清洁,禁止挤压皮肤斑丘疹,预防皮肤感染。在医师指导下正确用药,不可突然停药、自行改变剂量,确保规范治疗。

**三、血浆置换的护理**

系统性红斑狼疮的多系统损害与患者自身产生的大量抗体有关。血浆置换疗法(PE)是指将患者的血液引出体外,采用膜式血浆分离方法将患者的血浆从全血中分离出来后弃去,然后

补充等量的新鲜冷冻血浆或人血白蛋白等置换液，这样便可以清除患者体内的各种代谢毒素和治病因子，减少毒素对机体的危害，从而达到血浆置换的目的。

1. 血浆置换操作方法

将治疗性血浆置换（TPE）程序卡装入多功能血细胞分离机右侧卡舱，打开电源开关，机器自检，选择 TPE（the rapeutic plama exchange）协议，安装与机器匹配的一次性耗材管路，用生理盐水预冲管路，以单针方式选择双上肢粗、直、弹性好的静脉进行穿刺，固定，开始置换治疗。每次循环最大量 250 ~ 300 mL。

2. 治疗前的准备

常规检查血常规、肝肾功能及凝血四项。在开始操作前 10 ~ 15 min 注射肝素，使体内肝素化，观察皮肤黏膜有无出血。一旦有出血倾向，及时调整抗凝剂的使用并进行抗凝血治疗。选择弹性好、易固定的血管，建立静脉通路。

3. 治疗中的护理

严密观察患者生命体征、皮肤状况及有无溶血症状发生。在置换过程中静脉推注 10% 的葡萄糖酸钙 10 mL，防止患者出现低钙血症。

4. 治疗后的护理

穿刺点用无菌纱布压迫止血，保持穿刺部位的清洁。观察穿刺局部有无渗血、出血情况发生。

5. 血浆置换并发症的处置

（1）过敏反应：表现为发热、皮疹、胸闷，给予异丙嗪或地塞米松注射。

（2）出血：血浆置换过程中会丢失一定量的白细胞、血小板。有出血倾向时，减少抗凝剂的用量，给予止血药。

（3）低血容量反应：观察血压、心率的变化，出现低血压时，减慢置换血液流速，降低分离血量，快速补充液体，直至血压恢复正常才恢复正常置换治疗。

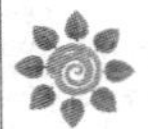

## 第四节 强直性脊柱炎的护理

强直性脊柱炎(ankylosing spondylitis,AS)是一种以中轴关节慢性炎症为主,也可累及内脏及其他组织的慢性进展性风湿性疾病。该病多见于青少年,主要侵犯骶髂关节,严重者可发生脊柱畸形和关节强直。

典型的临床表现:腰背痛、晨僵、腰椎各方向活动受限和胸廓活动度减少,还常伴随眼睛、皮肤、胃肠道、心血管等关节外器官受累。近年来,随着生物制剂的应用,辅以功能锻炼,AS的预后大为改善。

### 一、主要护理诊断/问题、措施

1. 疼痛:与关节炎性改变有关

应用非甾体类抗炎药进行对症处理,这一类药物可迅速改善患者腰背部疼痛和发僵,减轻关节肿胀和疼痛及增加活动范围。注意观察抗炎药的不良反应,较常见的是胃肠不适,少数可引起溃疡;头痛、头晕、肝肾损伤、血细胞减少、水肿、高血压较少见。同时结合物理手段辅助治疗可减轻疼痛。

2. 躯体功能障碍:与关节疼痛、脊柱强直有关

指导患者站立时保持直立姿势,抬头挺胸,收腹,避免驼背姿势;取坐位时尽量挺直腰板;写字时椅子要低,桌子要高;注意减轻脊椎的负重,避免长期弯腰活动。保持同一姿势时间不要过久。过于肥胖的患者,指导减轻体重,从而减轻对关节的损害。保持充足的睡眠,避免夜间受寒。患者睡平板床,低枕或去枕仰卧位。

3. 焦虑、抑郁:与病情反复、自我形象变化有关

进行疾病知识教育,了解治疗的目的,使患者正视疾病的存在,能积极、乐观地面对生活。在护理工作中,护士通过表情、语

言、态度、行为来影响和改善患者的情绪,解除其顾虑和烦恼。鼓励患者积极参加各种健康的社交活动,调整生活方式。

**二、健康指导**

告知患者遵医嘱按时服药,不可擅自停药、减药、加药、改药。定期监测血常规、肝肾功能。指导患者按计划进行功能锻炼,逐渐增加活动量,以运动后疲劳、疼痛在 2 h 后恢复为标准。疼痛时行物理疗法(如热水浴、温泉浴)、中药湿热敷可缓解症状。注意增加饮食的营养成分,增强抵抗力。教会卧床患者正确的咳嗽、咳痰方法,预防肺内感染。

**三、功能锻炼对 AS 患者的临床意义**

功能锻炼适用于 AS 各个时期,是防止病情发展、缓解症状的重要环节。通过功能锻炼可以延缓畸形的发生与发展。越早锻炼,脊柱的稳定性越强,疗效越佳。常用的锻炼方法如下:

1. 腰椎的锻炼

每日做 3 次仰卧起坐,每次约 30 min,并适当做俯卧撑、背部伸展等运动。站立或坐卧时保持挺胸收腹。每日练习背部靠墙站立 2 ~ 3 次,以保持良好的姿态。

2. 颈椎的锻炼

坚持头颈部做前倾、后伸、左右旋转、左右侧屈等运动,以保持颈椎的正常功能活动。

3. 胸椎的锻炼

双手叉腰,立正位,交替进行胸式、腹式深呼吸,每日 3 ~ 4 次,每次呼吸不少于 20 次。

4. 晨僵的锻炼

在床上缓慢活动双髋双腿,转动颈部及双肩,再进行全身活动,以锻炼后疼痛不超过 2 h 为宜。

**四、物理疗法**

物理疗法包括浴疗、中药湿热敷、中药透药疗法。浴疗法可

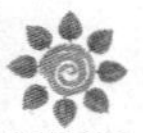

使血管扩张，有利于清除异物和降低肌张力，产生间接的镇痛效应；水中的矿物质经皮肤吸收后进入身体，调节新陈代谢和免疫功能，能迅速改善躯体症状。利用中药和热的双重作用，发挥温经祛寒、温经通络、温热化湿的功效。

（一）浴疗

在温泉水池中浸泡 30 min，每日一次，持续 3 周，水温不高于 39℃。浴疗后注意保暖，防止受凉感冒。

（二）中药湿热敷

将红花、川乌、草乌、川芎装入药袋中，浸泡湿透，加热蒸，温度适宜时取出置于关节疼痛部位，药袋上方辅以中频电加热，时间为 20min，防止患者皮肤被烫伤。上述中药有活血、化瘀的作用，可以减轻疼痛症状，缓解关节僵直。

（三）中药透药疗法

选几味有活血、化瘀作用的中草药，磨碎后配制成药膏，涂抹于疼痛部位，再用红外线照射 20min，注意观察局部皮肤的变化及有无过敏、水疱发生。有出血倾向、体质虚弱、心功能不全、高热、温热感觉障碍的患者禁忌使用热疗。

**五、运用微信对 AS 出院患者进行延续护理**

随着智能手机的普及、微信的广泛应用，阅读微信已成为获取信息的一种途径。建立 AS 出院患者微信群，将 AS 的疾病特点、治疗要点、锻炼方法及国内外新进展编制成通俗、实用的信息，通过微信论坛的方式发送至微信群，患者在闲暇之余就可获取健康教育信息。通过微信“朋友圈”的互动交流，拉近医、护、患三者之间的距离，促进患者之间的友谊，增强患者与疾病做斗争的信心。

## 第五节 痛风的护理

痛风是嘌呤代谢紊乱或尿酸排泄减少所引起的一种晶体性关节炎，临床表现为高尿酸血症和尿酸盐结晶沉积所致的关节急性炎症、痛风石形成、痛风石性慢性关节炎，可并发痛风性肾病、尿酸性尿路结石。严重者可发生关节致残、肾功能不全。痛风常与肥胖、高脂血症、糖尿病、高血压及心脑血管病伴发。

### 一、主要护理诊断/问题、措施

1. 疼痛：与尿酸盐结晶、沉积在关节引起炎症反应有关

(1) 急性关节炎期应绝对卧床休息，抬高患肢，防止受累关节负重。疼痛缓解 3 d 后开始恢复活动。可局部冷敷，24 h 后可行热敷、理疗、保暖，以减轻疼痛。

(2) 饮食护理：急性发作时应选用无嘌呤食物，如脱脂奶、鸡蛋、植物油等；或选用低嘌呤的食物，如马铃薯、各类蔬菜、柑橘类水果。指导患者多进食碱性食物。严禁饮酒，忌辛辣和刺激性食物，禁食高嘌呤的食物，如动物内脏、鱼虾类、蛤蟹、肉类、菠菜、蘑菇、花生、黄豆、豌豆、浓茶等。全天液体摄入量应在 3000 mL 以上，多进食碱性食物。

2. 知识缺乏：缺乏与痛风有关的知识

(1) 说明本病是一种代谢性疾病，具有终身性，经过积极、有效的治疗，患者可以正常工作和生活。须注意生活规律，劳逸结合，保持心情愉快，避免情绪紧张。

(2) 病情观察：观察受累关节有无红、肿、热和功能障碍；观察关节疼痛的部位、性质、间隔时间等；观察患者体温的变化、血尿酸的变化。

(3) 用药护理：痛风的治疗目的是迅速控制痛风性关节炎的急性发作，预防急性关节炎复发，纠正高尿酸血症，以防关节

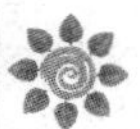

破坏和肾损害。① 秋水仙碱对制止炎症、止痛有特效。该药一般口服,常有胃肠道反应,若口服出现严重的恶心、呕吐、腹泻症状,可静脉给药。但静脉应用该药时应严密观察,一旦出现肝损害、骨髓抑制、弥散性血管内凝血、肾衰竭等表现,立即停药。② 别嘌醇是抑制尿酸生成的药物,其不良反应有皮疹、发热、胃肠道反应、肝损害、骨髓抑制等。肾功能不全者应减量使用。用药期间定期检查肝肾功能、血尿常规。③ 丙磺舒、苯溴马隆是促进尿酸排泄的药物,可有皮疹、胃肠道反应。使用期间,嘱患者多饮水,并服用碳酸氢钠。④ 应用非甾体类抗炎药时,注意观察有无消化性溃疡或消化道出血发生。活动性消化性溃疡患者禁用。⑤ 糖皮质激素通常用于秋水仙碱和非甾体类抗炎药无效或不能耐受者。用药时密切观察有无症状的"反跳"现象。

**二、健康指导**

指导患者严格控制饮食,忌饮酒,避免进食高嘌呤的食物,日饮水量至少 2000 mL 有助于尿酸从尿液排出;关节炎急性期应卧床休息,保护关节;疼痛缓解后恢复活动,注意交替完成轻重不同的工作,关节不可长时间负重。保持心情愉快,肥胖者应减轻体重。

## 第六节　干燥综合征的护理

干燥综合征(SS)是一种侵犯泪腺、唾液腺等外分泌腺体,具有高度淋巴细胞浸润特征的弥漫性结缔组织病。其发病机制尚不明确,可能与感染、遗传、内分泌因素有关。

临床表现:(1) 口干严重者讲话时须频频饮水,进食固体食物时必须伴以流质送下。(2) 牙齿逐渐变黑,继而小片脱落,最后留下残根。约 50% 的患者有间歇性腮腺肿痛。(3) 干燥性角膜炎:出现眼干涩、异物感、少泪甚至无泪,部分患者有结膜炎、角膜炎、眼睑缘反复化脓性感染。其他部位如鼻、气管、消化道黏膜、阴道黏膜分泌减少，出现相应症状。(4) 舌痛：舌面干、裂，舌乳头萎缩而光滑，出现口腔溃疡或继发感染。(5) 除口、眼干燥表现外，可出现全身症状，如乏力、低热等。约2/3的患者有全身系统损害，出现皮疹、关节疼痛、肾损害、肺功能异常、萎缩性胃炎等。

**一、主要护理诊断/问题、措施**

(1) 环境和休息：保持室内适宜的温湿度和空气流通，湿度在50% ~60%为宜。

(2) 饮食应以软食为主，进食清淡、高热量、含丰富维生素、易消化的食物，每天保持足够的饮水量，减轻干燥症状，避免刺激性食物，戒烟酒。

(3) 口唇干燥者可涂抹甘油软膏，以减少口唇干裂的发生。使用人工泪液来减轻眼部的摩擦感。

(4) 保持口腔清洁，使用软毛牙刷刷牙，勤漱口，以减少龋齿和继发口腔感染的可能。

(5) 用药护理：应用免疫抑制剂时，定期检查血常规、肝肾功能。应用糖皮质激素不可突然减量、停药，以防止“反跳”现象发生。

**二、健康指导**

向患者介绍疾病知识和有关自我护理的方法，帮助他们正确认识疾病，做好长期治疗的思想准备。嘱患者注意口腔卫生，多进食软且含水量丰富的食物和水果，避免刺激性食物，戒烟酒；注意保护眼睛，外出时戴防护性眼镜，防止眼部感染。

## 第七节 骨性关节炎的护理

骨性关节炎(osteoarthritis)又称退行性病变、骨质增生、骨

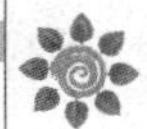

关节病，是中老年常见的风湿性疾病。随着人口老龄化，骨性关节炎的发病呈上升趋势。患病率与年龄、性别、民族及地理等因素有关。45 岁以下的女性患病率仅 2%，而 65 岁以上达 68%。55 岁以下男女骨性关节炎的关节分布相同，高龄男性髋关节受累多于女性，手骨性关节炎以女性多见。中老年人以膝关节骨性关节炎最为常见。

临床表现：疼痛多发生于活动之后，休息时可以缓解，随着病情的进展，休息时也可发生疼痛；晨僵和黏着感：晨起时关节僵硬，如粘住一般，活动后缓解，晨僵持续时间不超过 30min；渗出性滑膜炎患者有关节肿胀、压痛和被动痛等表现。

**一、主要护理诊断/问题、措施**

1. 疼痛：与关节炎性反应、软骨形成骨赘有关

（1）关节疼痛较重时，可服用少量的非甾体类抗炎药，剂量是类风湿性关节炎治疗剂量的 1/2，注意观察胃肠道反应。应用透明质酸酶进行关节腔内注射，以减轻疼痛。

（2）饮食护理：肥胖者应注意减轻体重，减小关节负荷，多进食蔬菜、水果及含钙质的食物，足量饮水，以促进关节软骨及软骨细胞的生成。

2. 躯体活动障碍：与关节晨僵、活动障碍有关

（1）对急性病变关节及周围组织做被动锻炼，症状得到控制后，指导患者做关节和肌肉的主动练习。不穿高跟鞋，使用护套来保护关节，避免寒冷、潮湿侵袭。不做长期让同一关节负重的劳动或剧烈运动。

（2）红外线照射受累关节，每日 2 次，每次 20 min，可以促进机体代谢及局部渗出物的吸收，具有消炎镇痛作用。

（3）用中药熏洗可改善局部血液循环，缓解疼痛。

**二、健康指导**

指导患者注意关节部位的保暖，夏天避免空调和风扇直吹；避免长时间使用某一关节或剧烈运动；运用红外线理疗时，注意

照射距离、时间和温度，防止皮肤被烫伤；中药熏洗、熏蒸治疗时，观察患者的全身反应，一旦出现不适症状，立即停止熏洗。肥胖者须调整饮食，控制体重。

**三、运动疗法结合中药熏洗治疗膝关节骨性关节炎**

膝关节骨性关节炎是中老年人最常见的关节疾患之一，关节软骨退变为主要病理变化。主要表现为关节疼痛、活动受限、功能障碍。通过关节功能锻炼可以增加肌力，减少肌肉萎缩，保证关节的正常力学传递；同时还可增加关节的活动能力，改善患者的日常生活能力，提高生活质量。中药熏洗是利用中药剂的药力渗透入人体皮肤毛窍、经络，达到温通经络、活血止痛、疏散风寒的功效。同时，中药熏洗有利于改善关节周围的血运，恢复韧带的张力，稳定关节。

（1）中药熏洗方剂成分包括威灵仙、伸筋草、桑枝、苏木、大黄、薏苡仁、海风藤、炒苍术、制天南星、防风、麻黄根、红花。把上述药物放入锅中加水浸泡 20 ~ 30 min，熬成汁，熏洗患膝，每日一次，每次 30 min，7 日为 1 个疗程。熏洗液温度保持在 30℃ ~42℃。熏洗过程中，要注意观察患者的面色及出汗情况。如有头晕、胸闷等不适症状，应立即降温或停止治疗。

（2）运动疗法。中药熏洗后即开始行下肢肌肉应激训练。若一侧下肢出现骨性关节炎，可将健侧下肢抬高，伸屈 50 次，5 ~6 次/天；指导做患肢股四头肌的等长收缩训练 50 次，3 ~4 次/天。如双侧下肢出现骨性关节炎，指导患者进行双侧下肢股四头肌等长收缩训练。合理使用护膝、鞋垫等辅助用具来减轻病变关节的负重。

（3）锻炼应循序渐进，活动量由小到大，活动范围逐渐增大，时间由短到长，以患者不疲劳、患处无痛为宜。

鞠传兰在《综合疗法治疗膝骨性关节炎的疗效观察及护理》一文中，通过两组对比：一组单纯采用常规治疗方法，即用消炎镇痛药治疗；另一组除了常规治疗外，采取功能锻炼结合中

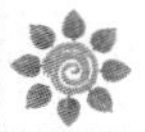

药熏洗治疗。结果表明，功能锻炼结合中药熏洗的治疗效果明显优于常规治疗。

## 参考文献

[1] 中华医学会风湿病学会. 类风湿关节炎诊断及治疗指南[J]. 中华风湿病杂志,2010,4(4):265－270.

[2] 王庆,徐桂华,周学平,等. 功能锻炼在类风湿关节炎患者康复中的作用研究近况[J]. 风湿病与关节炎杂志,2013,2(5):46－49.

[3] Baillet A,Zeboulon N,Gossec L,et al. Efficacy of cardiorespiratory aerobic exercise in rheumatoid arthritis:meta-analysis of randomized controlled trials[J]. Arthritis Care Res,2010,62(7):984－992.

[4] Alkan Melikoglu M,Senel K. Aerobic exercise training improves cardiovascular risk in patients with rheumatoid arthritis [J]. Ann Rheum Dis,2013,72(Suppl 3):352.

[5] 张建梅. 康复新液含漱预防甲氨蝶呤致口腔溃疡的防治作用及护理干预效果[J]. 齐齐哈尔医学院学报,2014,35(19):2960－2961.

[6] 顾蔷怡. 血浆置换用于系统性红斑狼疮的治疗与护理[J]. 解放军预防医学杂志,2016,34(4):164－166.

[7] 朱慧敏,陈艳. 护理干预对系统性红斑狼疮患者生活质量的影响[J]. 实用临床医药杂志,2011,15(8):23－25.

[8] 宋雨晴,陈红. 强直性脊柱炎患者康复护理的研究进展[J]. 中华护理杂志,2016,51(10):1226－1229.

[9] 鞠传兰. 综合疗法治疗膝骨性关节炎的疗效观察及护理[J]. 中华全科医学,2011(7):1156－1157.

（张凤云）

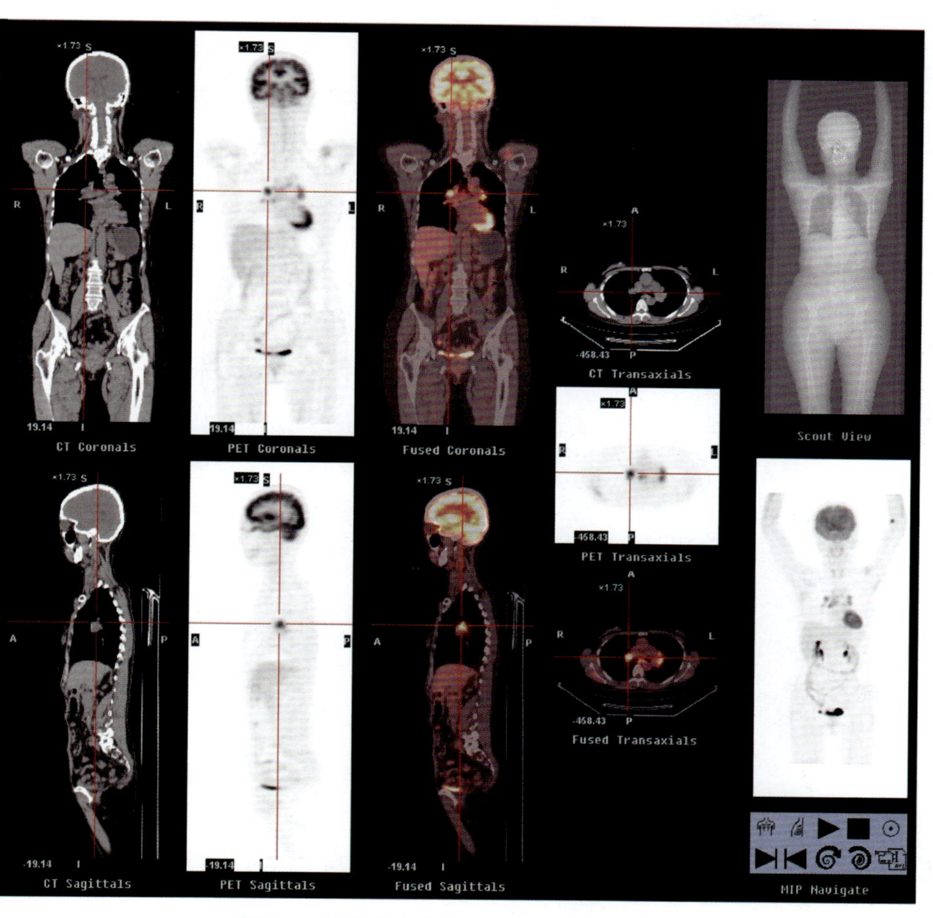


彩图 1 结节病患者的 PET/CT 显像图像

（正文见第 49 页）

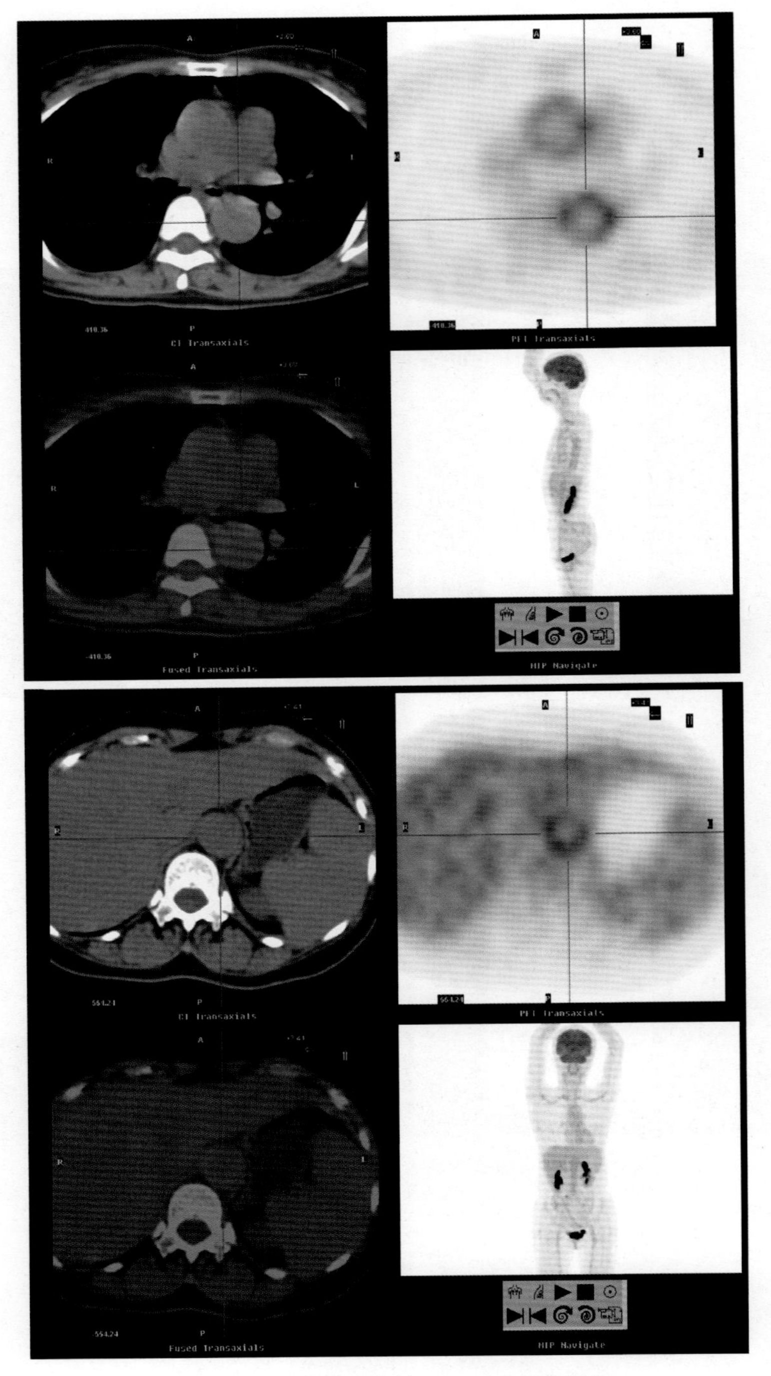


彩图 2　大血管炎患者的 PET/CT 显像图像

(正文见第 51 页)

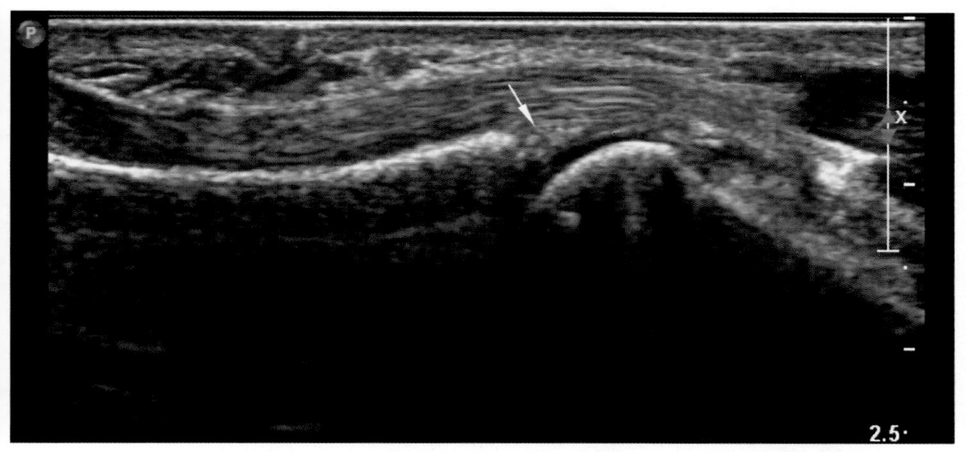


彩图 3　第 2 掌指关节掌骨头表面可见关节软骨，呈无回声，薄而均匀（箭头所示）

（正文见第 76 页）

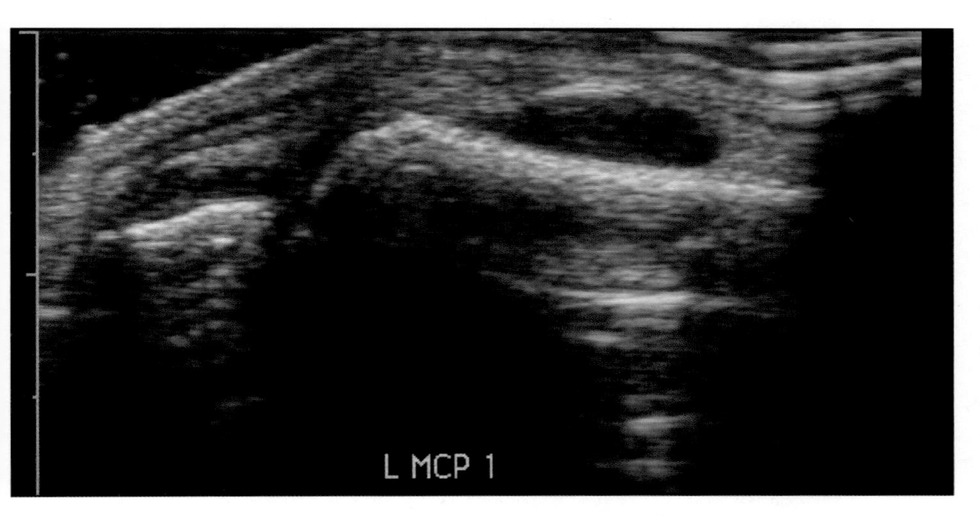


彩图 4　左侧第 1 掌指关节滑膜增厚，呈低回声（箭头所示）

（正文见第 77 页）

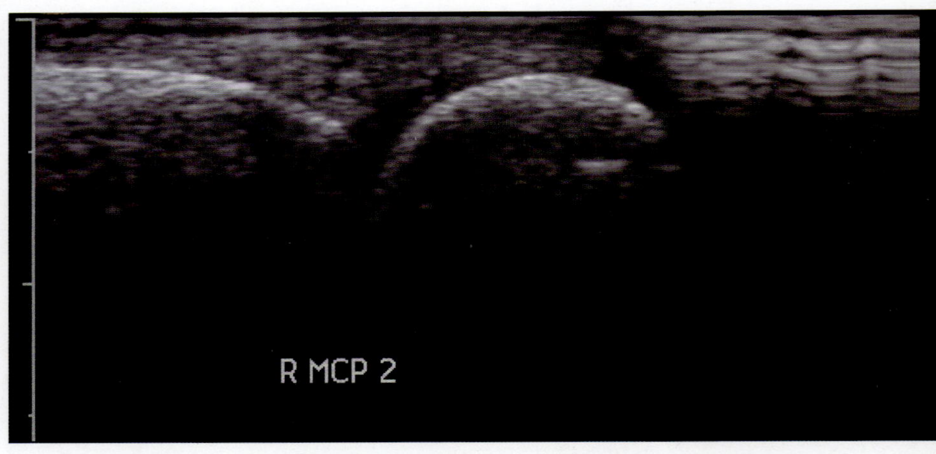


彩图 5　右侧第 2 掌指关节软骨病变(掌骨头表面关节软骨无回声,几乎消失)

(正文见第 77 页)

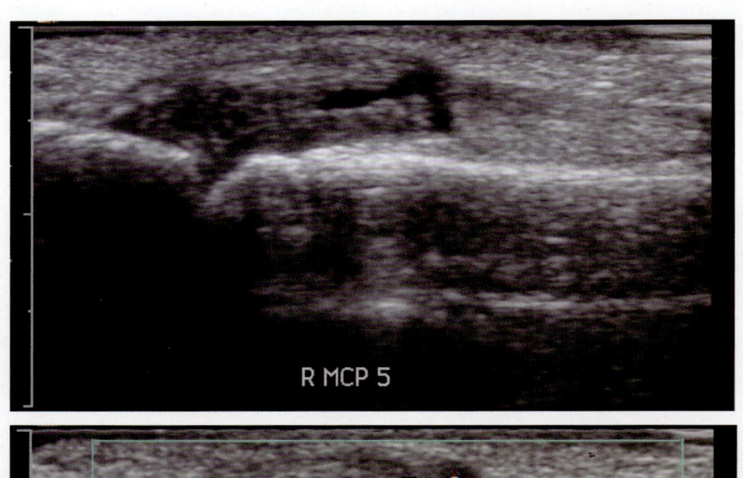


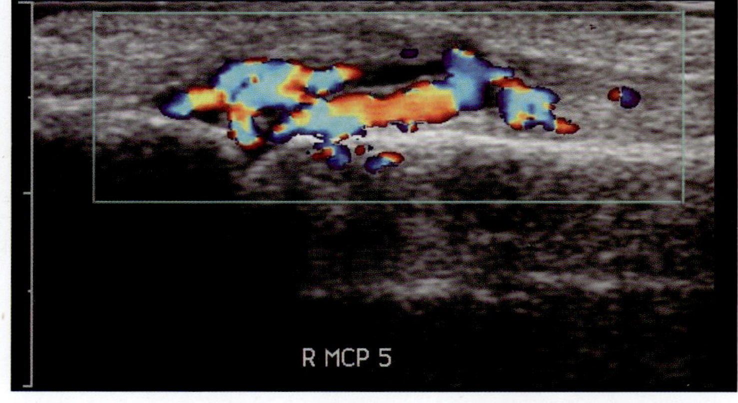


彩图 6　右侧第 5 掌指关节关节腔积液(上图:滑膜增厚,呈低回声,关节腔见积液,呈无回声;下图:增厚的滑膜内出现丰富的血流信号)

(正文见第 77 页)

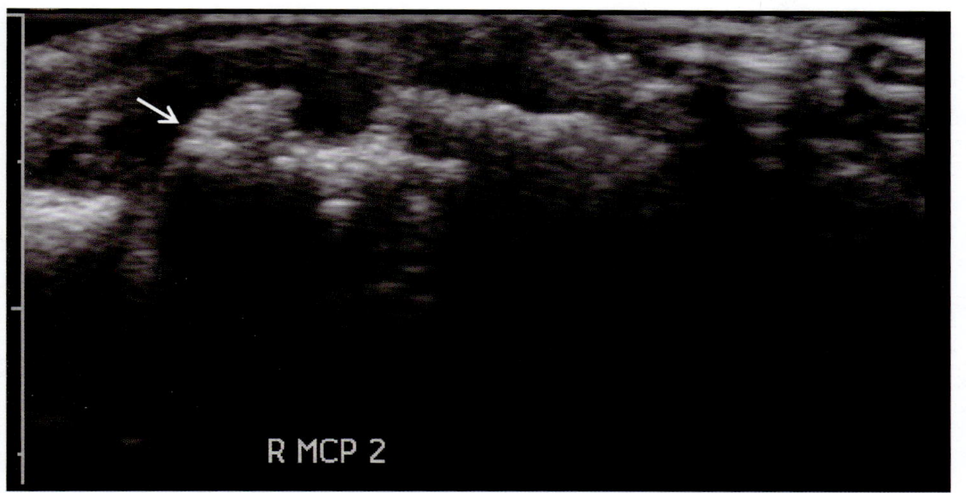


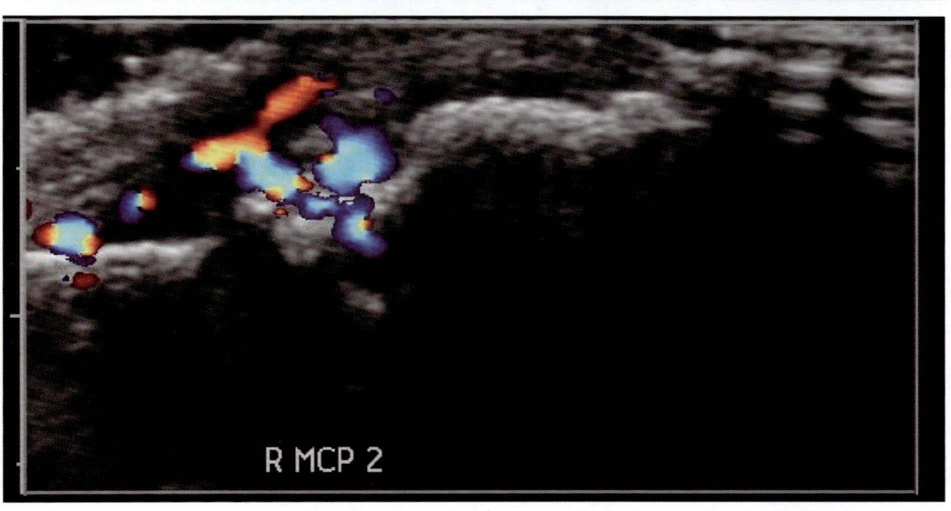


彩图 7　右侧第 2 掌指关节骨侵蚀(上图:骨皮质回声不连续(箭头所示),缺损处见低回声,滑膜增厚呈低回声;下图:增厚的滑膜及骨缺损处低回声内出现丰富的血流信号)

(正文见第 77 页)

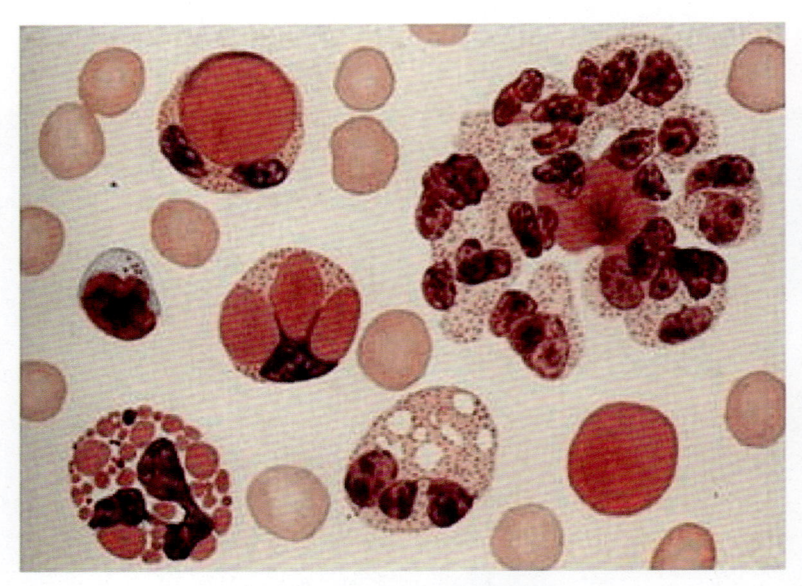

彩图 8　红斑性狼疮花形细胞簇

(正文见第 109 页)

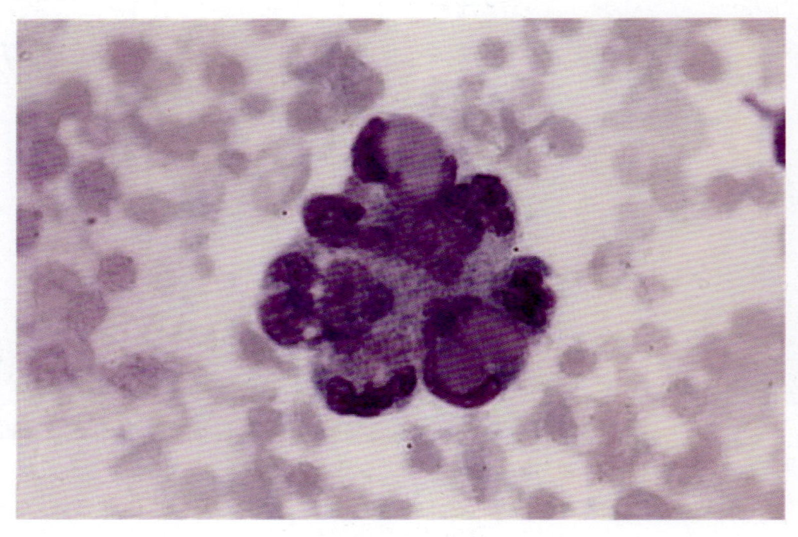

彩图 9　狼疮细胞

(正文见第 109 页)

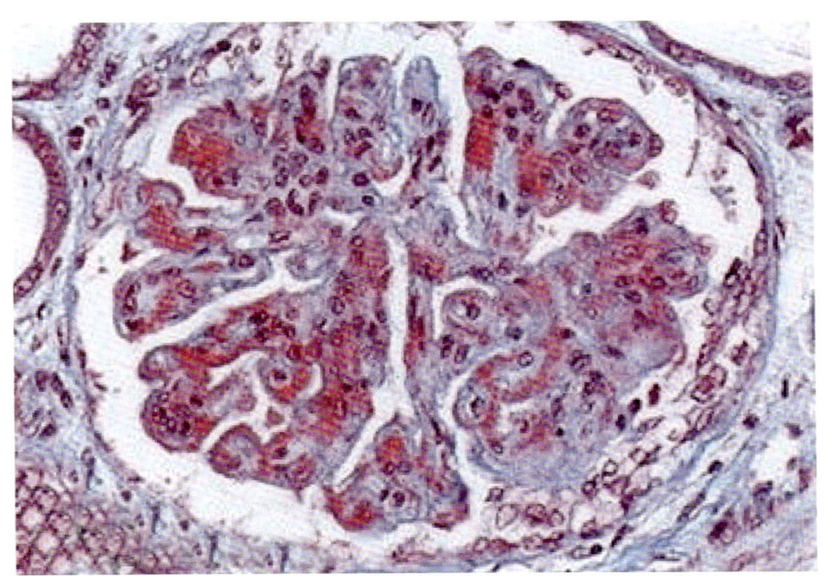

彩图 10　**狼疮性肾小球肾炎**

（正文见第 110 页）

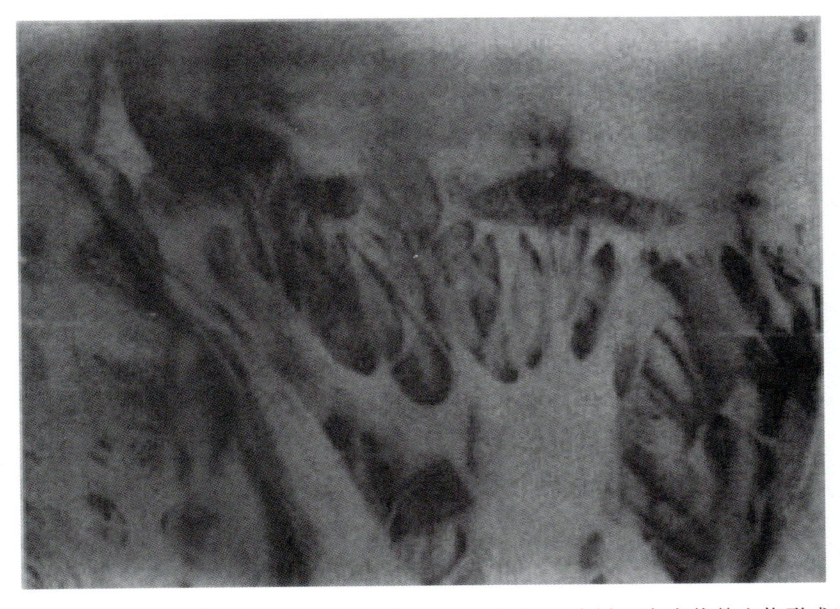

彩图 11　**红斑性狼疮患者的心瓣膜**（疣状心内膜炎，二尖瓣上有疣状赘生物形成）

（正文见第 110 页）

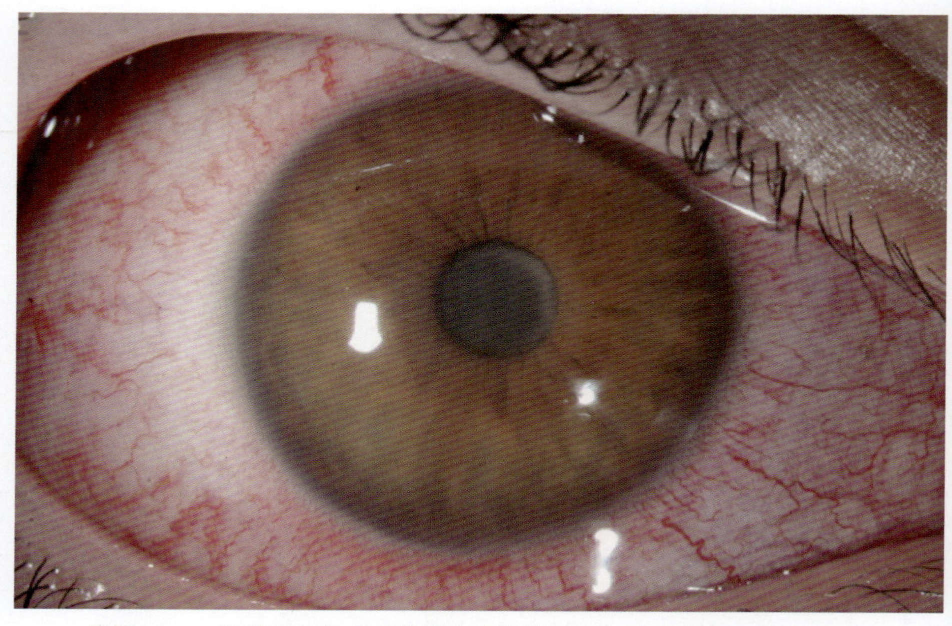

彩图 12　27 岁男性患者，确诊为强直性脊柱炎 3 年，右眼突发红痛。裂隙灯下显示混合充血，下方明显睫状充血，瞳孔区纤维素性渗出，瞳孔后粘连

（正文见第 195 页）

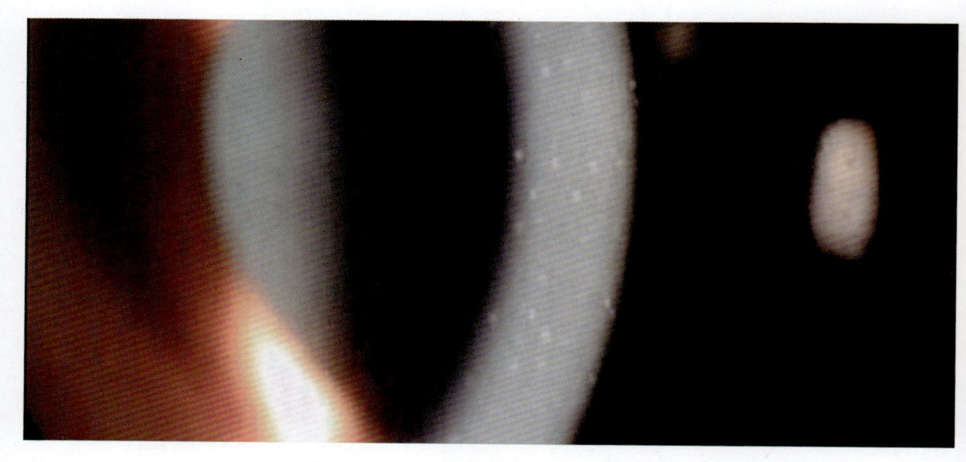

彩图 13　裂隙灯下显示角膜内皮面可见大量尘状角膜后沉着物

（正文见第 195 页）

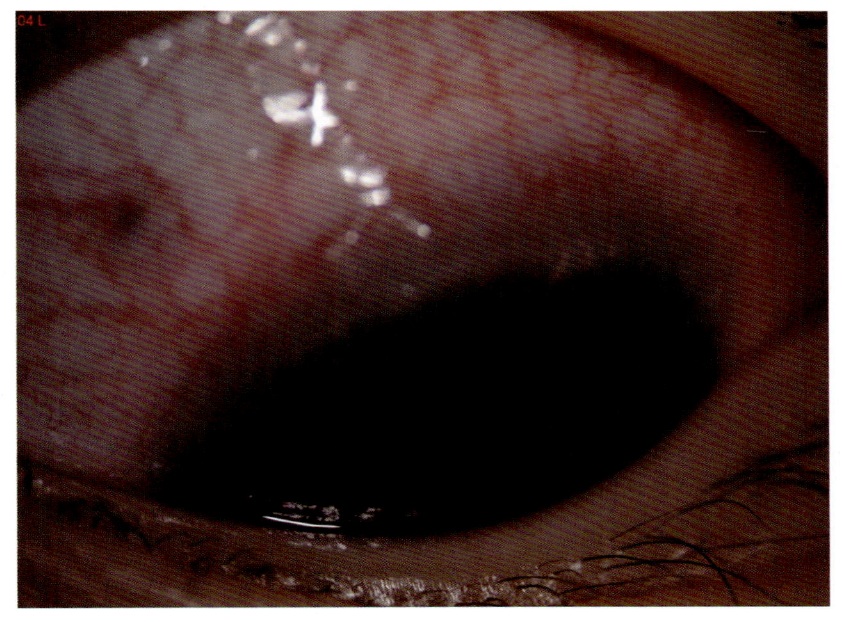


彩图 14　类风湿性关节炎患者，女，右眼红痛 3 天。裂隙灯下显示巩膜表层血管明显扩张、充血（正文见第 196 页）

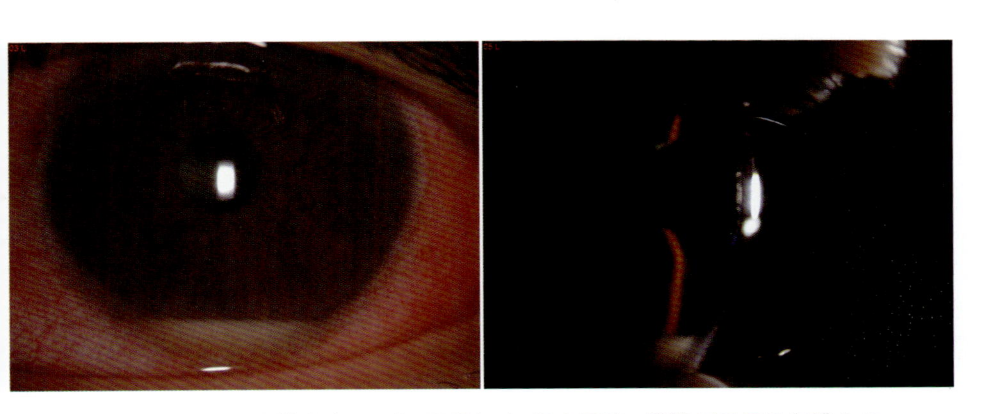

彩图 15 和 16　男性患者，27 岁，双眼红痛，视力下降。裂隙灯下显示角膜内皮皱褶，尘状角膜后沉着物，下方前房积脓。否认全身病史，否认不洁性生活史。近 2 年反复发作口腔溃疡及生殖器溃疡（正文见第 198 页）